# Yoga – Sensibilitätstraining für Erwachsene

Grundwissen und Übungen

von Rocque Lobo

W0216906

Hueber-Holzmann Verlag

**Yoga – Sensibilitätstraining für Erwachsene**
**Grundwissen und Übungen**

---

*Autor:* Dr. phil. Rocque Lobo, Leiter der Forschungsstelle für Yoga und Ayurveda (altindische Medizin) an der Volkshochschule München, Vorsitzender des pädagogischen Ausschußes des Berufsverbandes Deutscher Yoga-Lehrer e.V.

*Fachwissenschaftliche Beratung:* Prof. Dr. med. Johann Kugler (Neurophysiologie), Prof. Dr. med. et phil. Paul Matussek (Psychiatrie)

*Wissenschaftliche Mitwirkung bei der Durchführung von Versuchen:* Dr. med. Henning Alberts (Psychiatrie), Dr. med. Claus Deisler, Dr. rer. nat. Robert Pellkofer (Biochemie), Dipl.-Psych. Dieter Siersch

*Verlagsredaktion:* Gernot Keuchen, Birgit Petrick

---

Das vorliegende Buch entspricht den Richtlinien für die Ausbildung von Yogalehrern, die 1976 von der Union Européenne des Fédérations Nationales de Yoga (UEFNY) in Paris verabschiedet wurden.

ISBN 3–8096–3825–0
© 1978 Hueber-Holzmann Verlag München
3 2 1 1982 81 80 79 78
Die jeweils letzten Ziffern bezeichnen Zahl und Jahr des Druckes.
Alle Drucke dieser Auflage können nebeneinander benutzt werden.
Umschlagentwurf: B. Kaubisch
Satz: Schreibsatz-Studio Gerda Tibbe, München
Druck: Druckerei Ernst Kieser, Augsburg
Printed in Germany

# Inhaltsverzeichnis

# Vorwort

**Yoga – Sensibilitätstraining für Erwachsene** ist ein modernes Lehr- und Arbeitsbuch, das systematisch in die Grundlagen der Bereiche der Yoga-Lehre einführt, die für europäisch geprägte Menschen erfaßbar und nachvollziehbar sind. Die Umsetzung der 3000 Jahre alten indischen Yoga-Lehre in ein verständliches Konzept für Europäer gelingt deshalb, weil Yoga eine praxisorientierte, für das Leben entwickelte Wissenschaft ist. Im Mittelpunkt steht der Mensch, so daß die Yoga-Prinzipien unabhängig von der veränderten geschichtlichen und kulturellen Situation trotzdem übertragbar sind.

Dieses Lehrbuch ist aus langjähriger Erfahrung in der Erwachsenen- und Weiterbildung entstanden und für Erwachsene geschrieben, die sich in Kursen und Seminaren, in Volkshochschulen, in Rehabilitationszentren und anderen Institutionen der Gesundheitspflege und -vorsorge ein Grundwissen in der Yoga-Lehre und -technik aneignen wollen. Als informative Einführung ist **Yoga – Sensibilitätstraining für Erwachsene** für jeden interessant, der sich mit kulturell-geistigen, medizinischen und psychologischen Problemen befaßt. Es werden auch kritische Leser angesprochen, die Yoga nur als Begriff für eine okkulte, außerhalb ihres Erfahrungsbereichs liegende Wissenschaft bzw. aufgrund negativer Erfahrungen und Informationen Yoga schlicht für Scharlatanerie halten. Der negativ-kritische Aspekt, unter dem Yoga vielfach gesehen und empfunden wird, ist meist Sache äußerer Umstände, häufig auch Ursache dilettantischer Handhabung. Das vorliegende Lehrbuch räumt Mißverständnisse aus und zeigt, daß Yoga nach wie vor eine aktuelle Wissenschaft ist, deren konkrete Anwendung gerade unter heutigen Bedingungen positive Wirkungen auf Intellekt und Gesundheit hat.

**Yoga – Sensibilitätstraining für Erwachsene** geht vom Konflikt zwischen negativer und positiver Einstellung aus und beschreibt zunächst den Standort des Yoga im Verhältnis zu den uns bekannten abendländischen Wissenschaften, zeigt dann den für moderne Europäer möglichen Einstieg in die Yoga-Technik und bietet schließlich systematische Übungen an, die einen Yoga-Schüler in die Lage versetzen sollen, seine körperliche und geistige Gesundheit zu steuern, d.h. sein persönliches Leben bewußter einzuordnen. Um dieses Ziel zu erreichen, also die erforderlichen Kenntnisse, Fähigkeiten und Fertigkeiten auszubilden, ist wie in jedem anderen Fach ein pädagogisches Programm, ein methodisch-didaktischer Leitfaden notwendig. Im Gegensatz zu herkömmlicher Literatur stellt das vorliegende Lehrbuch ein Kursmodell für Erwachsene dar, dem eine mehrjährige Erprobung an der Volkshochschule München zugrunde liegt. Die Inhalte sind mit zahlreichen Wissenschaftlern abgestimmt worden.

Da als Ergebnis vieler Übungen nicht meßbare Reaktionen, Empfindungen und Gefühle auftreten, wurde besondere Sorgfalt darauf verwendet, die medizinisch-psychologischen Grundlagen jeweils zu erläutern, um dem Yoga-Schüler die Kenntnisbasis für Übungsergebnisse zu geben, die nur noch individuell erfahrbar sind. **Yoga — Sensibilitätstraining für Erwachsene** geht grundsätzlich vom allgemeinen Erfahrungsbereich des Lernenden aus. Es werden Situationen aus dem täglichen Leben schlaglichtartig dargestellt, die jeder mühelos nachvollziehen kann. Die dargestellte Realität leitet dann in ein Yoga-Konzept über, das die Erfahrungen durch Übungen vertieft und die Fertigkeiten vermittelt, z.B. negativen Prozessen steuernd entgegenzuwirken. Yoga-Übungen können erreichen, daß psychische Spannungszustände, Streßerscheinungen, Depressionen und organismische Mangelerscheinungen neutralisiert, abgebaut und umgeformt werden. Die Konzentration auf das bewußte Erleben körperlicher und seelischer Zustände und Reaktionen führt zu neuem Lebensgefühl, zu mehr Kraft und Stabilität gegenüber den Erscheinungen der Umwelt. Mit zunehmender Fähigkeit, sich zu konzentrieren und das eigene Sein bewußter zu erleben, wächst auch die Kraft, den Anforderungen aus anstrengender Betätigung besser und überlegter zu begegnen.

*Konzeption:* Das Lehrbuch gliedert sich formal in Kapitel, die methodisch-didaktisch nach demselben Muster aufgebaut sind: Angabe der jeweiligen Lernziele — Texte zur Orientierung und zur Diskussion — gegliederte Einführungen in die jeweilige Thematik — Beispiele und Zusammenfassungen — Aufgaben und praktische Übungen. Die Fachterminologie wird jeweils im Zusammenhang erläutert. Besondere Sorgfalt wurde darauf verwendet, Sanskrit-Begriffe präzis zu definieren. Die Auflockerung der Theorieteile durch ein systematisches Übungsangebot sowie zahlreiche Graphiken und Fotos erleichtern den Lernprozeß. Das Lehrbuch fördert auf diese Weise einen den Lerninhalten angemessenen diskussionsintensiven Unterricht, kritische Auseinandersetzung mit den Aussagen und praxisbezogenen Beispielen und damit Verständnis für eigene und fremde Erfahrungen. Wichtige Sachverhalte werden in gerafften Zusammenfassungen optisch besonders hervorgehoben.

*Hinweis für Autodidakten:* Inhalte, Form und Sprachstil wurden so gewählt, daß auch der individuell Lernende keinerlei Verständnisschwierigkeiten hat. Dieses Buch kann also jeder lesen und praktisch bearbeiten. Es sei aber nachdrücklich darauf verwiesen, daß vor allem bei fortschreitender Übung die Kontrolle durch einen Yoga-Lehrer unerläßlich ist, da die durch die Übungen freigesetzten Energien und Erfahrungen richtig kanalisiert werden müssen. Es ist also besser, zumindest zu Beginn Übungen in einer Gruppe durchzuführen.

Die Erstellung des Manuskripts erfolgte kooperativ durch einen indischen Religionswissenschaftler und christlichen Theologen, einen deutschen Arzt und Psychologen, durch Berufspraktiker aus der Erwachsenenbildung sowie durch Yoga-Lehrer mit langjähriger Unterrichtserfahrung im Bereich Management-Schulung, Erwachsenen- und Weiterbildung, Gesundheitswesen und klinische Therapie. Die Validierung der Manuskripte erfolgte in zahlreichen Yoga-Kursen an der Volkshochschule München. Der besondere Dank gilt allen Beteiligten, die an der Gestaltung dieses Buches mitgewirkt haben.

Verfasser und Verlag

# Methodische Einführung

## 1. Yoga – ein Training zur Sensibilisierung des modernen Menschen

Das Problem des Menschen in der heutigen Zeit ist das Mißverhältnis zwischen Körper und Kopf, eine Folge der getrennten Betrachtungsweise von körperlichen und geistig-seelischen Funktionen. Während die Menschen früherer geschichtlicher Epochen noch die Diskrepanz zwischen willentlich steuerbaren Körpervorgängen und unbewußt ablaufenden Nerven- und

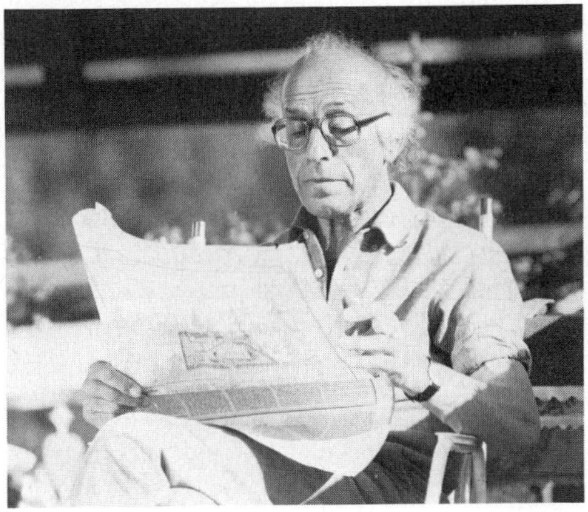

Geistig tätiger Mensch

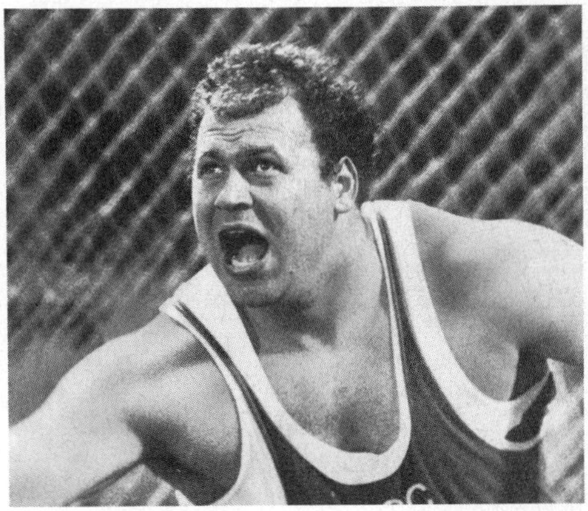

Modellathlet

hormonell-humoralen* Reaktionen spürten und die Notwendigkeit der lenkenden Überbrükkung dieser Kluft erkannten, bleibt die Auseinandersetzung des Menschen mit sich selbst heute meist aus. In allen früheren Kulturen und besonders im religiösen Bereich wurden Methoden erdacht und entwickelt, die den Menschen zu sich selbst führen sollten. Ihr Ziel war das Ausbalancieren der menschlichen Persönlichkeit in ihren körperlichen und geistigen Zuständen.

---

* Hormone = Aktivierungssubstanzen; Humores = Körperflüssigkeit, -säfte

Der heutige Mensch ist betroffen von den brutalen Forderungen einer auf Effektivität gerichteten Weltanschauung. Das Leben der meisten wird vom Takt wirtschaftlicher Expansion, Veränderungen der Umwelt und rasanter Entwicklungen in Forschung und Technik bestimmt.

Der Mensch von heute ist überwiegend mit der Befriedigung seiner materiellen Bedürfnisse beschäftigt. Bürokratie durchzieht sein Leben, und schon das Kleinkind wird auf Leistung gedrillt. Folge ist die „Enteignung" der Person, der Mensch wird sich selbst entfremdet. Die Anzahl der Krücken, die ihm zum Überleben geboten werden, ist groß. Die Palette unausgewogener Zustände vom einfachen Unwohlsein bis hin zu schwerster nervlicher Zerrüttung und Herzinfarkt tritt dennoch nur sehr undeutlich unter der dicken Decke medikamentöser und fachärztlicher Betreuung zutage. Doch der Mensch protestiert gegen die Enteignung seines Selbst, gegen die Kluft zwischen unbewußt ablaufenden Vorgängen seines Körpers und bewußt gesteuerten Handlungen (die ihm meist von dritter Seite aufgezwungen werden). Er protestiert gegen das Gefühl, gleichzeitig in verschiedene Richtungen gezogen zu werden. Wo die sogenannten „natürlichen Kontrollen" häufig vor den Anforderungen des modernen Lebens versagen und der Betroffene sich als Opfer von Launen, Unschlüssigkeit, Nervosität, Konzentrationsmangel, Unausgeglichenheit und Antriebsarmut sieht, wird dieser Protest seines Selbst deutlich. Dauerzustände dieser Art können zu organischen Krankheiten und zum Tod führen.

In dieser Situation genießt Yoga heute eine besondere Popularität, die weit über sein Ursprungsland hinausreicht. Die westliche Welt hat in den letzten Jahren eine regelrechte „Yoga-Welle" erlebt. In exklusiven Erholungsorten wird Yoga als Fitness-Training für Sportler angeboten. Im Antistreß-Programm für Manager fehlt Yoga ebensowenig wie in Schönheitsfarmen, Raucherentwöhnungsanstalten, Gesundheitsinstituten, Kuranstalten und Gesundheitsparks. Yoga-Training gehört zum Kulturangebot jeder kleineren und größeren Stadt in der Bundesrepublik Deutschland. Musiker und bekannte Künstler beziehen Kreativität und Inspiration häufig aus der „Yoga-Meditation". Und wenn man einem SPIEGEL-Bericht folgt, dann ist Yoga bereits zum Volkssport geworden.

## 2. Welches Yoga-Programm ist ideal?

Der vorliegende Yoga-Lehrgang bezieht sich konkret auf die für den westlichen Menschen faßbaren körper- und geistbezogenen Elemente der Yoga-Wissenschaft. Man könnte ihn auch als *Schule der Empfindungen* bezeichnen. Der Lernende soll auf der Grundlage bestimmter Übungen seine Gesamtperson und ihre Aktivitäten nach innen und außen kennenlernen. Er soll sich erfahren und Übersicht über seine Handlungen gewinnen. Grundlage sind allseits bekannte medizinisch-physiologische und psychologische Fakten. Diese werden aus Yoga-Sicht erläutert und in Zusammenhänge gebracht, die zwar außerhalb unserer sonst üblichen Denk- und Erfahrungswege liegen, jedoch in Verbindung mit Yoga-Übungen sofort einsichtig werden. Wichtigstes Ziel ist, dem Lernenden unmittelbare Einsicht in den Zusammenhang zwischen den unbewußt ablaufenden Vorgängen seines Körpers und den bewußten Handlungen zu vermitteln. Ein auf den Körperfunktionen aufbauendes Training ist ein idealer Weg, um dieses Wissen zu erlangen und eine wirksame Hilfe für die tägliche Lebenspraxis. Yoga-Formen, die lediglich Trimm-Dich-Ergebnisse bzw. religiöse Erfahrungen vermitteln, laufen einerseits der klassischen Methode teilweise zuwider, andererseits bieten sie für die Bedürfnisse des westlichen Menschen zu wenig Substanz im Sinne verwertbarer Erfahrungen. Basis des folgenden Programms sind deshalb die Lehren und Erkenntnisse des *Haṭha-Yoga* (Definition vgl. 1.1).

## 3. Yoga und Berufsalltag — Wann und wie lange soll man üben?

Wer sich entschließt, an einem Yoga-Kurs teilzunehmen, nimmt freiwillig die Verpflichtung regelmäßiger Unterrichtsbesuche und häuslicher Übungen auf sich. Der Vergleich mit der Klavierstunde bietet sich an. Regelmäßiger Besuch und systematisches Üben sind notwendige Voraussetzung, um den beabsichtigten Erfolg zu erzielen. Da Yoga-Unterricht im wesentlichen Techniken zur Entkrampfung vermittelt, wäre der Zweck hundertprozentig verfehlt, wenn der Lernende aufgrund falscher zeitlicher Planung den Unterricht und die häusliche Übung unter Streßbedingungen absolviert. Dazu tragen eine Reihe von Faktoren bei: In der Regel sind Sie berufstätig und damit von zeitlichen und räumlichen Bedingungen abhängig. Sie haben ferner familiäre Verpflichtungen und persönliche Bindungen, die einen Teil Ihrer freien Zeit beanspruchen. Ihr Berufs- und Privatleben fordert von Ihnen Rücksichtnahme, Aufmerksamkeit und Präsenz. Sie befinden sich dabei in Spannungszuständen, die Sie unterschiedlich als angenehm bzw. als unangenehm empfinden. Aus persönlichen Gründen entschließen Sie sich nun, Yoga zu betreiben, weil Sie neue Erfahrungen sammeln, etwas für Ihre Gesundheit tun bzw. einfach einmal probieren wollen, was Yoga für Sie tun kann. Nach einigen Stunden werden Sie merken, daß Sie für den Umgang mit Yoga eine bestimmte Zeit benötigen, die Sie in Ihren an sich schon geregelten Tagesablauf einbauen müssen. Yoga hat nur bei regelmäßiger Übung Erfolg, so daß Sie Ihren Tagesablauf organisieren müssen. Je nach Wichtigkeit der einzelnen Tätigkeiten (beruflich und privat) sollten Sie für die Beschäftigung mit Yoga eine möglichst täglich einzuhaltende gleiche Zeit auswählen, die Ihnen ohne Anspannung zur Verfügung steht. Sie sollten auf keinen Fall unter Streßbedingungen zu Ihren Yoga-Stunden „hetzen" bzw. Ihre Übungen beginnen. Sie benötigen vorher bereits eine Abschaltphase.

**Die wichtigsten Regeln:** Üben Sie möglichst regelmäßig — Tragen Sie bequeme Kleidung (Sportkleidung) — Benutzen Sie als Unterlage eine Wolldecke — Zwei Stunden vor der Übung nichts mehr essen — Vor der Übung Entleerung von Darm und Blase — Übungsraum gut durchlüften — Ruhiges, konzentriertes Beginnen — Sämtliche Übungen symmetrisch, gleich intensiv — Zum Schluß immer hinlegen und entspannen.

Weitere Erläuterungen gibt Ihnen Ihr Lehrer.

## 4. Wie man mit diesem Lehrbuch arbeitet

**Yoga — Sensibilitätstraining für Erwachsene** ist in erster Linie für die Bedürfnisse der Gruppenarbeit konzipiert. Lernende im Selbststudium sollen die Hinweise im Vorwort beachten.

**Yoga – Sensibilitätstraining für Erwachsene** ist entsprechend den Themenbereichen gegliedert in Teile und Kapitel. Die einzelnen Kapitel sind nach demselben formalmethodischen Muster aufgebaut und bestehen grundsätzlich aus folgenden Elementen, deren Funktionen nachstehend erläutert werden:

*Lernziele*
*Zur Orientierung*
*Zur Diskussion*
*Text, Beispiele aus der Praxis, Zusammenfassungen*
*Zur Übung*

Die die eigentlichen Kapiteltexte flankierenden Elemente ermöglichen eine effektive und lebendige Diskussion der jeweiligen Kapitelthemen und erleichtern die Konzentration auf das systematische Übungsangebot.

**Lernziele:** Der Text ist lernzielorientiert aufgebaut. Zu Beginn jeden Kapitels sind die Lernziele – Kenntnisse, Fähigkeiten und Fertigkeiten, die vermittelt werden sollen – ausgewiesen. Auf diese Weise erhalten Lernende und Lehrende einen ersten Überblick über die jeweiligen Lerninhalte und gleichzeitig die Möglichkeit der Kontrolle, ob diese Ziele erreicht worden sind. Die Lernziele sollen weiterhin das Arbeiten mit dem Buch organisieren: Der Lernende kann sich anhand der Lernziele schnell darüber informieren, was er im Kapitel vorfinden wird und auf welches Ziel hin er lesen und üben soll.

**Zur Orientierung:** Der Orientierungsteil enthält Informationen, Fallbeispiele, provozierende Äußerungen, Gegenüberstellungen von gegensätzlichen Auffassungen, Berichte über Alltagsbeobachtungen usw. Mit dem Orientierungsteil werden Einstieg in die Thematik, Erhöhung der Motivation sowie Problembewußtsein des Lesers angestrebt.

**Zur Diskussion:** Im Diskussionsteil werden Informationen aus *Zur Orientierung* kritisch aufgearbeitet und der anschließende Text eingeleitet. Die Diskussionsfragen sollen dazu anregen, mögliche festgefahrene Meinungen neu zu überdenken; sie sollen einen Anreiz bieten, sich mit bisher unbekanntem Wissensstoff auseinanderzusetzen.

**Text, Beispiele, Zusammenfassungen:** Die stark strukturierten Texte sollen das Lesen und Behalten erleichtern. Der Gebrauch von Fachtermini wurde auf ein Mindestmaß beschränkt. Im Vordergrund steht die verständliche und anschauliche Darstellung der Problematik.

**Zur Übung:** Jedes Kapitel enthält eine bestimmte Anzahl von Übungen und Aufgaben, die sorgfältig bearbeitet werden sollten. Sie dienen der Überprüfung erworbener Kenntnisse und der Vertiefung erfahrener Einsichten. Ferner sollen diese Übungen und Aufgaben die Fähigkeit trainieren, die z.T. vorformulierten Übungsergebnisse selbst körperlich und geistig zu erfahren und sie gezielt einzusetzen.

# 1 Yoga – Asiatische Konzentrationstechniken für Europäer

**Lernziele**

1. Den wesentlichen Unterschied zwischen asiatischem und europäischem Yoga-Unterricht kennenlernen.
2. Die Ursache kennen, weshalb Yoga in der abendländischen Literatur unscharf definiert wird.
3. Die Grundzüge der Geschichte des Yoga kennen.
4. Gegenstand und Methode der Yoga-Wissenschaft kennenlernen.

**Zur Orientierung**

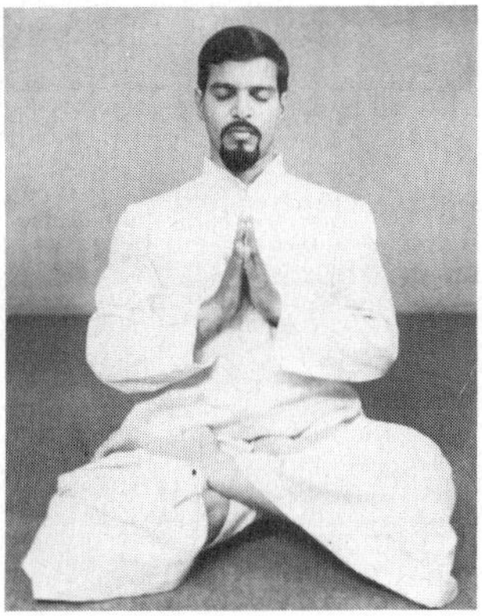

Indischer Yogi in Meditationshaltung

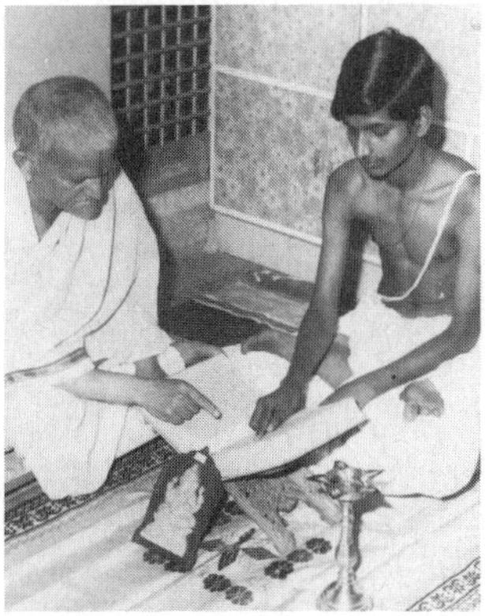

Brahmane unterrichtet einen Schüler

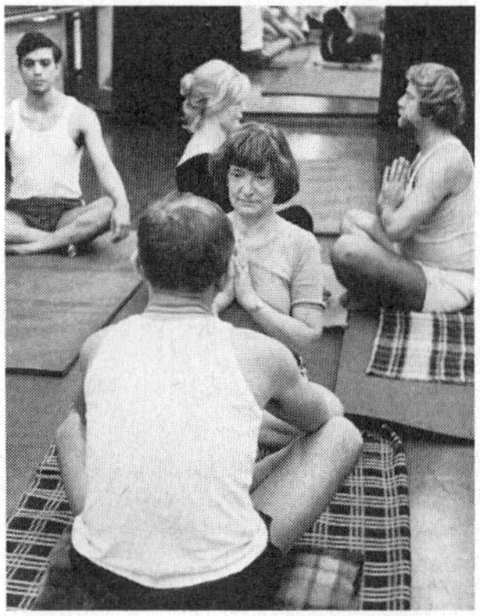

Szene aus dem Yoga-Unterricht der Münchener Volkshochschule

**Zur Diskussion**

1. Die Abbildungen zeigen Szenen aus dem Yoga-Alltag in Ost und West. Versuchen Sie, die Bilder auf sich wirken zu lassen. Registrieren Sie eine Meinung, eine Einstellung. Sie er-

kennen vielleicht, daß die Bilder sowohl die kritischen als auch die nichtkritischen Vorstellungen westlicher Betrachter über Yoga wiedergeben.

– Haben Sie das Gefühl, daß die abgebildete Yoga-Praxis eines Europäers irgendwie „unecht" wirkt? Glauben Sie, daß es sich dabei um das „Absinkeprodukt" einer Industrie-Gesellschaft handeln kann, wie scharfe Kritiker meinen? Mißfällt Ihnen etwas?

2. Der Yoga-Unterricht im Osten unterscheidet sich grundsätzlich vom Yoga-Unterricht im Westen, weil der Adressat nicht der gleiche ist. Indische Jugendliche (keine Mädchen) erhalten ihren ersten Yoga-Unterricht mit durchschnittlich 12 Jahren. In der westlichen Welt sind es meist Erwachsene über 30, davon 60 % Frauen, die Yoga-Unterricht nehmen (geschätzt nach den Teilnehmerstatistiken der Volkshochschulen in der Bundesrepublik Deutschland).

– Wie beurteilen Sie die Unterschiede in den östlichen und westlichen Unterrichtsformen?

– Was mag es für Gründe für das statistische Überwiegen von Frauen im Yoga-Unterricht bei uns geben?

– Kennen Sie außer der Volkshochschule noch andere Einrichtungen und Adressaten, die Yoga anbieten und betreiben?

3. Der *Guru* (Yoga-Lehrer in Indien) ist in der Regel Hauspriester der Familie und in mehr als 80 % der Fälle einzige Quelle des Wissens auf fast allen Gebieten für seine Schüler bis ins hohe Lebensalter. Oft ist er der Onkel des Knaben oder ein entfernter Verwandter. Für den westlichen Menschen ist der Yoga-Lehrer eine Kontaktperson und Informationsquelle unter vielen, die zusätzliche und nicht lebensnotwendige Bedeutung hat. Die Beschäftigung mit Yoga kann er als Freizeitsport ansehen, als Ausgleich für die Strapazen des Berufsalltags, ohne daß seine Existenz nachhaltig berührt würde.

– Glauben Sie, daß auch westliche Yoga-Lehrer die Funktion eines indischen *Guru* übernehmen können?

– Können Sie sich indische *Gurus* mit westlichen Schülern vorstellen? Kennen Sie Fälle? Könnte ein derartiges Schüler-Lehrer-Verhältnis möglicherweise zu Hörigkeit führen?

4. Die körperlichen Übungen sind für indische Schüler eingebettet in ihre Gesamterziehung und so sehr Teil von ihr, daß die geübten Körperhaltungen *(Āsanas)* als Ausdrucksformen ihres jeweiligen Verhaltens im Leben unmittelbar spürbar werden. Der westlich geprägte Mensch kann diese Erfahrungen nicht leicht nachvollziehen. Sein Erziehungssystem ist „kopflastig" im wörtlichen Sinn. Er spürt die Kluft zwischen seinem mit Wissen angefüllten Kopf und seinem Körper, zwischen denen die harmonische Verbindung fehlt, was er als Unbehagen oder Schmerz empfindet.

– Überlegen Sie einmal, welche unausgewogenen Zustände von einfachem Unwohlsein, Lebensangst, Labilität bis zum unerträglichen Schmerz hierdurch verursacht sein könnten.

- Diskutieren Sie die Möglichkeit, ob ein durch Yoga-Übungen auf Entkrampfung und Harmonisierung gerichtetes Alltagsleben in Ihrer heutigen Umwelt möglich und erstrebenswert ist. Kann Entfremdung von der Realität und Gefahr für die eigene Existenz auftreten?
- Glauben Sie, daß der westliche Mensch eigene, dem Yoga ähnliche Entspannungstechniken entwickelt hat und praktiziert – z.B. Sport, Klavierspielen, Urlaub auf einer einsamen Insel?
- Welchen Stellenwert haben körperliche Übungen für Sie? Sind sie Ausdruck Ihrer inneren Haltung zum Leben? Kennen Sie moderne westliche Methoden, die körperliche Übungen mit einem anderen Inhalt als dem der Leistung und des Wettkampfs verbinden? Z.B. Bioenergetik, Eutonie usw.?
- Meinen Sie, daß Körperhaltungen Mitteilungen an die Umwelt sind? Wer ist der Adressat? Der ideale indische Yoga-Schüler lebt nur für seinen *Guru.* Leben Sie nur für einen Menschen? Welche Konsequenzen ergeben sich für Sie daraus, daß das westlich geprägte Leben so zersplittert ist? Kann man den *Guru*-Gedanken auf europäische Verhältnisse übertragen?

## 1.1 Yoga heute und seine weitere Entwicklung

Die beschriebenen Unterschiede des Yoga-Unterrichts in Indien und in der westlichen Welt deuten bereits darauf hin, daß Yoga für Europäer andere Methoden verlangt. Die späteren Kapitel werden Ihnen einen Yoga-Weg zeigen, der auf Ihre Möglichkeiten und Erfahrungen als westlich geprägter Mensch eingeht. Zuvor jedoch ein kurzer Überblick über Yoga, wie er derzeit praktiziert und teilweise auch „mißverstanden" wird, und welche ordnende Gegenbewegung, speziell in Europa, zu einer einheitlichen Ausbildungsmethode entwickelt wurde.

Die Schwierigkeit, die wesentlichen Aspekte des Yoga ohne Verlust in einen Teilzeitunterricht für Europäer einzubauen, macht sich in der Yoga-Literatur auf dem Markt bemerkbar. Die folgenden Buchtitel stellen eine Auswahl ohne Wertung dar und zeigen zwei Extreme: die Überbetonung des Religiösen und Geistigen einerseits und andererseits die Einordnung des Yoga in den Bereich Gymnastik, Sport und Lebenshilfe.

*Alles Leben ist Yoga*
*Trimm Dich durch Yoga*
*Stufen der Vollendung*
*Die biologische Basis religiöser Erfahrung*
*Fit durch Yoga*

*Yoga für Jeden*
*Das praktische Yogabuch*
*Der integrale Yoga*
*Yoga für Christen*
*Das Yoga-Kochbuch*
*Yoga im Lebenskampf*

*Yoga für Mütter und Kinder*
*Yoga und Sex*
*Yoga für Europäer*
*Die neue Dimension des Yoga*
*Spaß an Yoga*
*Gesund und selbstbewußt durch Yoga*

Eine kritische Betrachtung dieser Titel verrät zweierlei:

1. Überschätzung der universalen Möglichkeiten des Yoga; denn die Methode, die zu ihrer Verwirklichung führt, wird vernachlässigt. Die harte Auseinandersetzung mit den vielen bestimmenden Faktoren unseres Alltags wird dabei nicht in Erwägung gezogen. Es wird eine geistig, religiös und meditativ durchdrungene neue Welt heraufbeschworen. Die Frage nach dem „Wie" wird sehr kurz durch den „kategorischen Imperativ" erledigt: „Üben Sie Yoga!"

   Autoren einer mehr pragmatischen Veranlagung dagegen machen sich über das Ziel des Yoga keine Gedanken. Sie ergänzen das Angebot des „Fitness-Trainings" auf dem Markt. Sie garantieren gesteigerte Kreativität, Leistungsverbesserung usw.

2. Unsicherheit über den Standort des Yoga: Für den einen ist Yoga Religion oder sogar ihre Basis, für den anderen ist er Sport, Fitness-Programm, Diät, Lebenshilfe.

Yoga läßt sich also nicht so ohne weiteres in das System westlicher Betätigungsbereiche einordnen. Man kann offensichtlich Yoga weder in die Bereiche der Sportwissenschaft, noch in die Geistes-, Sozial- und okkulten Wissenschaften eingliedern. Es stellt sich also die Frage, wo Yoga hingehört und womit er sich befaßt, welche Inhalte er hat und welche Wirkungen man erwarten kann.

Yoga ist in der westlichen Welt sehr bekannt geworden. Die Entwicklung zielt dahin, daß ein verantwortungsbewußt durchgeführter Unterricht auf die klassischen und für westliche Menschen geeigneten Übungsverfahren zurückgreift. Auf europäischer Basis wird das Grundkonzept des klassischen *Haṭha*-Yoga derzeit zu einem Yoga-Kursmodell geformt, das auch in die Lehrerausbildung eingeht. Wesentlicher Zweck ist die durch Übung trainierte Bewußtmachung (Sensibilisierung) körperlicher Reaktionen, die häufig als Schmerz auftreten und Mißverhältnisse in der Lebensführung des einzelnen zeigen. Der moderne Mensch ist erheblichen Belastungen ausgesetzt, die nach Ausgleich und Gegensteuerung verlangen. Der hier entwickelte Lehrgang zeigt einen Weg, verlorengegangene Symmetrien wiederzugewinnen und hilft bei der Standortsuche der eigenen Person im Verhältnis nach innen und außen.

## 1.2 Zur Geschichte des Yoga

### Definition Yoga

**Yoga** (von der Sanskrit-Wurzel *yuj* = zusammenbinden, anspannen) bezeichnet die traditionelle Schulung der geistigen Konzentration in Indien. Sie geht davon aus, daß diese Konzentration durch die zugrundeliegenden Asymmetrien in der Anlage der Sinnesorgane des Körpers permanent gestört wird. Der Mensch verbraucht zuviel Energie für den Ausgleich. Durch Wiederherstellung der Symmetrie des Körpers in jedem Bereich oder *Feld* will sie den Menschen von der Last dieses Ausgleich-Verfahrens befreien, um ihn zur Erfahrung seiner selbst zu führen.

Die erste systematische Darlegung dieser Konzentrationstechnik erfolgte durch PATANJALI (sprich: Pantandschali) (um Chr.) in den sog. *Yoga-Sutras.* Der von ihm dort beschriebene Weg hat 8 Stufen:

1. Überprüfung der eigenen Motivation durch den Test der Regelmäßigkeit und Verläßlichkeit in Sachen des täglichen Lebens *(Yama).*
2. Befestigung der Motivation durch Regelung innerer und äußerer Einflüße, wie Ernährung, Tagesablauf usw. *(Niyama).*
3. Überprüfung der Übereinstimmung innerer und äußerer Haltung in bestimmten Körperstellungen *(Āsana).*
4. Verstärkung der Empfindung für den inneren Stoffwechsel durch Einfluß auf die äußere Atmung *(Prāṇāyāma).*
5. Willentliche Kanalisierung und Verstärkung bestimmter Empfindungen bei gleichzeitigem Blockieren anderer *(Pratyāhara).*
6. Konzentration *(Dhāraṇa).*
7. Meditation *(Dhyāna).*
8. Das Erlebnis seiner selbst als vollkommene Transparenz, als Grenze schlechthin *(Samādhi).*

Im Mittelalter entstand durch den indischen Yoga-Theoretiker GORAKṢANĀTHA und seine Schule eine Verfeinerung der körperlichen Praktiken. Um den Begriff „Yoga" vor dem Mißbrauch durch Scharlatane zu schützen, nannte diese Schule ihre Konzentrationsschulung *Haṭha*-Yoga (*Haṭha* = Gewalt). Damit sollte angedeutet werden, daß gewaltige Anstrengungen nötig sind, wenn man ein „Virtuoser" der Konzentration werden will. Wer die Endstufe erreicht, ist *Rājā* (sprich: radscha = König).

## Geschichtliche Entwicklung in Indien

Im Laufe vieler Jahrhunderte hat sich in Indien eine Yogatradition entwickelt, die sich gegenüber anderen Wissenszweigen und Weltanschauungen sauber abzugrenzen verstand. Der Gegenstand des Yoga ist, wie ausführlich beschrieben wird, der Mensch. Jeder, der sich therapeutisch oder sonstwie mit dem Menschen als Gegenstand seiner Untersuchung beschäftigte, nannte sich früher in Indien *Yogi,* einen Yoga-Kundigen. Doch schon in vorbuddhistischer Zeit (also vor ca. 600 Jahren v. Chr.) sahen die Könige in Indien die Notwendigkeit, den Aspekt, unter dem der Mensch im Yoga untersucht wird, eindeutig zu bestimmen. Die Fähigkeit des Menschen, zu reflektieren, über sich nachzudenken, sich selbst zu erleben, nannten sie *Ātman.* Dieses Sanskritwort wird gewöhnlich mit Selbst übersetzt. Die *Upanischaden* (altindische philosophisch-theologische Texte) der damaligen Zeit enthalten zahlreiche Prüfungsaufgaben, die die Könige den angehenden Priestern und Gelehrten stellten. Wer von diesen Kandidaten zwar den Menschen nach allen Regeln des damaligen Standes der medizinischen Wissenschaft beschreiben konnte, also wußte, wie z.B. seine Augen, Ohren, Nase usw. funktionieren, bestand die „Abschlußprüfung" nur dann, wenn er imstande war, das „Selbst" als steuernde Einheit hinter allen diesen Körperteilen wirklich zu demonstrieren.

### Kontakte zum Abendland

Kontakte zwischen indischen Yogis und Philosophen des Abendlandes scheint es durch die Jahrhunderte immer gegeben zu haben. Besonders intensiv waren sie zu den Zeiten, in denen die Handelsbeziehungen zwischen Orient und Okzident am stärksten waren.

In den ersten vor- und nachchristlichen Jahrhunderten stand die bibelexegetische Schule von Alexandrien am Mittelmeer in direktem Dialog mit Yogis aus Indien.

Nach dem Abbruch der Beziehungen zum christlichen Abendland und mit dem Aufkommen des Mohammedanismus nahmen Araber und Perser den Dialog mit indischen Yogis auf und entwickelten neue Ideen im Zusammenhang mit den christlichen abendländischen Theologen und Philosophen. Ein wichtiger Name in diesem Zusammenhang ist der des Persers ALBERUNI, der sechs Jahre in Indien lebte und seine Vergleiche zwischen Yogis und Sufis (islamische Mystiker mit eigenen Konzentrations- und Ekstasetechniken) in seinem berühmten Werk *Tá Indicà* aufstellte.

Im 19. Jahrhundert nahmen die Theosophen* A. BESANT und C.W. LEADBEATER den Kontakt mit den Yogis erneut auf. Ihr Interesse stand im Gegensatz zur herrschenden westlichen Meinung, vertreten durch MACAULAY, der im Jahre 1839 in dem für Indien bedeutsamen *Minutes of Education* („Erlaß über die Erziehung") erklärt: „Die ganzen Weisheitsbücher östlich des Suez können nicht ein einziges Buchregal aus einer englischen Bibliothek aufwiegen."

Die einzig ernstzunehmende Tradition, die sich mit Askese und Konzentrationsschulung im Abendland seit Jahrhunderten beschäftigt hatte, war die der religiösen Orden der katholischen Kirche und der Kirchen des Ostens. Diese unterschieden allerdings die „natürliche Mystik der heidnischen Religionen" und die „übernatürliche Mystik der Christen". „Physiologische Wunder" wurden bei Nichtchristen nicht wie heute vom Aspekt des leib-seelischen Phänomens her untersucht, sondern galten als Ausdruck der Kraft des Teufels. Im christlichen Lager galten die gleichen Phänomene als Ausdruck der Macht Gottes. Die Vorstellung von diesem Kampf zwischen Gott und Teufel, zwischen den Kräften des Lichts und der Finsternis im Zusammenhang mit dem politisch-ideologischen Hintergrund des Kampfes der weißen Rasse gegen alle Andershäutigen spiegelt sich in den Schriften der Theosophen wider.

Im 19. Jahrhundert scheint das Abendland sein Verhältnis zu anderen Kulturkreisen neu formuliert zu haben. Ein Beispiel:

Für den Philosophen HEGEL war Indien ein Bewußtseinssumpf. Erst das Christentum habe Geschichtsbewußtsein und Verantwortung für den Verlauf des Weltgeschehens gebracht. Das Für und Wider dieser These soll hier nicht diskutiert werden. Doch muß HEGEL nur noch präziser formuliert haben, was allgemein im Abendland des 18./19. und angehenden 20. Jahrhunderts empfunden wurde. Die Theosophen identifizierten sich mit dieser These in ihrer Betrachtung des *Haṭha-* und *Rājā-*Yogas. Für sie zählte

---

* Theosophie: („Gottesweisheit") Bezeichnung für religiöse Richtungen, die in meditativer Berührung mit Gott den Weltbau und Sinn des Weltgeschehens erkennen wollen.

*Haṭha*-Yoga zur Lemuren- oder primitiven Phase der Entwicklungsgeschichte des Geistes. *Rājā*-Yoga hingegen sei der Yoga des Westens, der Yoga jener angelsächsischen Rasse, die dem „Lichtprinzip" Gottes und Christi in dieser Welt der Finsternis zum Durchbruch verhelfe.

Gleichzeitig zeigten sich jedoch in Indien Bestrebungen, sein eigenes beachtliches geistiges Erbe dem Selbstverständnis des Abendlandes entgegenzusetzen. Diese Konfrontation spielte sich natürlich nicht ohne Reibungen ab. Aus dieser Zeit stammt eine umfangreiche Yoga-Literatur sowohl von indischen als auch von ausländischen Autoren. Das Literaturverzeichnis im Anhang des Buches enthält die wichtigsten Titel und Namen.

In der deutschen Literatur und Wissenschaft spielt Yoga eine Rolle bei HERDER, SCHOPENHAUER, C.G. JUNG, H. HESSE u.a.

Eine bekannte Persönlichkeit soll noch erwähnt werden, die mehr Yogi war als mancher vermutet: MAHATMA GANDHI. Seine kleine Schrift *Die Wahrheit ist Gott* zeigt ihn als Meister der Technik der Reflexion in den kleinen und großen Geschehnissen des Alltags. Im Umgang mit seinem Körper schöpfte er aus dem traditionellen Yoga.

Die Bemühungen einiger abendländischer Yoga-Kenner (u.a. SIR JOHN WOODROOFF), das Image des Yoga auch im Westen ins rechte Licht zu rücken, hatten wenig Erfolg. Zunächst war eher das Gegenteil der Fall: Mit der Veränderung der machtpolitischen Verhältnisse nach dem Zweiten Weltkrieg kamen die Sehnsüchte vieler, meist junger Menschen im Westen nach neuen und anderen intellektuellen Begegnungen und Leitbildern hoch. Die wie Pilze aus dem Boden schießenden abendländischen Sekten mit orientalisch okkulter Färbung hatten regen Zulauf. Es gab auch in den 50er Jahren Versuche, wie die von C.G. JUNG, Yoga mit Hilfe der psychoanalytischen Theorie zu erklären. Diese Versuche machten das Durcheinander um diese Wissenschaft nur noch heilloser.

Erst mit der Rehabilitation der altindischen Medizin *(Āyurveda)* in den 60er Jahren in Indien selbst, konnte sich auch Yoga neu definieren und ohne die Gefahr, mißinterpretiert zu werden, den Anspruch auf Wissenschaftlichkeit wieder erheben.

## 1.3 Im Mittelpunkt steht der Mensch

Jede Wissenschaft wird durch ihren Gegenstand, ferner durch den Aspekt, unter welchem dieser Gegenstand betrachtet wird und durch die Methoden, die dazu verwendet werden, beschrieben.

Der Gegenstand des Yoga ist der Mensch, der unter dem Aspekt betrachtet wird, daß er in der Lage ist, **sich selbst zu erleben.** Da Yoga den Menschen als Ganzes und nicht sein Gehirn oder seine Nerven zum Objekt seiner Untersuchung macht, kann er nur Methoden anwenden, die stets den ganzen Menschen und nicht Teile von ihm betrachten. Das Gehirn spielt hierbei sozusagen die Rolle des natürlichen Beobachters innerkörperlicher Vorgänge. Jede Maschine (moderne medizinische Hilfsgeräte), die an den Körper angeschlossen werden, sind künstliche Beobachter mit beschränktem Aufgabenbereich. Das Gehirn ist durch einen Gerätepark zur Messung und Beobachtung der körperlichen Situation nicht ersetzbar, und zwar aus folgenden Gründen:

1. Dieser Gerätepark müßte in den Prozeß der innerkörperlichen Verarbeitung von Reizen eingebaut werden. Dies ist nicht möglich.
2. Ein Gerätepark mißt lediglich das jeweilige Ergebnis solcher Verarbeitungen. Rückwirkend schließt man durch Theoriebildung auf die Ursachen. Eine direkte Beobachtung des Zusammenhangs ist nicht möglich und Fehldeutungen daher nicht vermeidbar.
3. Das subjektive Erlebnis der eigenen Innenwelt ist der tragende Grund für das Weiterleben jedes Individuums. Wollte man es durch Krücken (Geräte der Beobachtung) ersetzen, dann würde man die Quelle des gesamten Lebensprozesses abblocken.

Die Methode des Yoga geht von der Registrierfähigkeit und den Kombinationsmöglichkeiten des Gehirns aus und trainiert diese normalerweise unbewußten Fähigkeiten. Subjektive (sich auf einen selbst beziehende) Meldungen, z.B. „Ich fühle mich wohl/unwohl" werden durch Yoga-Methoden registriert und zur Klärung und Steuerung des Ablaufs von Vorgängen verwendet, die zu diesen Ergebnissen führen.

**Beispiel 1**

Jeder hat wohl gelegentlich einen Brief, Aufsatz o.ä. geschrieben und ihn einige Tage liegen lassen, um ihn erneut in die Hand zu nehmen. Die Lektüre hat dann vielleicht zu Abänderungen oder sogar Neufassung geführt. Woher kamen die Inhalte, wenn nicht aus Ihrem gespeicherten Wissen! Warum wurde noch einmal alles neu geordnet? Denkbar wäre, daß ein Computer diese Arbeit leisten könnte, doch wie kompliziert müßte er sein? Würden Sie dann sagen, es sei Ihr Brief, Ihr Aufsatz usw.?

**Beispiel 2**

Ein Blutdruckmeßgerät kann zeigen, wie ein Mensch auf einen bestimmten Reiz reagiert. Warum er das tut, kann es nicht sagen. Hat Herr X, der seinen Blutdruck beim Arzt messen läßt, gerade diesmal Angst, weil von seinem Gesundheitszustand die Zusage einer Lebensversicherung abhängt? Das mögliche hohe Ergebnis entspricht momentan dem Angstzustand. Maschine und Arzt wissen dies jedoch nicht; Auskunft kann nur Herr X geben, der seine Angst fühlt und den steigenden Druck registriert.

**Beobachtung 1**

Nehmen wir an, daß der Yoga-Lehrer in einer Gruppe folgende Information als Impuls oder Reiz erteilt: Die Teilnehmer sollen fünf Minuten liegen, dann fünf Minuten sitzen, dann fünf Minuten stehen. Von einer möglichen Diskussion der Teilnehmer über den Sinn dieser Übung abgesehen, zeigen sich Unterschiede in den unbewußt ablaufenden Reflexen der einzelnen Personen als Folge der verschiedenen Körperhaltungen. Die Differenzierung wird gesteigert, wenn die Teilnehmer zusätzlich zehn Kniebeugen machen müssen. Während der eine keuchend und stöhnend von Herzflattern spricht, ist der andere „schön warm" geworden und bereit, „richtig zu turnen". Während sich der eine unwohl fühlt, hat der andere eine angenehme Empfindung.

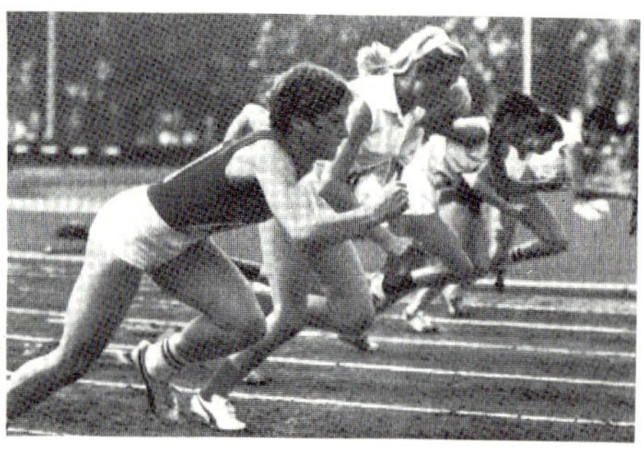

**Beobachtung 2**

Das nebenstehende Bild gibt uns eine Vorstellung der weiteren Differenzierung bis hin zur Sportler-Gruppe der 100 Meter-Läufer. Einer steht derzeit mit der Leistung von 9,9 sec. an der Spitze. Der Rest fällt in der Leistung sukzessive ab. Wo würden Sie sich einordnen?

Das subjektive Empfinden der eigenen Stellung in dieser Pyramide ist nicht mehr darstellbar. Doch aus der Beobachtung können wir folgern:

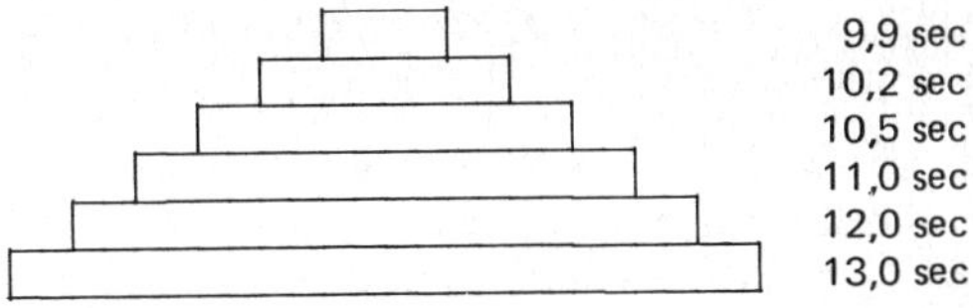


– Wenn ein Impuls (z.B. Veränderung der Körperhaltung, schnell und schneller laufen) jeweils höchst individuell verarbeitet wird, kann jeder Impuls im Sinne des Erlebens seiner selbst zum Nachdenken über sich selbst (Reflexion) verwendet werden.

– Der Grad der Differenzierung, die in der Leistung der einzelnen Gruppenmitglieder zutage tritt, könnte als Maß der Schwierigkeit, die der Impuls zur Verarbeitung aufgibt, angesehen werden.

– In der Aneignung von Wissen kann man den Akzent auf den Besitz des Wissens setzen (Haben). Man erobert Schritt für Schritt schwierigere Aufgaben. Oder man kann den Akzent auf das jeweilige Erleben der Schwierigkeit setzen (Sein).

**Beispiel**

Pioniere, die in ein unbekanntes Gebiet vorstoßen, können die einzelnen Schritte kaum vorausberechnen. Sie müssen jeden Teil des Weges voll erleben, um zu überleben. Die Nachhut erlebt nicht die gleichen Schwierigkeiten, da diese schon vermessen und in Graden eingestuft sind. Das Maß der Schwierigkeiten, die die einzelnen Bestandteile eines Gebietes zur Bewältigung aufgibt, wird nicht mehr voll erlebt. Die Gefahr ist, daß der Mensch, der sich überwiegend eingeebneten Schwierigkeiten gegenübersieht, lebensunfähiger wird als der Mensch des Seins. (Nach: E. FROMM, *Haben oder Sein. Die seelischen Grundlagen einer neuen Gesellschaft.)*

– Die Methode des Yoga besteht darin, die Beobachtungsgabe nach innen und außen zu schulen. Damit kann die Erlebnisfähigkeit und Überlebenschance erhöht werden, ohne daß jedoch vorhandene Schwierigkeiten beseitigt werden müssen. Jeder Übende muß Pionier für seine eigene Erkenntnis werden. Die Yoga-Methode kann den Weg zu uns selbst weisen; wir müssen ihn jedoch allein gehen.

## Das „Doppelgesicht“ der Leistungspyramide – Yoga, ein Mittel zur genauen Selbsteinschätzung

Am Beispiel der Läufer-Pyramide konnten Sie sehen, daß gute, bessere und Spitzenleistungen auf jeder Stufe von einer immer kleiner werdenden Zahl von Personen erbracht werden. Es wurde die Frage gestellt, ob Sie sich entsprechend Ihrer eigenen Leistungsfähigkeit in dieses Schema einordnen können. Das wird nicht so schwierig sein, da Sie ja ungefähr abschätzen können, zu welcher Leistungsgruppe Sie gehören. Ähnlich genau werden Sie auch bestimmen können, welche Körperreaktionen Sie zeigen, wenn Sie liegen, stehen oder Kniebeugen machen. Damit kommen wir zu einer wichtigen Feststellung:

Jeder Mensch nimmt innerhalb einer Gruppe und Gesellschaft eine bestimmte Stellung ein. Auf allen Gebieten, sei es körperlich, sei es geistig und kulturell, ist seine Leistungsfähigkeit vergleichbar und bestimmbar. Jeder Mensch kann, wenn er sich genau beobachtet, die Grenze seiner Leistungsfähigkeit erkennen.

Am Beispiel der Schnelläufer-Pyramide kann man noch relativ leicht erkennen, wo die „Grenze der eigenen Kompetenz", also die mögliche Leistungsfähigkeit liegt. Geht man aber einen Schritt weiter und versucht, seinen Standort im Rahmen der Welt, in der man lebt, abzugrenzen, dann wird die subjektive Empfindung der eigenen Stellung nicht mehr so ohne weiteres darstellbar sein wie in der Läufer-Pyramide.

Aus der Umwelt dringen ständig Impulse auf uns ein, die jeder Mensch individuell verarbeitet. Die Gesamtheit der von außen kommenden Impulse zeichnet, gleich einem Rasterbild auf dem Fernsehschirm, die Konturen der eigenen Person und deren Stellung im Umfeld ihres Lebenskreises. Im Prinzip ist also der Mensch durch Informationen von außen in der Lage, zu erkennen, wo seine sozialen, geistigen und körperlichen Grenzen liegen. Jeder Mensch deutet diese Impulse, die seine Leistungsgrenzen markieren, individuell verschieden. Überschätzungen führen häufig zu Konflikten mit anderen Menschen, zu Konkurrenzverhalten, zu Streßbildung und Unwohlsein, zu Fehleinschätzungen, Verzagtheit, Klagen über die Umwelt usw. Zusammenfassend ergibt sich:

Jeder Mensch verarbeitet die Impulse aus der Umwelt, die ihm die Grenzen seiner Person und Leistungsfähigkeit im Vergleich zu anderen Menschen zeigen, unterschiedlich und häufig ungenau. Yoga-Training kann die Fähigkeit üben, die eigene Stellung in der Welt subjektiv zu empfinden und zu akzeptieren. Akzeptieren und Erkennen der eigenen Möglichkeiten kann Leistungsstreß mindern bzw. verhindern, gleichzeitig aber Verzagtheit abbauen helfen und neuen Antrieb geben.

### Lernen für das Leben

Es sollte das Ziel echten Lernens sein, rundum alle Fähigkeiten und Möglichkeiten, Bedürfnisse und Veranlagungen eines Menschen gleich stark zu berücksichtigen und zu fördern. Dies ist jedoch die Ausnahme und nicht die Regel in der heutigen Industrie-Gesellschaft. Gefragt ist Spezialisierung, und auf Kosten des Spieltriebs wird der 10jährige auf schulische Leistung getrimmt. Eltern, die sich keine Sorgen um das „Weiterkommen" ihrer Kinder machen, sind heute eine Seltenheit. Konkurrenzstreben und unsolidarisches Verhalten sind das Ergebnis derartig einseitiger Erziehungsmethoden. Doch wie sollen Erwachsene, die andere „Lernziele" nie kennengelernt haben, anders handeln. Überall steuert man bewußt Ziele an und versucht Leistungsgrenzen auf Kosten der Gesamtpersönlichkeit zu erhöhen. Unter Vernachlässigung anderer Fähigkeiten versuchen viele Menschen, spezielle Leistungsbereiche zu züchten. Unsere Schulen zeigen es: Lernende, in welchem Schulbereich auch immer, schreiten zwar pädagogisch sinnvoll jeweils von der leichteren zur schwierigeren Übung fort und erweitern somit im Rahmen ihrer Studienrichtung ihre Leistung. Mit zunehmender Schwierigkeit der Verarbeitung immer spezieller Impulse (Lernstoff) werden dann aber jedem Lernenden individuell Grenzen seiner Aufnahmefähigkeit sichtbar. Eine zwanghaft verstärkte Konzentration auf die Erreichung des vorgegebenen Ziels unter Ausschaltung oder Vernachlässigung der Verarbeitung anderer Impulse kann jedoch zum Bruch der Persönlichkeit führen. Die einseitige Belastung führt zu einem unausgewogenen Zustand, zur Entfremdung vor der eigenen Person und zur Unsicherheit im Hinblick auf die eigene Stellung in dieser Welt.

— Halten Sie, so gesehen, die Charaktereigenschaft „Zielstrebigkeit" für richtig? Versuchen Sie, die Grenzen zu definieren, an der Zielstrebigkeit in einseitige Belastung übergeht.

## Wie kann Yoga dem modernen Menschen helfen, sein Gleichgewicht zu bewahren und seinen Standort zu kennen?

In Yoga kommt es darauf an, das Maß der Schwierigkeit der Verarbeitung von Impulsen als Erlebtes für einen selbst, als die eigene Grenze zu akzeptieren. Das ist das Besondere an der Yoga-Methode: Im Gegensatz zu den objektiven Wissenschaften bleibt es bei der Beobachtung, der subjektiven Empfindung bei der Feststellung des „Zustandes meiner Welt". Wir können uns jeweils mit anderen vergleichen und unser Verhalten erklären und kontrollieren mit Hilfe von Wissenschaften wie Psychologie und Pädagogik. Doch in Yoga betrachten wir das Einmalige, das wir darstellen, also unsere Person. Der Verallgemeinerungsprozeß geschieht daher auch nicht anhand der Beobachtung mit objektiven Kriterien. Man fragt nicht primär, ob das, was wir feststellen, der „Wahrheit" entspricht, sondern ob wir **Schmerzen** dabei empfinden oder nicht. Wir werden also nicht in einen Denkprozeß, sondern in einen Empfindungsprozeß gestellt. Wir werden, um unseren eigenen Zustand zu erkennen, in Yoga nicht mit neuen Leistungsforderungen konfrontiert, sondern durch bestimmte Überlegungen und Übungen in die Rolle des entspannten Beobachters geführt, der sich innerhalb der Grenzen seiner Person sozusagen als neutraler Beobachter umsieht. Sie können sich vorstellen, daß ein mit Pflichten belasteter Mensch, von dem man vielleicht auch noch ständig überhöhte Leistungen verlangt, durch „Ausflüge" in den Bereich seiner eigenen Person und Empfindungen durch Übung wieder Grenzen erkennt, die ihn aus dem Zustand überhöhter Leistungsbereitschaft auf ein seinen Fähigkeiten entsprechendes Leistungsmaß zurückführt. Jeder Mensch mit privaten oder beruflichen Pflichten wird die Stadien unausgewogener Zustände erlebt und vielleicht unbewußt empfunden haben. Ein nicht auf Dauer gewonnener Ausgleich führt zu Schmerz. Nur die Kenntnis der Ursachen und die Fähigkeit, sich selbst zu empfinden, kann Bewußtsein und damit eine Schmerzlinderung herbeiführen.

## Die Beobachtung

Beobachtbare Tatsache ist, daß zum Beispiel das Herz im Liegen langsamer schlägt als im Stehen und daß dies das Gefühl im Brustkorb mit beeinflußt. Doch nach Kniebeugen können verschiedene Personen unterschiedliche Reaktionen empfinden. Der Sportler mit einem gut trainierten Herzen fühlt sich wohl, leicht erwärmt und bereit, anstrengendere Übungen auf sich zu nehmen, während derjenige mit Kreislaufstörungen schwer atmet, stöhnt und sich sehr unwohl fühlt. Diese Reaktion seines Körpers kann jeder selbst empfinden und durch Beobachtung herausfinden, wo die Grenze seiner Leistungsfähigkeit liegt. Damit ist ein bestimmter Zustand empfunden und erkannt. Diese Fähigkeit soll in Yoga auf die gesamte Persönlichkeit ausgedehnt werden: die Selbstbeobachtung, die Reflexion (Nachdenken über sich selbst), das Wahrnehmen von Empfindungen. Das Ziel des Yoga unterscheidet sich radikal von dem des Sports und dem der Psychologie/Pädagogik. Yoga bietet weder ein Konditionstraining für Kreislaufgestörte, noch stellt es ein Fitness-Programm für Athleten bereit, das der Leistungsverbesserung dient. Yoga will darüber hinaus auch kein Verhalten kontrollieren oder gar verändern. Yoga greift also nicht auf Methoden der Psychologie und Pädagogik zurück. Das indirekte Ergebnis der Yoga-Schulung kann allerdings eine Entfaltung der Persönlichkeit des einzelnen und damit auch vielleicht die Beseitigung von Kreislaufstörungen als Symptom einer Störung sein.

Der Yoga-Schüler wird sensibilisiert. Er wird angeregt, empfindlich zu werden, sich Empfindungen aufzuschließen und diese zu beobachten und im Rahmen seiner Person einzuordnen. Er lernt sich gleichzeitig als Individuum anzunehmen und innerhalb einer Gruppe seinen Platz auf verschiedenen Ebenen der körperlichen und geistigen Leistung einzunehmen. Yoga-Training dient ausschließlich diesem Ziel.

**Zusammenfassung**

1. Yoga ist eine Wissenschaft der **Sensibilisierung des Menschen.** Durch Anwendung der Yoga-Methoden lernt der Mensch, sich selbst zu beobachten und seine Empfindungen unmittelbar zu akzeptieren.
2. Die Methoden des Yoga wollen keine Heilerfolge liefern. Therapie steht nicht im Vordergrund. Yoga-Übungen führen zur **Entwicklung der Gesamtpersönlichkeit**. In Verbindung damit können auch Krankheitssymptome gelindert oder beseitigt werden, jedoch nicht als Ziel der Übungen.
3. **Yoga ist eine Wissenschaft, die den Menschen zum Mittelpunkt hat** und Trainingsmethoden anbietet, die die **Fähigkeit zur Selbstbeobachtung** schulen. Hier liegt der Berührungspunkt des Yoga-Unterrichts für indische Jugendliche und europäische Erwachsene. Diese Methode ist nicht identisch mit Konditionstrainingsprogrammen, da sie ausschließlich die Bewußtwerdung des Menschen fördern will.

## 1.4 Zur Übung

**Aufgaben**

1. Nach PATAÑJALI ist die Regulierung der Lebensgewohnheiten wichtig, bevor man mit den *Āsanas* (3. Stufe des Yoga-Wegs) anfängt. Doch als Europäer beginnen Sie direkt auf dieser Stufe. Welche Gründe sind Ihrer Meinung nach dafür ausschlaggebend? (Könnte es vielleicht damit zusammenhängen, daß das europäische Leben organisiert ist und Gurus überflüssig sind?)

2. Welche der Buchtitel auf Seite 17 scheinen mehr Teilzeit-Lebenshilfe bieten zu wollen, welche betonen mehr den religiösen geistigen Aspekt in Yoga?

## Praktische Übungen

1. Versuchen Sie, möglichst viele der folgenden abgebildeten Haltungen entweder schnell oder langsam (ca. 1/2 min in jeder Stellung verharren) hintereinander auszuführen. Sollte eine Haltung für Sie zu schwierig sein, dann können Sie sie überspringen. Sie werden feststellen, daß auch rasche Bewegungen genauso wohltuend wie langsame sein können. Rasche Bewegungen können eine helle, wache oder kraftvolle Stimmung im Körper erzielen, während langsame Bewegungen eine ruhige, entspannte und dumpfe Empfindung hervorrufen. In Yoga gilt es, diese unterschiedlichen Körperstimmungen als langsame und schnellere Bewegungen zu kombinieren. Spätere Übungen trainieren die gewünschte Stimmung: hell, wach, kraftvoll, ruhig und entspannt. Dumpfe Gefühle werden eliminiert.

   a) Stellen Sie fest, ob Sie das Bedürfnis verspüren, in den seitlichen Dehnungen sowohl die linke als auch die rechte Seite zu entfalten.

   b) Beobachten Sie Ihre Empfindung im Brustkorb und stellen Sie mit Hilfe einer Strichliste für sich fest, ob die jeweilige Haltung für Sie wohltuend ist oder nicht, wenn sie
   – schnell,
   – langsam
   durchgeführt wird.

   Diese Übungen sollen zeigen, daß ihre Wirkung auf jeden einzelnen unterschiedlich ist und daß ein allgemeiner Effekt (z.B. gut/schlecht) nicht auftritt. Sie sollen selbst entdecken, in welchen Haltungen sich Ihr Körper wohlfühlt und welche er instinktiv meidet, um Unwohlsein auszuschließen.

2. Versuchen Sie, die Haltungen kreativ nach Ihrem Empfinden zu verändern. Sie können auch Musik im Hintergrund spielen lassen. Stellen Sie wiederum fest, was Ihnen wohltut und was nicht.

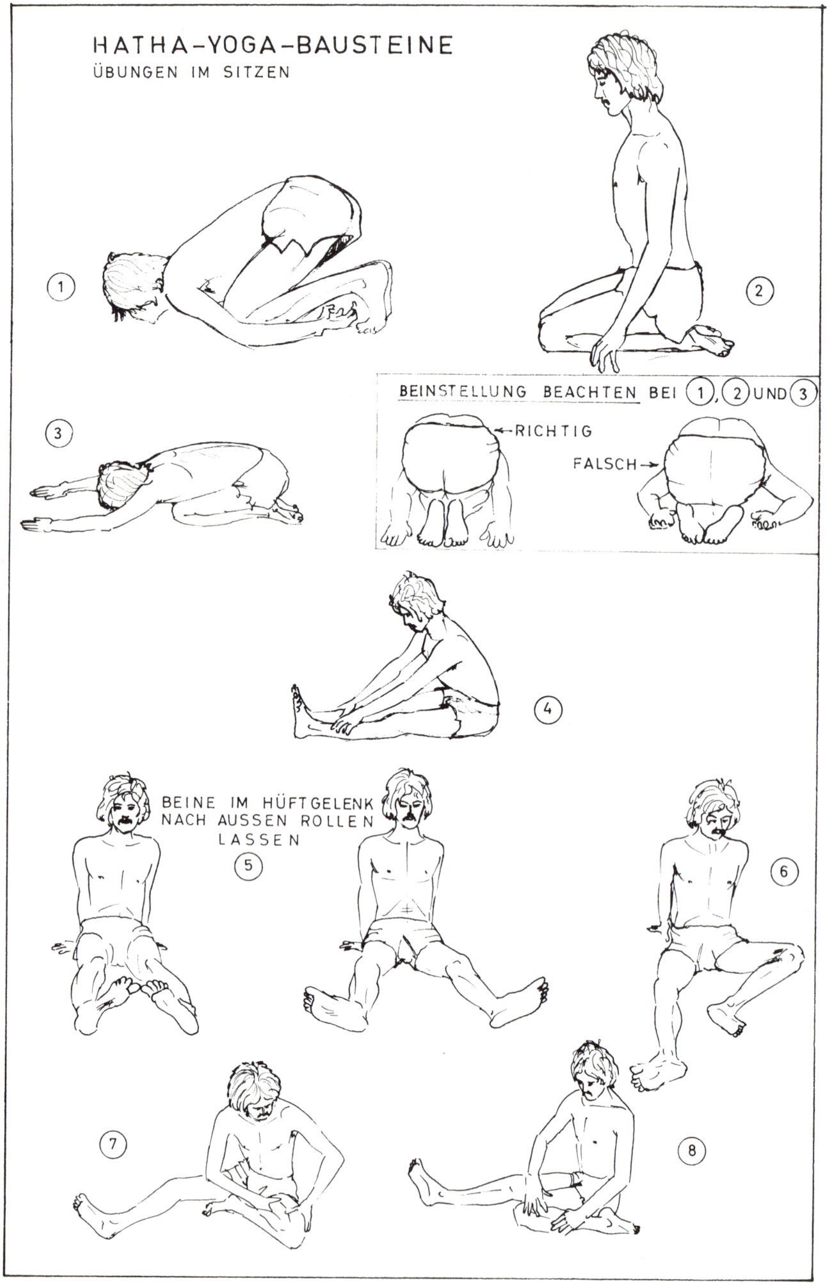
HATHA-YOGA-BAUSTEINE
ÜBUNGEN IM SITZEN
1
2
BEINSTELLUNG BEACHTEN BEI 1, 2 UND 3
RICHTIG
FALSCH
3
4
BEINE IM HÜFTGELENK NACH AUSSEN ROLLEN LASSEN
5
6
7
8

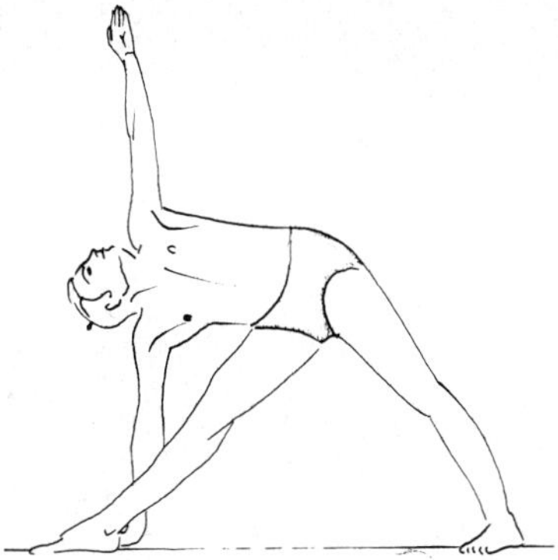

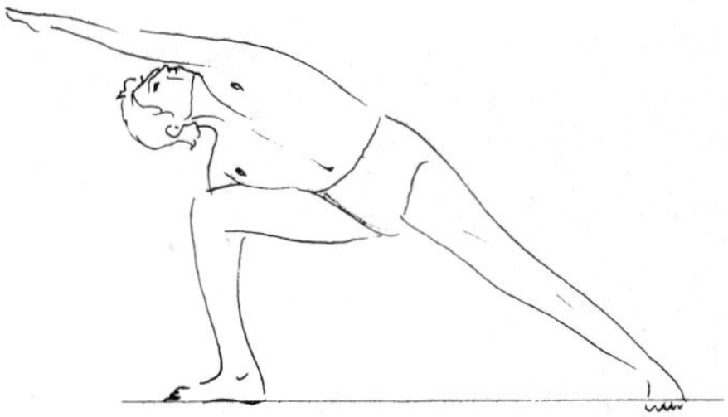

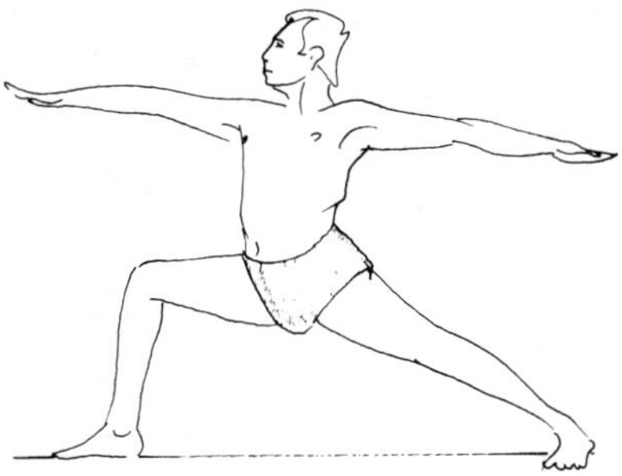

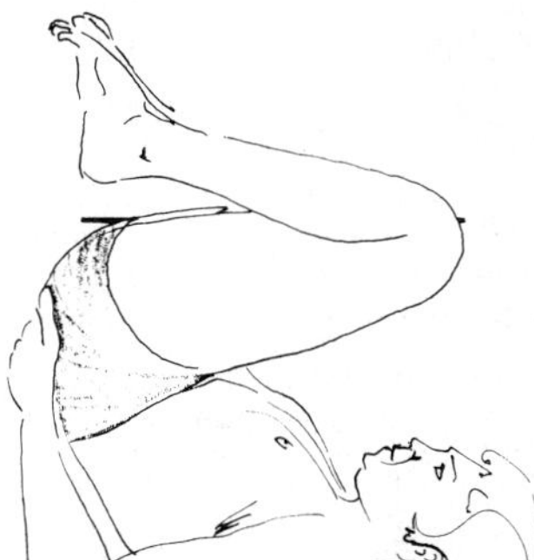

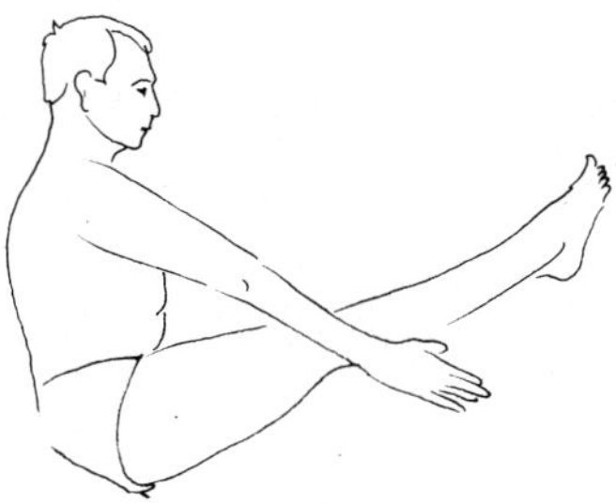

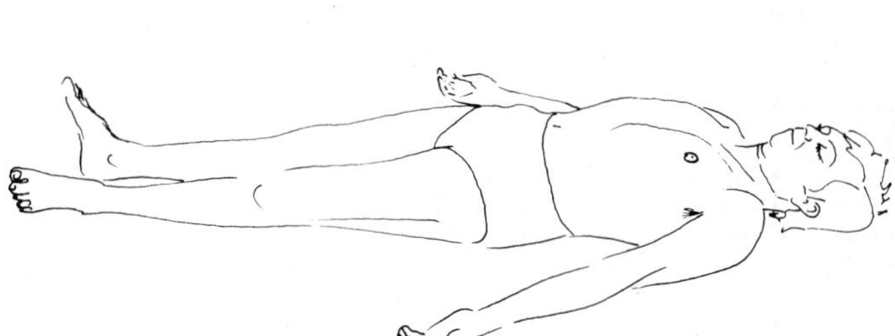

# 2 Grundbegriffe des Yoga und Denkansätze

**Lernziele**

1. Wichtige Sanskrit-Begriffe und ihre Bedeutung kennen.
2. Ziele und Methoden der fünf Hauptrichtungen des „abendländischen Yoga" kennenlernen, die Fragen des modernen Lebens zu beantworten versuchen.

**Zur Orientierung**

Vergleich zweier Übersetzungen desselben Sanskrit-Textes:

| Direkte, lebensnahe Übersetzung | Theologisch-philosophische Fachsprache |
|---|---|
| 1. Am Anfang war meine Welt allein **der Erlebende**; es war nichts anderes da, die Augen aufzuschlagen. Ich, der Erlebende erwog: „Ich will Welten schaffen!" *(Aitareya Upaniṣad I.1)* (sprich: Upanischad) | 1. Am Anfang war diese Welt allein **das Selbst**; es war nichts anderes da, die Augen aufzuschlagen. Es erwog: „Ich will Welten schaffen!" |
| 2. In einem halben Satz will ich die ganze Weisheit tausender Schriften erklären. Das **soziale** Leben allein ist wirklich, alles andere **falsch**, und das **soziale Leben** trifft sich mit dem **Erleben des einzelnen.** *(Sankārācchārya)* (sprich: Schankaratscharja) | 2. In einem halben Satz will ich die ganze Weisheit tausender von Schriften erklären. Die **Gottheit (universaler Geist)** allein ist wirklich. Alles andere ist **Täuschung**, und die Gottheit ist mit dieser **individuellen** Seele identisch. |
| 3. Wenn der **Einzel-Erlebende** vollständig von **Fremdsteuerungen** frei wird, dann nennt man seine Wesensform integer. Er ist ein **echter Mensch, nicht falsch.** *(Śiva Saṃhitā I.68,69)* (sprich: Schiwa) | 3. Wenn das **Einheitsprinzip** sich vollständig frei von den Kategorien macht, dann nennt es seine eigene Form **absoluten Geist.** Es ist diese **unteilbare Einheit,** die die echte ist. |

**Zur Diskussion**

In *Zur Orientierung* lesen Sie zwei Übersetzungsmöglichkeiten gleicher Texte aus dem Sanskrit. Die Übersetzung der linken Spalte wird lebensnah genannt, weil sie durchgehend das Wort Leben benutzt: der Erlebende, soziales Leben, Erleben des einzelnen. Die rechte Spalte wird mit „theologisch-philosophischer Fachsprache" charakterisiert, weil die Begriffe nicht unmittelbar miteinander verbunden, sondern „abstrakt" bleiben. Sie sind das Ergebnis der Spekulation: Selbst, Gottheit, universaler Geist, individuelle Seele, Einheitsprinzip, unteilbare Einheit.

- Glauben Sie, daß die Übersetzungsfrage lediglich eine Angelegenheit der Indologen ist?
- Bevorzugen Sie eine Übersetzung, die Lebensnähe zeigt oder eine, die abstrakt ist?
- Wird eine Präzisierung des Begriffs Erleben durch die drei verschiedenen Zusammenhänge, in welchen er verwendet wird, vorgenommen?
  - der Erlebende und die Welt
  - das soziale Leben und das Erleben des einzelnen
  - der Erlebende und die Fremdbestimmungen und -steuerungen

## 2.1 Warum so viele Sanskrit-Wörter?

Das Sanskrit war die vor Christus festgelegte altindische Hochsprache für Literatur und Wissenschaft. In dieser Sprache wurde auch die Yoga-Wissenschaft entwickelt und überliefert. Die Übertragung mancher Sanskrit-Begriffe ins Deutsche ist nicht immer sinnvoll, da die Übersetzung mißverständlich werden kann. Der übersetzte Text wird geradezu unverständlich, wenn eine Fachsprache gewählt wird, die nur Eingeweihten vertraut ist. Um Verständnisschwierigkeiten auszuschließen, wird im vorliegenden Buch der Gebrauch von Sanskrit-Begriffen und deren Übersetzung auf ein Minimum reduziert. Bestimmte Sachverhalte sind jedoch mit Sanskrit-Begriffen einfach treffender zu kennzeichnen. Es wurde jedoch sorgfältig darauf geachtet, den Bedeutungszusammenhang jeweils genau zu erklären. Verständlichkeit muß auf jeden Fall gewährleistet sein, da die Klarheit der Empfindung nach klarer Begrifflichkeit im Bereich der Sprache verlangt. Wenn sich falsche Assoziationen (Verknüpfung von Vorstellungen) mit einem Wort vermischen (was bei Übersetzungen leicht der Fall sein kann), dann wird die Empfindung auch von diesen Assoziationen geprägt sein. Es wird viel Energie verlorengehen, einen mit falschen Bildern befrachteten Begriff wieder frei und damit wirksam zu machen. Falsch Eingeübtes läßt sich schwer ausmerzen. Nehmen Sie also die verwendeten Sanskrit-Begriffe und deren dargelegte Bedeutung zur Kenntnis und verlangen Sie nicht nach wortwörtlicher Übersetzung.

**Beispiel**

Die Übersetzung der zehn Kraftfelder des Menschen, die Sie später kennenlernen werden, müßte zu völlig falschen und banalen Assoziationen führen. Im Falle von *Vāyu, Pitta* und *Kapha* wäre es für das Verständnis geradezu unheilvoll, diese Begriffe mit *Wind, Galle* und *Schleim* zu übersetzen. In der abendländischen Medizin-Geschichte tauchen diese drei Begriffe seit PLATON bis hin zu J. FERNEL (1455–1558) immer wieder auf. Das griechische Wort *Cholé* sagt im Zusammenhang mit dem Wort *Choleriker* etwas ganz anderes aus als *Galle.* Yoga meint ein Prinzip, das ein Temperament „gallig" macht, die Medizin bezeichnet damit ein Organ oder einen Saft unseres Organismus.

Andererseits wird Ihnen auffallen, daß z.B. Ihnen geläufige anatomische Begriffe verwendet werden, was einfach damit zusammenhängt, daß es für Yoga keine andere Anatomie gibt als für die westliche Medizin. Wo Sanskrit-Namen auftauchen, haben sie den Zweck, besondere funktionelle Einheiten zu zeigen, die von der Anatomie des toten Körpers nicht erfaßt werden können. Hier sei als Beispiel der Begriff *Bṛhati* erwähnt, eine Stelle zwischen den Schulterblättern, die für den Blutkreislauf zuständig ist. Es hilft uns wenig, daß mit dieser Stelle der Akupunkturzustimmungspunkt für das Herz und für den Kreislauf-Sexus am Blasenmeridian in Verbindung gebracht werden kann. Es ist nicht genau bekannt, wie dieser Punkt anatomisch gerade im Zusammenhang mit Erkrankungen des Kreislaufs und der Sexualorgane, mit Depressionen, Schreibkrämpfen, Zittern und Schwindelanfällen steht. Doch wußten die alten Krieger schon empirisch von seiner Existenz; Wunden in diesem Bereich mußten besonders behandelt werden — gleichzeitig diente dieser Punkt als „Zielscheibe": Der fliehende Feind wurde durch den Speer in den Rücken erledigt.

## 2.2 Hauptrichtungen der Abwandlung des Yoga im Abendland

In *Zur Orientierung* sahen Sie, daß Sanskrit-Wörter viele Bedeutungen haben können. Die genaue Übersetzung ist wichtig, da mit der Wahl der übersetzten Begriffe Assoziationen beim Empfänger der Mitteilung ausgelöst werden. Die Gefahr der Manipulation ist damit gegeben. Das überlieferte und übersetzte Gedankengut des Yoga hat deshalb im Abendland unterschiedliche Richtungen entwickelt, die sich aus einem unterschiedlichen Verständnis der Bedeutungsinhalte (bedingt durch Übersetzungen) ableiten. Die beim Empfänger gewünschten Assoziationen sind vielfach vom Ursprung verschoben.

Fünf Hauptanschauungen versuchen, Yoga assoziativ in die eine oder andere Richtung zu drängen. Alle Richtungen enthalten mehr oder weniger originalen Yoga, doch mit wesentlich verschiedenen Zielsetzungen. Vergleichen Sie an dieser Stelle noch einmal die Definition von Yoga, wie sie auf Seite 18 dargestellt ist, sowie die in diesem Buch verfolgte Konzeption von Yoga als einer „Schule der Empfindungen".

Die dargestellten fünf Hauptrichtungen weichen jeweils von dem Ziel, das eigene Wesen zu erleben und zu empfinden, ab:

1. **Transzendentale Meditation**

   Ziel ist die Entfaltung der schöpferischen Intelligenz im Menschen. Der Weg ist die Betonung des Aspekts der Freude im Leben als Quelle der Vitalität (Maharishi MAHESH u.a.).

2. **Trimm-Dich-Yoga**

   Ziel ist die Bewältigung des modernen Alltags. Seine Methode hebt hauptsächlich gymnastische Körper-Bewegung und Atemtechnik zur Bekämpfung träger Sitz-Gewohnheiten und einseitiger Beanspruchung des Körpers hervor (K. ZEBROFF u.a.).

3. **Yoga-Therapie**

   Ihr Ziel ist die Übernahme alter Yoga-Techniken zur Bereicherung der Psychosomatik*. Die Methode will Hemmungen durch Tanz und Schreien abbauen (Bhagwan Sri RAJNESH).

4. **Initiationsriten**

   Ziel ist die Befreiung aus dem Kreislauf der Wiedergeburten. Die Methode dieser Befreiung ist der unbeirrbare Glaube an den Guru (Swami MUKTANANDA, Thakkar SINGH u.a.).

5. **Tantra-Riten**

   Ziel ist die Entfaltung der vollen Sinneswahrnehmung. Die Methode führt über besonders anspruchsvolle Sexualriten zur Erweiterung des Erlebnishorizonts. (Die Ableger dieser Richtung im Westen nennen sich *Anandamargis).*

**Aufgabe**

Vergleichen Sie die Ziele und Methoden dieser einzelnen Richtungen mit der Definition des Yoga auf Seite 18.

- Worin weichen die einzelnen Richtungen von der Definition ab?
- Wo betonen sie Teilaspekte des Erlebnishorizonts auf Kosten des Ganzen?

## Naturwissenschaftliche Beweise

Manche der fünf oben genannten Hauptrichtungen des „abendländischen Yoga" bevorzugen naturwissenschaftliche Beweise für die Richtigkeit ihres Wegs. Darin werden wiederum Ziele und Methoden erkennbar. Damit Sie den in diesem Buch gegebenen Einstieg in Yoga einordnen können, werden einiger dieser Beispiele aufgeführt:

1. Für die Transzendentale Meditation ist das Ziel der naturwissenschaftlichen Darstellung, den Beweis zu liefern, daß diese Art der Meditation auf den Hypothalamus** und auf das aktivierende retikuläre System – zwei Steuerungs-Zentren im Gehirn – zum Zwecke der Erzeugung eines vierten, fünften, sechsten, achten Bewußtseinszustandes wirkt. Die Methode der Untersuchung ist demnach jeweils die Erhebung von Daten über die Veränderungen verschiedener Kerngrößen des Körpers wie Blutdruck, Herzfrequenz usw. (R.K. WALLACE war Bahnbrecher in dieser Richtung mit seiner 1970 in Los Angeles vorgelegten Dissertation zum Thema: *Die physiologischen Wirkungen der Transzendentalen Meditation. Hinweise für einen vierten Haupt-Bewußtseinszustand).*

2. Die naturwissenschaftlichen Beweise des Trimm-Dich-Yoga enthalten meist bekannte Tatsachen aus der Heilgymnastik und Atemtherapie. Ziel ist, ein Trimm-Dich-Yoga-Programm für fast jede Krankheit zu verschreiben. Die Methode zeigt jedoch nicht mehr, was zur Therapie (Behandlung) und was zur Prävention (Vorbeugung) gehört. Die Methode versucht, eine besonders günstige Zusammenstellung von Übungen zu liefern. Von den zahlreichen Publikationen, die zu diesem Thema existieren, seien besonders die Bücher von

---

* Lehre von den körperlichen Rückwirkungen auf seelische Einflüsse, insbesondere während einer Krankheit.

** Vgl. Abb. S. 179.

S. YOGENDRA aus dem YOGA-INSTITUT in Bombay und die des LONAVLA YOGA-COLLEGEs in Indien erwähnt. Dem großen Rest der Publikationen liegen keine wissenschaftlichen Untersuchungen zugrunde.

3. Die naturwissenschaftlichen Beweise der Yoga-Therapie gründen sich in der Regel auf die Autorität der behauptenden Personen. Überwiegend werden Ärzte und Psychologen zitiert. Die Beweise basieren auf den Theorien aus der Tiefenpsychologie, der Gestaltpsychologie und der Verhaltensforschung. Fast jedes Yoga-Buch enthält Beispiele dafür.
4. Die Initiationsriten und die Tantra-Riten liefern in der Regel keine naturwissenschaftlichen Beweise, da sie in geheimen Zirkeln praktiziert werden und damit keine Breitenwirkung haben.

Zusammenfassend kann man sagen, daß die meisten Ergebnisse naturwissenschaftlicher Versuche von der Transzendentalen Meditation präsentiert werden. Doch ist mit diesen Ergebnissen nicht gleichzeitig erwiesen, daß durch ihre Methode ein vierter Bewußtseinszustand erreicht werden kann. Der Kausalzusammenhang zwischen Ursache und Wirkung ist durch keine der Richtungen in irgendeiner Weise so bewiesen worden, daß man sagen könnte, diese und keine andere Methode würde zum angestrebten Ziel führen (vgl. dazu Forschungsergebnisse Kapitel 15). Die tatsächlichen Befunde zeigen in einer Reihe von Untersuchungen ähnliche Veränderungen von Gehirnfunktionen bei unterschiedlichen Übungsmethoden.

Der Verlauf von EEG-Kurven sollte nicht mit dem Zustand des Bewußtseins gleichgesetzt werden. Für einen Menschen unterscheiden sich Schlaf- und Wachzustand nicht primär durch den Verlauf seiner Gehirnwellen, sondern durch sein subjektives Befinden, das in jedem Zustand jeweils anderen Gesetzmäßigkeiten des Erlebens unterworfen ist. Mit der Darstellung des Verlaufs von EEG-Kurven kann nichts über die Existenz anders gearteter „transzendentaler Erlebnishorizonte" ausgesagt werden.

### Zusammenfassung

1. Lebensnahe Übersetzungen von Sanskrit-Begriffen sind gekennzeichnet durch einen lebendigen Mittelpunkt, ihren Auslöser. Sie verleiten zur Neugruppierung der Assoziationen der Ereignisse aus dem Alltag. Sie haben einen Standort im Bewußtsein. Übersetzungen in Fach-Terminologie aus der Philosophie oder Theologie des Abendlandes sind abstrakt und insofern nicht „lebendig". Ihre Quelle liegt in der Fachwissenschaft und nicht im Leben.
2. Die Vermischung von lebensnahen Übersetzungen mit Abstraktionen aus der Fachsprache der abendländischen Philosophie ist kennzeichnend für die Hauptrichtungen der Abwandlung des Yoga im Abendland. Dadurch geht ihnen die komplette traditionelle Basis des Yoga verloren, so daß nur Teilziele erreicht werden können, die außerhalb des eigentlichen Ziels des Yoga liegen, nämlich die Fähigkeit zu üben, sein eigenes Leben im Verhältnis zur Umwelt zu empfinden und abzugrenzen.

3. Die fünf Hauptrichtungen des westlichen Yoga versuchen die Richtigkeit ihrer Methoden naturwissenschaftlich zu beweisen, wobei die Zielsetzungen jeweils vom traditionellen Yoga abweichen. In diesem Sinne werden auch Sanskrit-Termini in Assoziationen gebraucht, die einer kritischen Überprüfung bedürfen.

## 2.3 Zur Übung

### Aufgaben

1. Welche Assoziationen kommen Ihnen, wenn man sagt: „Die Einzelseele verbindet sich mit der universalen Seele"?
   - Wie würden Sie diese zunächst schwer verständliche Aussage in eine einfache, „lebensnahe" Formulierung umgestalten?
2. Was ist der wesentliche Unterschied zwischen dem in Kapitel 1 aufgezeigten Weg der „Schule der Empfindungen" und den fünf Hauptrichtungen des Yoga, die sich im Abendland entwickelt haben?
3. Überlegen Sie, woran es liegen kann, daß Yoga vielfach als „okkulte, unseriöse, religiös-fanatische, asketische" Methode der Versenkung, Hypnose usw. bezeichnet wird?
   - Warum wird Yoga vielfach mit „unheilvollen Praktiken", „Übersinnlichem" oder bestenfalls mit „Scharlatanerie" in Verbindung gebracht?
   - Wie erklären Sie sich die Bildungslücke des Abendländers, obwohl doch Yoga eine alte, auf fester wissenschaftlicher Basis ruhende Disziplin ist?

### Praktische Übungen

1. Die folgende Abbildung zeigt eine Konfliktsituation, in der eine Person eine drohende, die andere eine Schutzhaltung einnimmt. Die aus einem raschen und unwillkürlichen Bewegungsablauf entstandene Schutzhaltung ist durch koordinierte Körperbewegungen entstanden.
   - Versuchen Sie, durch Bewegung der Arme und Beine zwei lebenswichtige Schutzmechanismen in Gang zu setzen.
   - Welche ursprünglichen Bewegungen, die sich als Reaktionen auf Umweltimpulse ergeben haben, können Sie sich vorstellen?
   - Überlegen Sie auch, wie sich Kinder und Tiere durch Bewegungsreflexe schützen.

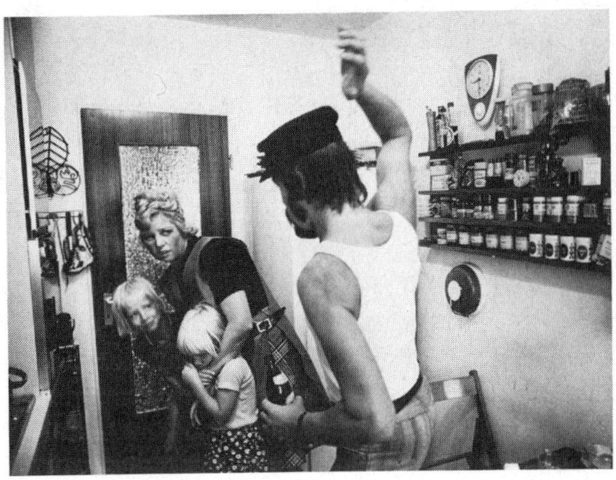

2. Betrachten Sie die folgenden Körperdarstellungen aus dem Yoga-Unterricht an der Münchner Volkshochschule und registrieren Sie Ihre Empfindungen.

   – Welche von den abgebildeten Körperhaltungen schrecken Sie von Yoga ab? Worauf gründen Sie Ihre Empfindung?

   – Welche Stellungen würden Sie selbst auch gern erlernen? Welche Vorteile sehen Sie darin?

   – Was halten Sie von Partnerübungen dieser Art?

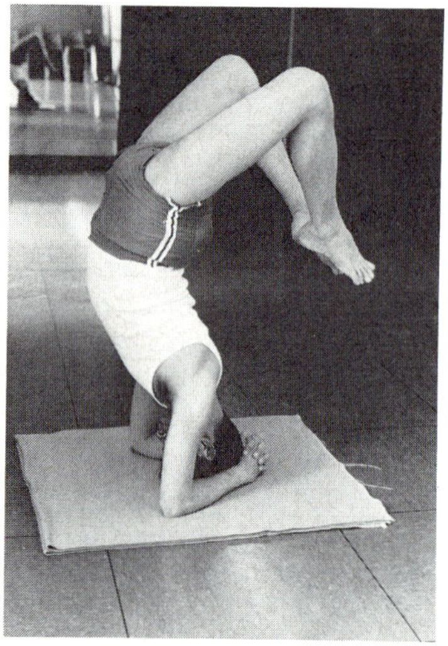

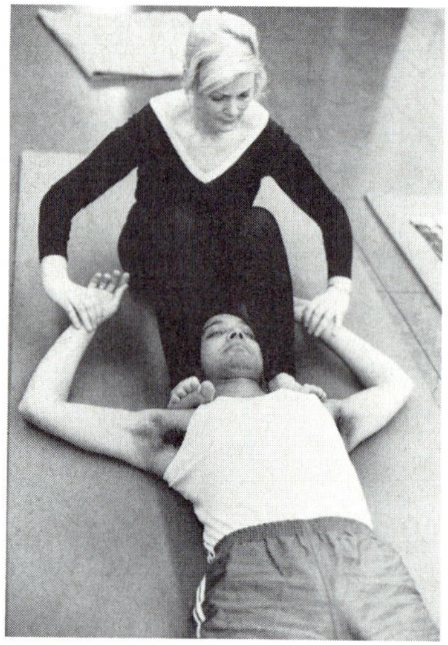

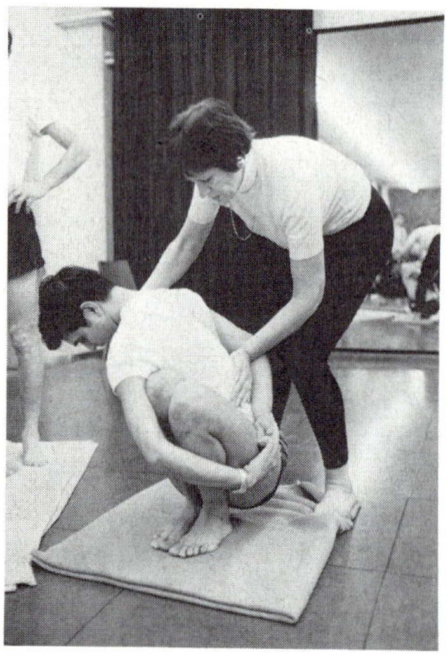

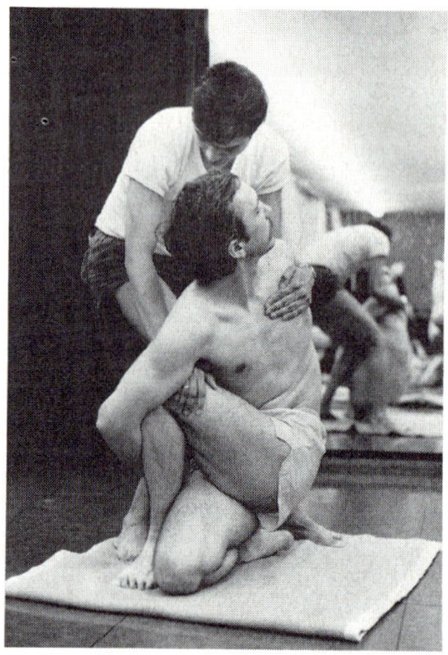

# 3 Erfahrungsbereiche des Yoga: Schmerz – Empfindung – Konzentration – Meditation – Reflexion – Reflex

**Lernziele**

1. Die Kategorie *Kleśa* (Schmerz) (sprich: Kleścha) kennenlernen.
2. Die Begriffe Empfindung, Konzentration und Meditation unterscheiden lernen.
3. Die Bausteine der Yoga-Konzentrationstechnik kennenlernen.
4. Die Lehre von den Wach- und Warnposten des Körpers kennenlernen.
5. Die Begriffe Reflexion (Nachdenken über sich selbst) und Reflex kennen und unterscheiden lernen.

**Zur Orientierung**

**Schmerz aus unterschiedlicher Sicht**

| In der modernen westlichen Medizin | In der Psychotherapie | In Yoga |
|---|---|---|
| behoben durch Tabletten, Medikamente, Operationen<br>⇓<br>Krankheitsbekämpfung | Man übt sich zumeist in Schmerz- und Frustrationstoleranz<br>⇓<br>Krankheitsbekämpfung | *Kleśa* = Schmerz wird als Orientierungshilfe zur Persönlichkeitsentwicklung benützt<br>⇓<br>Gesundheitserziehung |

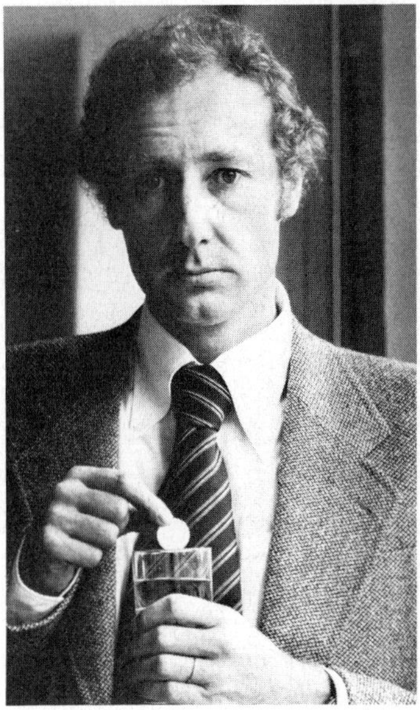

Schmerz und Werbung

## Zur Diskussion

1. Die Tabelle in *Zur Orientierung* zeigt sehr global den Standpunkt dreier Wissenschaften zum Thema Schmerz. Es wird gezeigt, daß Yoga einen entgegengesetzten Standpunkt einnimmt, also Schmerz als aktives Instrument benutzt. Diskutieren Sie zum Thema Schmerz folgende Fragen:

   - Wann ist für Sie jemand gesund?
   - Ist der gesunde Mensch völlig schmerzfrei? Hat er gelernt, mit Schmerzen zu leben?
   - Wann ist jemand krank? Ist man krank, wenn der Arzt einen krankschreibt? Oder der Psychologe Störungen feststellt?
   - Muß man unbedingt selbst Schmerzen haben, um die Erfahrung von Schmerz zu kennen?
   - Lernt man die Kategorie Schmerz durch die Beobachtung der Schmerzen anderer kennen?
   - Ist Schmerz die Ursache einer Anzahl unserer Reflexe? Welche könnten durch Schmerz hervorgerufen sein? Schützen wir uns instinktiv vor Schmerz?
   - Wie erkennen wir Schmerz – ist er eine Angelegenheit des Körpers oder des Kopfes, wird er durch Reflexe oder Reflexion erfahren?

2. Yoga-Konzentrationstraining richtet sich auf die schmerzempfindlichen Stellen des Körpers. Ziel ist es, die Fähigkeit zu erwerben, Lebenssituationen instinktiv zu vermeiden, die schmerz- und damit krankheitsfördernd sind.

   - Verstehen Sie unter Gesundheitserziehung Vorbeugung (Prävention) vor Krankheit, Vorsorge gegen Schmerz? Könnte es daher notwendig sein, sich zu trainieren, die Schmerz-Signale wahrzunehmen? Welche Signale können Sie sich bei jeder der folgenden Zustandswahrnehmungen vorstellen?
     Umwelteinfluß – allgemeine Lebenssituation – Streß – Unwohlsein – Grippe – Magenschmerzen – Krankheit.

3. Manche Menschen verstehen heute Vorbeugung im Sinne einer TÜV-Überprüfung ihres Kfz. In regelmäßigen Abständen lassen sie sich vom Internisten, Zahnarzt usw. untersuchen. Sie gehen zur Grippe-Impfung, sobald die Temperatur im Herbst sinkt, machen beim ersten Anzeichen von Übergewicht eine Fastenkur usw. Man ist heute zweifellos sehr gesundheitsbewußt.

   - Ist man auch schmerzbewußter geworden?
   - Glauben Sie, daß man Entwicklungen und Anzeichen, die später zu Schmerz führen, bereits frühzeitig erkennen kann?
   - Welche Merkmale könnte es geben?

## 3.1 Körperlicher Schmerz und Schmerz als philosophische Kategorie

Wenn wir Schmerzen in unserem Körper subjektiv wahrnehmen, so haben diese ihre Korrespondenz in einem vitalen Schutzreflex.

Dieser Reflex hat zwei Funktionen:

– Er sorgt dafür, daß die Entwicklung des Menschen und die Erhaltung seines Lebens nicht durch falsche Handlungen gestört oder behindert werden (Erhaltung des Individuums und der Art).

– Er übernimmt die Aufgabe, die Aufmerksamkeit des gesamten Organismus auf den jeweils bedrohten Brennpunkt zu lenken, um die Gefahr konzentriert abzuwenden.

In Yoga wird dieser vitale Schutzreflex auf seine individuellen und auch sozialen Wirkungen hin untersucht. Die Funktionen der Erhaltung des einzelnen und der Gruppe sowie der gelenkten Abwehr gelten ebenso für den Reflex **Mitleid** wie für den Reflex **Schmerz**.

**Beispiel**

Eine Fernsehreportage stellt die traurige Geschichte eines Kindes dar, dessen Leben durch den Fehler eines Narkose-Arztes bei einer Mandeloperation zerstört wurde. Das Kind ist körperlich und geistig stark behindert. Um ihr Kind zu pflegen, müssen sich die Eltern seit 10 Jahren in jeder Beziehung einschränken, da das Kind nicht allein gelassen werden kann. Fast am Ende ihrer Kraft erhielten sie auf die Sendung hin tausende von Zuschriften und Hilfsangeboten. Die Aufmerksamkeit des gesamten sozialen Organismus wurde für einen kurzen Augenblick auf diesen Brennpunkt des Leidens gelenkt.

Die Reaktion auf den einen anderen treffenden Schmerz (= Mitleid) drückt sich in Anteilnahme oder konkreter Hilfe (Spendenaktion usw.) aus. Der Schutzreflex auf das Einzelschicksal des Kindes ist möglicherweise stärker als die Reaktion auf die grausige Bilanz eines Flugzeugunglücks mit hunderten von Toten oder auf die Folgen einer kriegerischen Auseinandersetzung.

Der körperliche Schmerz wird ähnlich wahrgenommen, der Beobachter sitzt jedoch näher: Von der Ebene des Bewußtseins her nehmen wir den Schmerz wahr und versuchen zu deuten, wo er im Körper lokalisiert ist und welche Ursache er haben mag. Je nach Intensität des Schmerzes greifen wir vielleicht zu schmerzstillenden Tabletten, legen uns zur Ruhe oder rufen den Notarzt, wenn Eigenhilfe nicht ausreicht.

### 3.1.1 Physiologische Definition von Schmerz

Schmerz wird sehr unterschiedlich empfunden, er ist abhängig von der Person und kann mit allen Zwischenstadien äußerlicher und innerkörperlicher Herkunft behaftet sein. Schmerz ist mit einem bestimmten Sinnesorgan verbunden, den sog. **Schmerzfasern,** die in fast allen Körpergeweben vorhanden sind. Es gibt zwei Nervenfasersysteme, die die Schmerzimpulse zum Zentralnervensystem leiten:

a) A$\delta$-Fasern; Leitungsgeschwindigkeit = 12 bis 30 m/sec
b) C-Fasern; Leitungsgeschwindigkeit = 0,5 bis 2 m/sec.

„Helle", scharfe, gut lokalisierte Empfindungen werden auf den A-Faserleitungen gemeldet. Etwa nachfolgender, dumpfer, bohrender Schmerz bzw. unangenehme Gefühle sind auf die Aktivität der C-Fasern zurückzuführen. Man unterscheidet zwischen tiefem Eingeweideschmerz und Schmerzen, die von der Peripherie (Muskeln, Haut usw.) gemeldet werden. Man vermutet, daß Schmerzreize eine chemische Substanz, Kinin, freisetzen, die die Nervenenden erregt. Im Augenblick des Schmerzes sind den meisten Menschen diese physiologischen Voraussetzungen und die Ursachen natürlich nicht bewußt. Eindeutig bei dieser Sinneswahrnehmung ist aber, daß Schmerz von jedem als **unangenehm** empfunden wird.

Doch können wir auch im Falle des Schmerzes eine Unterscheidung nach dem reflexiven bewußten Aspekt der Schmerzwahrnehmung und dem reflektorisch unbewußten Aspekt vornehmen.

Schmerzempfindungen (z.B. durch chemische, thermische, mechanische Reize hervorgerufen) werden auf Schmerzfasern der großen Nervenzellgruppe (Thalamus) des Zwischenhirns zugeleitet. Von dort werden sie zur hinteren Zentralwindung der Hirnrinde geschaltet. Wahrscheinlich können Schmerzreize auch ohne Mitwirkung der Hirnrinde wahrgenommen werden. Die Rindenwahrnehmungsfelder haben mit der Sichtung und der sinnvollen Interpretation des Schmerzes zu tun, die Wahrnehmung allein jedoch bedarf nicht unbedingt der Hirnrinde. Man unterscheidet daher zwischen einem

a) reflektorisch undifferenziert und unbewußt ablaufenden Anteil (vgl. 1)

b) und einer reflexiv differenziert und bewußten Deutung des Schmerzes (vgl. 2).

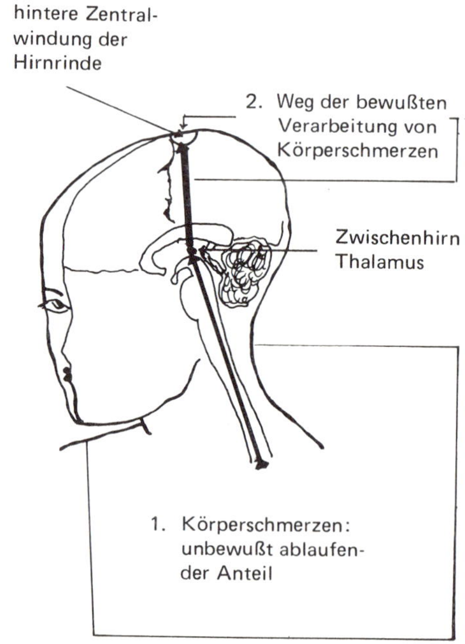


Es handelt sich dabei um zwei verschiedene Aspekte der Verarbeitung der Schmerznachricht.

**Zusammenfassung: Schmerz**

1. Schmerz gehört wegen seiner Eindeutigkeit zur höchsten Kategorie der Sinneswahrnehmungen. Schmerz ist immer unangenehm.

2. Die Eindeutigkeit bezieht sich jedoch auf die Nachricht als solche, nicht auf ihre Ursache. Diese Nachricht kann reflektorisch unbewußt wahrgenommen werden, ihre Ursache braucht dabei nicht bewußt zu sein. (Es schmerzt mich. Ich weiß aber nicht warum.)
3. Die reflektorisch unbewußte Verarbeitung der Schmerznachricht kann allerdings in einem weiteren Schritt zur Erhellung der Ursache übergehen. Dies wird durch die bewußte Reflexion über den erfahrenen Schmerz geleistet. (Ich kenne dann die Ursache genau.)

### 3.1.2 Schmerz aus der Sicht der Yoga-Philosophie

Die Schmerz-Sinnesorgane melden die Schmerzsignale jeweils dann, wenn eine bestimmte Schwelle erreicht ist. Diese Schwelle kann subjektiv herauf- oder heruntergesetzt werden. Der persönliche Wille und die – vielleicht durch Erziehung – vorhandene Einstellung zum Schmerz kann die Wahrnehmung differenzieren (z.B. man ist darauf vorbereitet, weniger Schmerz zu spüren als tatsächlich vorhanden ist). Die philosophischen Schulen des Abendlandes haben verschiedene Haltungen zum Schmerz entwickelt. Während die Epikuräer den Schmerz nach Möglichkeit vermieden und die Schmerzschwelle niedrig zu halten versuchten, trainierten die Stoiker, den Schmerz überhaupt nicht wahrzunehmen, die Schmerzschwelle möglichst hoch zu halten. In Indien dagegen beobachteten die Yogis die Wirkweise der Schmerz-Sinnesorgane an Verwundeten auf dem Kriegsschauplatz und stellten fest, daß im Bereich einer Wunde der Körper die Schmerzschwelle heruntersetzt und sich die gesamte Wahrnehmung des Körpers auf diese Stelle konzentriert. Fast jeder weiß, daß Zahnschmerzen diesen Brennpunkteffekt haben – die gesamte Wahrnehmung ist auf die winzige Schmerzstelle konzentriert und gegenüber anderen Empfindungen erheblich blockiert. Diesen physiologischen Mechanismus benutzen Yogis zum Zwecke der Konzentrationsschulung. Die Reaktion des Körpers auf Schmerz ist also Konzentration auf die betroffene Stelle. Der Vorgang läuft in der Regel unbewußt, nicht gesteuert, ab. Man kann diese Reaktion durch Yoga-Techniken trainieren und bewußt nachvollziehen. Der Körper ist übersät von Druck- und Schmerzpunkten. Es gibt 107 besonders empfindliche Schmerzstellen am Körper des Menschen (siehe Abbildung Seite 42).

Ein Training, das den Mechanismus des Körpers zur Konzentration auf schmerzende Stellen nachvollzieht und sich als Konzentrationspunkte die 107 vorhandenen und besonders empfindlichen Schmerzstellen am Körper des Menschen zunutze macht, ist aus folgenden Gründen geeignet, eine Verbesserung der persönlichen Lebensqualität herbeizuführen:

a) Das Mitgefühl (Mitleid) bedient sich derselben besonderen schmerzempfindlichen Stellen des eigenen Körpers wie der eigene Schmerz. Je sensibler diese Stellen werden, desto genauer können Sie die Gefühle anderer einschätzen und auf sie eingehen.

b) Es gibt unterschiedliche Reaktionen auf dieselbe Situation. Dem einen ist sie unangenehm und schmerzhaft, der andere empfindet das Gegenteil. Ein genaues Training könn-

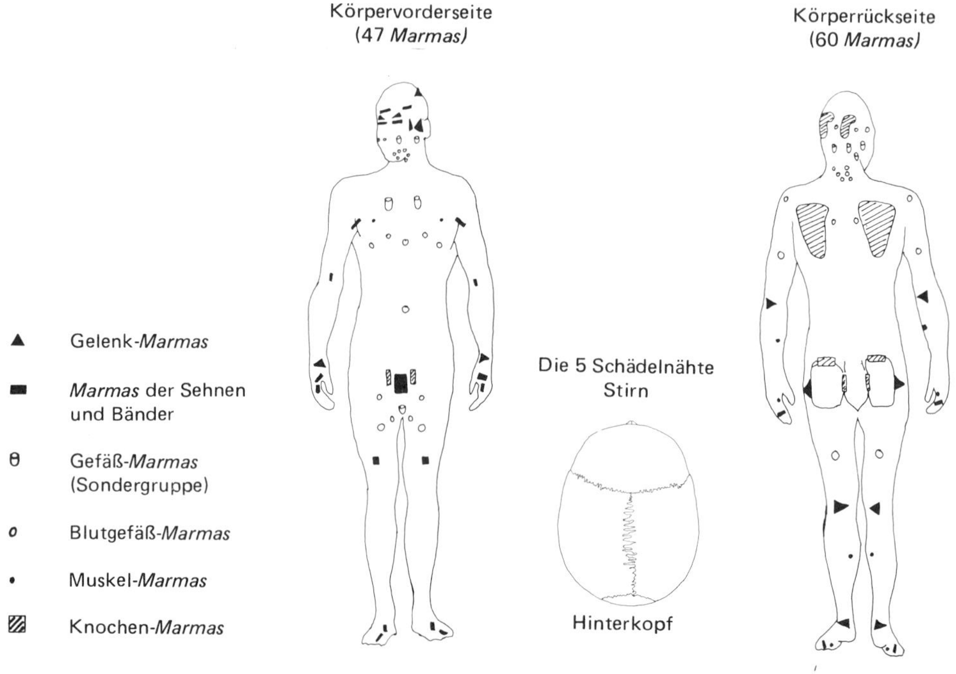


te zur objektiveren Einschätzung der Lage des anderen und zur Vermeidung gegenseitiger Überforderung beitragen.

c) Die präzise Einschätzung des empfundenen Schmerzes befreit von unbegründeter Angst und Selbstmitleid. Sie macht frei für die Entfaltung des Lebens nach den wirklichen Bedürfnissen.

d) Die Kehrseite der Schmerzempfindlichkeit ist die Freude. Sie wird einem z.B. dann zuteil, wenn durch erhöhte Feinfühligkeit in der zwischenmenschlichen Beziehung schmerzhafte Situationen, die nicht vermeidbar sind, gemeinsam gemeistert werden und vermeidbare Schmerzen nicht eintreten. Gleichzeitig ist damit eine größere Entfaltung des Lebens gewährleistet.

**Beispiele für die Ausnutzung physiologischer Wirkweisen**

1. Jedermann kennt die Bilder indischer Fakire, die über glühende Kohlen gehen, Gift und Glasscherben schlucken, sich mit scharfen Gegenständen verletzen usw. „Yogis" mit derartigen „Fähigkeiten" wurden wissenschaftlich untersucht. Man stellte starke Beeinflussungen von Kreislauf und Nervensystem fest. Da es sich in diesen Fällen jedoch um reines Showgeschäft handelt, ist diese brutale Ausnutzung physiologischer Wirkweisen des

Körpers grundsätzlich abzulehnen. Der Umgang mit Schmerz im Rahmen von Yoga, wie er uns seit PATAÑJALI bekannt ist, ist eine **philosophische** Tätigkeit.

2. In einigen Richtungen der modernen Psychosomatik* wird betont, daß das Eigentliche am Menschen sein Empfinden für Schmerz sei. Aus der Schmerzerfahrung heraus entsteht für jeden einzelnen Menschen das Erlebnis seiner Einmaligkeit, aus dem sein Leben seinen eigentlichen Sinn ableitet: Da-Sein zum Tode, in dem niemand einen anderen vertreten kann (vgl. M. BOSS, *Grundriß der Medizin und der Psychologie).*

   Die moderne Psychosomatik nützt die Wirkweisen der Schmerzerfahrung zum Zwecke der Klärung der **Sinnfrage des Lebens für einzelne Leidende.**

Schmerz *(Kleśa)* ist für Yoga die höchste philosophische Kategorie. Mit ihrer Hilfe lernt der Yogi, Ordnung in sein Nachdenken über sich selbst (Reflexion) zu bringen. Die individuelle Schmerzerfahrung kann seine Welt in verschiedenen Formen für ihn erscheinen lassen. Diese Erscheinungsformen sind Behinderungen seiner Sicht der Wirklichkeit und damit auch seines bewußten Reflexionsvermögens. Die Yoga-Tradition nennt diese Behinderungen des Reflexionsvermögens:

1. **Unwissenheit:** Hat man z.B. Angst vor dem Schmerz, den ein Gegenstand oder eine Situation hervorrufen könnte, dann sieht man nicht genau hin, begibt sich nicht in die Situation. Was man hineininterpretiert, beruht nicht auf wirklichem Wissen.
2. **Egoismus:** Durch Überbetonung des Schutzreflexes kann man Schmerz vorwegnehmen, sich selbst mit einer Schutzmauer umgeben, unnahbar werden.
3. **Zwietracht:** Aus dem Egoismus (Unnahbarkeit) muß zwangsläufig Streit und Zwietracht als Verteidigungsmechanismus entstehen.
4. **Drang nach dem Leben:** Durch die Mauer, die man um sich selbst errichtet hat, reduziert man die lebensspendenden Einflüsse auf die eigene Person auf ein Minimum. Die Welt ist dann klein. Da man sie aber so nicht haben will, wird man ständig von Wünschen geplagt, die man nicht befriedigen kann.
5. **Die Wallung:** Unbefriedigte Wünsche können den Menschen permanent in Wallung und Nervosität versetzen.

### 3.1.3 Schmerz und interpersonale Begegnung

Der folgende Abschnitt behandelt einen zunächst schwierig zu verstehenden Grenzbereich im Denken des Menschen; er zeigt einen geistig-philosophischen Raum auf, dessen Bewußtwerdung in Verbindung mit der Kategorie „Schmerz" hier angedeutet wird. Irgendwann hat jeder einmal über sich nachgedacht – vielleicht sind es verschwommene Erinnerungen aus Jahren, in denen man mehr Zeit hatte, über die Diskrepanz zwischen Ich und Welt usw. nachzudenken.

---

* Vgl. Fußnote S. 33

Die vorangegangene Darlegung der Welt des Menschen im Schmerz zeigt diese lediglich von ihrer negativen Seite. Der Schutzreflex (,,Mauer") hat auch eine positive Seite. Sie ist durch das Wort ,,Grenze" gekennzeichnet. Wie eine Zellmembran transparent oder durchlässig für lebenswichtige Stoffe sein muß und doch Schädlinge vom Inneren des Zelleibes fernhält, so ist es auch mit der Welt des Menschen.

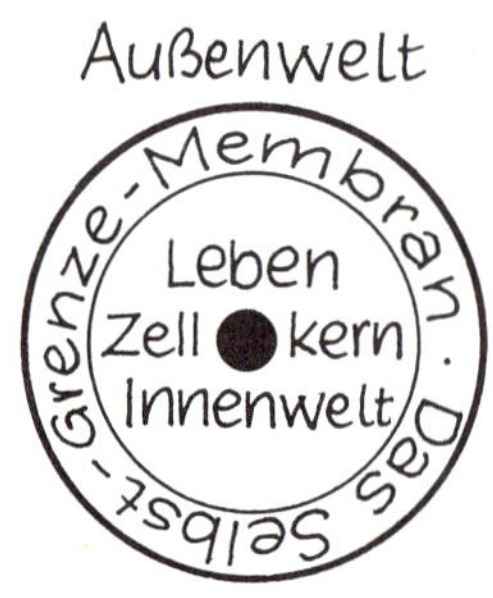


Wenn man sich eine Grenze zwischen zwei Staaten als eine Linie vorstellt, so gehört sie rein rechnerisch niemandem. Sie ist ein Niemandsland, und doch ist man, wenn man sich auf ihr befindet, sowohl hier als auch dort. Wenn man dieses Bild auf die Situation des Menschen überträgt, könnte man sagen, daß jeder Mensch die Grenze seiner eigenen Welt ist, die Grenze für alles, was er wahrnimmt und tut. Er steht außerhalb der raum-zeitlichen Ausdehnung dieser Welt, er erhebt sich vom Strom seines eigenen Lebens, seiner Existenz. Wenn er darüber nachdenkt, begibt er sich in diese Position der Grenze. Von hier aus kann er über seine Handlungen reflektieren; er kann sagen, daß er es war, der vor einem Jahr dies und jenes getan hat oder in diesem Jahr dieses oder jenes tun wird. Mit seinen ,,sprachlichen Fähigkeiten" kann er diese Handlungen und Zustände analysieren, ,,über der Zeit" stehen und den Bogen von der Vergangenheit bis in die Zukunft spannen. Wenn er also die Grenze seiner aus Raum und Zeit bestehenden Welt ist, kann er folgerichtig von sich sagen, daß er ist, war und sein wird, wie er auch das Gegenteil behaupten kann. Dann kann man auch von sich sagen: Man ist und ist nicht, man bewegt sich und bewegt sich doch nicht, man ist nah und doch fern zugleich, mit sich selbst eins und doch von sich selbst verschieden. Alle denkbaren Widersprüche kann der Mensch von sich behaupten, wenn er sich als Einheit von Körper und Kopf akzeptiert. Sein Körper ist nicht ein Ding, das fortläuft, während sein Kopf stillsteht oder umgekehrt. Wenn sich im Rahmen dieser gedanklichen Standortbestimmung zwei Menschen begegnen, dann verschmelzen zwei Grenzen zweier Welten miteinander. Da diese Begegnung nicht in Raum und Zeit und doch in Raum und Zeit stattfindet, ist sie von einer anderen Kategorie als die der seienden Dinge.

Es ist begreiflich, daß in zwischenmenschlichen Beziehungen niemand gern hört, daß er oder sie aus ganz handfesten materiellen, weltlichen Interessen zum Lebenspartner gewählt wurde. Doch auf der Ebene nonverbaler Kommunikation teilen Menschen einander das gleiche (schmerzverursachend und schmerzerfahrend) ohne Worte in unzähligen Situationen und Handlungen mit. Die Beschäftigung mit der Kategorie Schmerz in Yoga hat von daher gesehen eine Tragweite, die über das hinausgeht, was in der Medizin und in der Psychologie bewältigt werden kann.

**Beispiel**

**Direkte und indirekte Schmerzerfahrung durch Partner**

Ein Motiv, das häufig in Literatur, Film und Theater vorkommt, ist die Alltagssituation von manchen Ehepartnern, die unter bestimmten Bedingungen leben: Herr X und Frau Y heiraten, weil sie sich persönlich und beruflich gut ergänzen. Er möchte keine Kinder und sie will kein ,,dummes Hausmütterchen" sein. Beide arbeiten, verdienen gut und es ,,funktioniert" alles, bis eines Tages einer oder beide Beziehungen zu einem anderen Partner mit neuen Eigenschaften aufnehmen. Man verliebt sich, die neuen anderen bringen romantische Gefühle oder mehr Ansehen und Geld – ein erfreulicher Gegensatz zur Routine der bisherigen Ehe. Wenn es eine verletzte Seite gibt, wird sie vielleicht die Untreue des anderen beklagen. Und der Schuldige wird sich rechtfertigen und sagen, jetzt erst erfahre man, was es heißt, wirklich zu leben. Bisher sei man dem Geld nachgelaufen, habe ständig Leistungen erbringen müssen und im Streß gelebt. Die neue Bindung kann von kurzer Dauer sein, und „auf der Bühne" bleiben verbitterte und isolierte Individuen zurück.

Dieses Motiv der Schmerzerfahrung durch Partner ist ein häufig vorhandenes und dargestelltes Phänomen, das hier zum Nachdenken anregen soll. Im folgenden einige Merkmale, die in Partnerbeziehungen oder auch in Beziehungen zur Gesellschaft zu „Schmerzen" führen können:

- Der Ehepartner wird aus „Vernunftgründen" gewählt – man heiratet, weil es „praktisch" ist, weil man jemanden für das Geschäft braucht usw.
- Nicht die Begegnung mit dem anderen scheint im Vordergrund zu stehen, sondern das Hauptinteresse in der Beziehung richtet sich auf das „Weiterkommen nach der eigenen Vorstellung".
- Die fehlerhafte Einstellung zum Leben kann darin liegen, daß der eine sich dem anderen nicht voll öffnet und nur an den in seinen eigenen Vorstellungen verhafteten Leitbildern der „persönlichen Entwicklung" festhält.

**Aufgabe**

Suchen Sie weitere Beispiele für „Schmerzen", die sich in Beziehungen zwischen Freunden, Ehepartnern, gesellschaftlichen Gruppen usw. entwickeln können.

Vielleicht liegt der Fehler im Ansatz, mit dem man an das Leben herangeht. Die Öffnung zum anderen kann nie voll gegeben sein, solange man nur an seine eigene persönliche Entwicklung und sein eigenes Weiterkommen denkt.

## 3.2 Empfindung (Vedana)

Ausgangspunkt der in diesem Lehrwerk vermittelten Konzentrationsschulung ist die Analyse der eigenen Empfindungen. In der Umgangssprache wird Empfindung auch mit dem Begriff Gefühl verwendet.

Die BROCKHAUS-Enzyklopädie definiert folgendermaßen:

> In der Psychologie ist Empfindung der einfachste, nicht weiter zerlegbare Inhalt, der die Wahrnehmungswelt aufbauen hilft, zum Beispiel blau, süß, warm. Empfindungen kommen nie isoliert vor, sie ergeben sich aus einem Zusammenspiel beteiligter Reize. Man unterscheidet je nach dem aufnehmenden Organ Gesichts-, Gehör-, Geruchs-, Geschmacks-, Tast-, ferner auch Schmerz-, Druck-, Wärme-, Bewegungs-, Organ-, Allgemein-Empfindungen. Letztere gehen ohne scharfe Grenze in die Gefühls- und Stimmungszuständigkeit über.

Für Yoga ist jede intuitive Erfassung einer Situation als Empfindung anzusehen. Intuitiv erfassen heißt, unmittelbar ganzheitlich mit den Sinnen wahrnehmen – im Gegensatz zum Beobachten von Einzelteilen oder Erkennen des Wesens eines Gegenstands in einem Akt ohne Reflexion durch Eingebung. Empfindungen sind Bestandteil sowohl der bewußten als auch der unbewußten Gestaltung der eigenen Welt. In ihnen sind unsere Ahnungen, Ängste und Freuden zuhause. In ihnen nehmen wir Schmerzzustände vorweg (z.B. Angst, Furcht) oder hängen wir erlebten Schmerzzuständen nach (z.B. Depressionen). Empfindungen können von der Gegenwart in die Zukunft bzw. in die Vergangenheit gerichtet sein. Für Yoga kann man definieren:

Empfindung ist die Struktur der von uns erlebten Welt, geordnet nach den Kategorien „Schmerz"- oder „Nichtschmerz"-vermittelnde Erfahrungen.

**Beispiel**

Herr X berichtet im Freundeskreis von seiner letzten Urlaubsreise. Seine Erzählung beruht auf einer intuitiven, sehr subjektiven Erfassung einer Reihe von Situationen, die er nach seiner eigenen Empfindung, d.h. nach den schmerz- oder freudebringenden Begebenheiten seiner Erlebniswelt geordnet hat. Er zeigt Dias und weiht seine Gäste in die Szenerie seiner Erlebniswelt ein. Er berichtet von einer Erfahrung, die jeder machen kann, der mit einem Flugzeug fliegt. Mit dem Aufsteigen oder Landen der Maschine verbinden sich eine Reihe von körperlichen Empfindungen: Die Blutgefäße scheinen sich zu verengen. Man sieht kaum noch die sonst dick hervortretenden Venen der eigenen Hand, und das Herz selbst scheint sich im Brustkorb unter Druck zu fühlen. Unter dem Eindruck von Abschied und Erledigung der Ein- bzw. der Ausreiseformalitäten, „Reisefieber" usw. sei es schwer zu unterscheiden, meint Herr X, ob alle diese körperlichen Erscheinungen psychisch bedingt oder rein körperlich durch die künstliche Veränderung des Luftdrucks im Flugzeug usw. erzeugt werden.

Beachten Sie, daß die Empfindungen, die Herr X schildert, bereits einige Monate zurückliegen. Während seiner Erzählung waren sie ganz gegenwärtig. Er holte sie aus den Tiefen des Gedächtnisses hervor, dort, wo Empfindungen registriert, kategorisiert und gespeichert werden.

Für Yoga bedeutet Präzisierung von Empfindungen eine wichtige Technik, wobei Sprache durchaus nicht das Mittel sein muß, um Empfindungen zu identifizieren. Um dem Phänomen des menschlichen Daseins näherzukommen, kann es durchaus von Vorteil sein, den Boden der klaren Sprache zu verlassen, um den Boden der klaren Empfindung zu betreten. Das Lernziel lautet: **Wissen, daß es Empfindungen gibt. Die Fähigkeit erwerben, klarer zu empfinden.**

### 3.2.1 Empfindung – Gruppe – Täuschung

Wenn wir Empfindung in den vorher beschriebenen Grenzbereich stellen, dann ist sie ebenso wie das Niemandsland unteilbar und daher auch nicht mitteilbar im Sinne der Zeichen der menschlichen Sprache.

Begriffe wie Mitleid, Sympathie, Antipathie, Abneigung, Zuneigung bezeichnen spezielle Formen von schmerzlichen oder nichtschmerzlichen Begegnungen, also Empfindungen oder umgangssprachlich Gefühle. Sie sind der Versuch, den Ursprung der mit diesen Begriffsinhalten verbundenen Stimmungen sozusagen verbal einzukreisen. Unsere Empfindungen sind jedoch nicht frei von Täuschungen, die auch das Ergebnis der zwischenmenschlichen Kommunikation sein können. In der Sozialpsychologie demonstriert man diese Tatsache folgendermaßen:

**Beispiel**

Eine mit Wasser gefüllte Flasche wird vor einer Gruppe auf dem Pult des Gruppenleiters ausgeleert. Der Leiter sagt, der Inhalt der Flasche sei ein bekanntes Parfüm. Festgestellt hat man bei diesem Versuch mit ahnungslosen Neulingen jedesmal, daß der Geruch von der Gruppe tatsächlich wahrgenommen wird. Eigentümlicherweise breitet sich die Geruchsempfindung unter den Teilnehmern am Experiment in der gleichen Weise aus, wie sich auch ein tatsächlicher Geruch verteilen würde. Viele der in der Nähe des Versuchsleiters sitzenden Teilnehmer nehmen den Geruch ziemlich bald wahr, von den weiter entfernt Sitzenden bemerken erst nach einiger Zeit einige die vermeintliche Duftwolke. Auch die keine Reaktion zeigenden Teilnehmer, also die, die schweigen, tragen zur Aussage bei. Denn alle verhalten sich genauso, wie wenn mit einem tatsächlichen Geruch experimentiert würde.

Offensichtlich handelt es sich bei der in dem Beispiel beschriebenen Situation um eine Sinnestäuschung, d.h. um eine für die meisten spürbare Empfindung, die trotz der äußeren Unwirklichkeit als real registriert wurde. Was hat also stattgefunden, und wie ist das Verhalten der Gruppe (Sprechende und Schweigende) zu bewerten? Was hat schließlich dieses Experiment mit Yoga, der hier angestrebten Konzentrationstechnik und schließlich mit dem Training von Empfindungen zu tun?

Der klassische Yoga hat die Fehlerquellen der Wahrnehmung innerhalb des Individuums und zwischen den Individuen gründlich untersucht. Die im Einzelmenschen oder im zwischenmenschlichen Raum liegenden Fehlermöglichkeiten können zu falschen oder fehlgeleiteten Eindrücken, Reaktionen und Reflexen führen. Das versucht man in Yoga durch Sensibilitätstraining zu vermeiden.

- Der Übende trainiert, bei einander widersprechenden Bedürfnissen seine Handlungen zu gestalten. Er akzeptiert z.B. die gleichstarken Impulse „hinaus ins Freie zu fahren" und „zuhause zu bleiben und notwendige Briefe zu schreiben".
- Er lernt, Schmerz als Signal des Ungleichgewichts der Bedürfnisse zu akzeptieren und als Mittel der Selbsterfahrung und Selbststeuerung einzusetzen.
- Er lernt, eigene und fremde Bedürfnisse in ihren Auswirkungen auf sein Handeln zu unterscheiden und sie anhand der Wirklichkeit zu beurteilen.

**Beispiel:**

Herr Y (1,75 m / 27 J) hat Übergewicht (107 kg). Er leidet unter Bluthochdruck (140/100 mm/hg). Sein Arzt rät ihm zu einer Fastenkur mit Nulldiät stationär für die Dauer von 5 Wochen. Herr Y ißt jedoch gern und viel und konsumiert zunehmend mehr Alkohol. Er ist besorgt um seinen körperlichen und seelischen Zustand. Seine Freunde halten ihn jedoch für stabil und leistungsfähig. Seine Ehefrau leidet unter seinem Äußeren, seinem Phlegma, seiner Unmäßigkeit im Essen und Trinken. An seinem Arbeitsplatz legt man Wert auf seine Meinung.

| **Wünsche des Herrn Y** | **Wünsche der Ehefrau** | **Wünsche aus dem Arbeitsmilieu** |
|---|---|---|
| — Auch ich möchte mich unausgeglichen verhalten dürfen, wie andere Menschen weinen, lachen, mich betrinken, gutes Essen zu mir nehmen dürfen.<br>— Ich will nicht, daß so auf meine Figur geachtet wird, vor allem will ich nicht „Rollmops", „Dickerchen" oder „Vielfraß" genannt werden.<br>— Ich wünschte, daß meine Frau meine Angewohnheiten nicht so negativ sehen würde.<br>— Ich will so akzeptiert werden, wie ich bin. | — Wenn er doch mehr Willen hätte und auf seine Figur achten würde.<br>— Ich möchte einen Mann, der normal ist, den man vorzeigen kann.<br>— Ich will einen Mann, der mir körperlich angenehm ist, der elastisch und sportlich ist.<br>— Ich möchte, daß meine Bekannten mich nicht mehr wegen der häufigen Rauschzustände meines Mannes bedauern. | — Sei der ruhige, behäbige und sichere Mensch, der unsere Hektik bremst.<br>— Wir sind auf deinen Gleichmut, deine Ausgeglichenheit angewiesen.<br>— Du mußt abnehmen, denn dein Körpergewicht zeugt von innerer Unausgeglichenheit.<br>— Wenn du ein bißchen Bier getrunken hast, bist du gemütlich.<br>— Wenn du zuviel trinkst, ist deine Meinung diffus. Du mußt deinen Konsum einschränken. |

**Herr Y kann z.B. folgende konkrete Erfahrungen machen**

| | | | | | | |
|---|---|---|---|---|---|---|
| Das Herz-*Marma* meldet sich als Treffpunkt des Konflikts. Es signalisiert Alarm = Kummer, Schmerz/Bluthochdruck | → | Er muß sich an einen anderen Menschen wenden, der ihm hilft, den Kummer und den Schmerz zu bewältigen. | → | Allein die Tatsache, daß ein anderer Mensch ihn samt seinem Konflikt akzeptiert, verschafft ihm Erleichterung. | → | Die mit diesem Menschen durchgeführten Yoga-Partner-Übungen haben eine schmerzfreie, beschwingte Qualität. Das Herz-*Marma* deutet Erleichterung an. Der Hochdruck läßt langsam nach. |

Ein Training zum Erkennen der Wünsche und deren Steuerung kann Fehler und hilfloses Ausgeliefertsein verhindern helfen. Besonders in der heutigen Gesellschaft ist der nicht vorbereitete Mensch bereits in der Alltagssituation mit ihren unüberschaubaren Gruppenprozessen gefährdet. Die Fülle sich gegenseitig kreuzender Abläufe von zwischenmenschlichen Beziehungen können — ohne daß wir uns dessen bewußt sind — schmerzhafte Wahrnehmungen und Zustände vermitteln und zu fehlerhaften Reaktionen führen.

## Yoga und Streß

Faktoren, die eine innerkörperliche Reaktion auslösen können, sind z.B. im Hinblick auf Streß unüberschaubar geworden. Man bündelt die Faktoren: So spricht man von streßerzeugenden Faktoren im modernen Verkehr, vom Daueralarmzustand, unter dem sich der

Mensch in der Informationsüberflutung der heutigen Umweltsituation befindet, man spricht vom Berufs-, Familienstreß, Dichtestreß usw.

Für den Urmenschen hatte der Streß eine klare Funktion als Schutz- und Kampfreflex. Er versetzte ihn in innere Alarmbereitschaft. Für den modernen Menschen hat der Streß diese Funktion verloren. Wir befinden uns in einem permanenten Alarmzustand, wissen eigentlich nicht, warum und hören besonders in den letzten Jahren, daß diese Daueralarmbereitschaft lebensverkürzend wirkt. Die „Streßforschung" steht noch am Anfang.

Es ist kaum möglich, den im Einzelfall ausschlaggebenden Faktor für das körperliche Streßsymptom herauszufinden. Wenn wir jedoch unsere Empfindungen im Sinne von Yoga als Muster von einzelnen Schmerz- oder Nicht-Schmerz-Signalen genauer beobachten lernen, können wir eher mit dem komplexen Phänomen Streß fertig werden.

In der Yoga-Konzentrationsschulung wird sowohl dem bewußten als auch dem unbewußten Teil der Empfindungen Rechnung getragen, d.h. daß auch der bewußten und unbewußten Schmerzerfahrung nachgegangen wird. Es sei hier noch einmal deutlich gesagt, daß der Begriff Schmerz sämtliche Stadien von einer Verletzung (körperlich) bis zum „Liebeskummer" (seelisch) oder „Ausgeliefertsein an Wünsche" umfaßt, also auch unangenehme Empfindungen, ausgelöst durch Zusammensein mit Menschen, Lärm usw. Körperliche und seelische Schmerzen können fließend ineinander übergehen.

## 3.3 Konzentration und Meditation

Am Thema Konzentration und Meditation entzündet sich heute der Dialog zwischen östlicher und westlicher Psychologie. Das Objekt ihrer Diskussion ist der moderne Mensch mit seinen Streßzuständen. Die Erfolge von Autogenem Training, Zen, Yoga, Eutonie, Transzendentaler Meditation, Atemtherapie werden hoch bewertet. Diese Techniken werden häufig im gleichen Atemzug genannt. Das hängt damit zusammen, daß seit einigen Jahren die gleichen Effekte im Bereich der Hirnstrom- oder EEG-Messungen in diesen sonst unterschiedlichen Disziplinen bei der Entspannung festgestellt werden.

Bei seelisch und körperlich gesunden, nicht jedoch bei unter Stoffwechselstörungen leidenden Menschen hat man bei allen diesen Trainingsmethoden festgestellt, daß der Zustand der Entspannung dem des Schlafes ähnelt. Die Kurven des EEG zeigen zusätzlich, daß die Reaktionen auf Außenweltreize blockiert werden. Manche der Versuchspersonen zeigten sogar das Phänomen der Überwachheit: Bereits sehr geringfügige Veränderungen in den Außenweltreizen wurden trotz des registrierten Zustands der Entspannung von den Versuchspersonen wahrgenommen. Aus dem MENNINGER-Institut für Psychiatrie ist bekannt, daß der Yogi SWAMI RAMA die Fähigkeit hatte, im tiefschlafähnlichen Zustand (durch EEG gemessen) Außenweltreize wahrzunehmen, die die Beobachter des Versuchs nicht registriert hatten.

Angesichts der spektakulären Meldungen der gemessenen Effekte verspricht man sich sehr viel von derartigen Methoden der Gesundheitspflege.

**Negativbeispiel: Kranker Yoga-Lehrer**

Niemand spricht von Ärzten und Psychotherapeuten, die selbst Autogenes Training lehrten und am Herzinfarkt starben. Auch hört man nichts von Yogis, die angeblich übernatürliche Kräfte besaßen und dem Krebs zum Opfer fielen. Eine Atemtherapeutin mit Magengeschwür und ein Eutoniespezialist mit Krampfadern ist gleichfalls nicht gut vorstellbar. Es gibt diese Fälle jedoch. Konnten sie von ihren Lehren nicht für sich selbst profitieren?

Über das Ziel von Konzentration und Meditation herrscht noch mehr Unklarheit als über die Ziele des Autogenen Trainings, der Eutonie und der Atemtherapie. Erfolgs- und Mißerfolgserlebnisse, Verwechslungen der Zielsetzung führen bei Konzentration und Meditation zu einer Reihe von ungeklärten Fragen und zu einer kontroversen Diskussion.

**Erfolgsbeispiel: Olympiade 1976 in Montreal**

Deutscher Kleinkaliberschütze gewinnt Goldmedaille. Er erreicht von 600 möglichen Ringen 599 – eine ungewöhnliche Konzentrationsleistung. Der Gewinner betreibt Autogenes Training.

**Mißerfolgsbeispiel: Ein Musiker der Spitzenklasse**

Ein Musiker der Spitzenklasse übt seit mindestens einem Jahrzehnt täglich Yoga. Nicht deswegen gehen die Musikkritiker mit ihm ins Gericht. Der Virtuose ist heute nicht mehr das, was er einmal war. Darüber ist er auch nicht traurig. Statt auf der Violine zu üben, stellt er sich neuerdings lieber auf den Kopf.

Im Falle des Olympia-Schützen ist Autogenes Training Mittel zum Zweck des besseren Zielens. Was ist jedoch Yoga für den weltberühmten Geiger? Zaubermittel, das das Üben auf der Violine ersetzen könnte oder neuer Lebensinhalt?

Wird nicht anhand solcher kontrastierender Beispiele die Notwendigkeit einer Begriffsklärung sichtbar?

### 3.3.1 Konzentration (Dhāraṇa)

Konzentration ist ein häufig gebrauchter Begriff in der Sprache der Wissenschaften (Physik, Chemie, Wirtschaft usw.) sowie auch der Umgangssprache (kann sich gut/schlecht konzentrieren usw.). Für Yoga bietet sich folgende **Definition** an:

> Konzentration ist eine meist willkürliche, aber auch unwillkürliche, interessenbedingte Zusammenfassung der Aufmerksamkeit auf einen Brennpunkt. Der Brennpunkt ist jeweils eine besonders schmerzempfindliche Stelle. Yoga trainiert die Fähigkeit, Konzentration auf bewußte und unbewußte Geist-Körper-Vorgänge zu lenken und Verbindungen zwischen den Reaktionen herzustellen.

Im Begriff Konzentration sind nach dieser Definition zwei **reflexive*** Tätigkeiten des Menschen bezeichnet:

a) die philosophisch bewußte Reflexion* = gedanklicher Bereich,

---

* Vgl. Definition der Begriffe „Reflexion", „Reflex" auf Seite 55 und 56.

b) die unbewußte Reflexion – von der Medizin als Reflex* beschriebene nervliche Tätigkeit.

Philosophisch-geistige Reflexion bezieht sich auf logisch konstruierbare Erkenntnisse, auf „Erkenntnistheorie im luftleeren Raum des Denkens ohne Empfindungen, Gefühle und körperliche Prozesse", wie sie von einigen neuzeitlichen Philosophen (DESCARTES, RUSSELL usw.) vertreten wird. Reflexion, also Nachdenken, Nachempfinden, ist jedoch nicht nur eine Angelegenheit der Sprache und des Kopfes. In der Medizin spricht man von „reflektorischen Vorgängen" als der direkten Umschaltung einer Sinneserregung in eine funktionsauslösende Reaktion. Das Bewußtsein ist daran nicht beteiligt. Der „Reflex" hat sich vom Bewußtsein verselbständigt.

**Beispiel**

Jedermann kennt die Reaktion des Kniegelenks als Beispiel für einen reflektorischen Vorgang. Um diesen Reflex zu testen, klopft der Arzt mit einem Gummihammer auf eine Stelle unterhalb der Kniescheibe des frei beweglichen Beins, das der Patient über das andere kreuzt. Der Reflex, der erwartet wird, ist die unwillkürliche Zuckung auf den gezielten Schlag. Tritt der Effekt nicht auf, dann sind die Nerven in diesem Bereich gestört.

Bei diesem einfachen Beispiel handelt es sich um eine Antwort (Reflex) auf einen Reiz. Reize und deren Reflexe treten täglich in jeder Art, unter jeder Bedingung und in unterschiedlicher Intensität auf. Ein Extrembeispiel könnten die Streßreaktionen eines modernen Menschen sein, die das Endergebnis unzähliger nervlicher Prozesse darstellen, die nur noch grob klassifizierbar sind. Zwischen der Reaktion des Kniegelenks und dem Reaktionspaket eines Streßgeplagten klafft eine ganze Welt auseinander. Die Reaktionen auf Außenreize zeigen sich im Körper. Wo liegen die Ursachen? Der Begriff „Reflex" ist heute derart erweitert, daß er keine scharfen Konturen mehr besitzt.

### 3.3.2 Meditation (Dhyāna)

Der Begriff Meditation wird fast ausschließlich im religiösen Bereich verwendet.

**Beispiel**

In seinem Buch *Übungsbuch zur Meditation* schreibt der Oratiorianer Clemens TILMANN zum Thema Meditation:

Meditation ist ein Vorgang im Innersten unseres Inneren, bei dem wir gesammelt und ruhig in unserer Tiefe sind. Wer von ihr keinerlei Erfahrungen hätte, könnte nicht verstehen, was sie ist. Meditation liegt zu tief, als daß sie vom untersuchenden, analysierenden Verstand begriffen oder mit dem zielgerichteten Willen unmittelbar gemacht werden könnte. Man kann sich für sie bereiten, kommen muß sie selbst, ähnlich wie der Schlaf oder die Gewissensurteile. Aber haben wir nicht schon als Kinder meditiert, als wir im Spiel oder beim Hören eines Märchens ‚ganz versunken' waren? Meditation kann viele Gestalten und verschiedene Tiefen haben. Wesentlich ist, daß wir das aktive Denken und Tun loslassen und wach empfangend werden. Dann untersuchen wir z.B. nicht mehr ein Ding, ein Bild, einen Text, sondern diese werden aktiv und sagen uns etwas. Auf dem Wege dorthin helfen uns die Grundübung und die Übung ‚Ich bin hier'.

Das Wort Meditation hat seine Bedeutung gewandelt. Früher unterschied man im geistlichen Leben drei Stufen: Lesung *(lectio)*, Betrachtung *(meditatio)*, bei der man sich aktiv etwas vorstellt, es überlegt und verarbeitet, und Beschauung *(contemplatio)*, bei der der Mensch in tiefe, innerliche Ruhe und wache Empfänglichkeit kommt. Heute bezeichnet man, wohl unter fernöstlichem Einfluß, mit Meditation das anfangs Beschriebene.

Viele Menschen suchen heute die Meditation, weil sie merken, daß sie durch Lärm, Hast, Oberflächlichkeit und anderes ihre Tiefe und Mitte, ja ihr Eigentlichstes verloren haben oder verlieren und es nun wieder finden möchten, um wahrhaft Mensch sein zu können.

Meditation ist einfach und in gewisser Weise kinderleicht – jedes ungestörte Kind meditiert, etwa bis zum zehnten Lebensjahr. Andererseits fordert sie für alle, die sie wiederfinden und darin reifen wollen, einen langen Weg. Sie bedeutet ein tiefes Heilwerden und hat unermeßliche Wachstums- und Reifungsstufen bis ins hohe Alter. Sie ist ein Hauptweg, um zu Gott zu kommen und in Glaube und Liebe vollendet zu werden.

Für Yoga bietet sich folgende **Definition** des Begriffs Meditation an:

Den Zustand der „Entspannung" mit erhöhter Wahrnehmungsfähigkeit nennt man in Yoga *Dhyāna* (Meditation). Hier liegt der sehr wesentliche Unterschied zwischen Meditation und Konzentration. Meditation ist ein besonderer Zustand der Wahrnehmung, nicht der Tat. Er ist zu unterscheiden von dem anderen Zustand, der mit Aktivität, mit Tat zu tun hat, der *Dhāraṇa* (Konzentration).

Der Unterschied läßt sich folgendermaßen formulieren:

1. Meditation ist der Zustand, in dem die Tätigkeit der Reflexion nicht durch die Reflexe behindert ist.
2. Konzentration ist der Zustand, in dem die Tätigkeit der Reflexe durch die bewußte Reflexion nicht behindert wird.

Während der Meditation kann man sich durchaus einer Reihe von Tätigkeiten aktiv widmen, ohne die innere Wahrnehmung dadurch zu beeinflussen. Wirklich Verliebte z.B. können sich vollkommen den jeweiligen Geschäften des Alltags widmen. Doch ihr „Herz" kreist ständig um die Person ihrer Liebe. Die Meditation wird mit diesem Zustand verglichen.

Der Zustand der Konzentration verhält sich genau umgekehrt. Er kann willkürlich, aber auch unwillkürlich ablaufen. Man kann beim Autofahren z.B. an gänzlich andere Dinge denken, aber in sämtlichen auftretenden Situationen richtig reagieren.

**Beispiel**

Zwei Väter wollten jeweils ihren kleinen Töchtern das Radfahren beibringen. Der eine legte Wert auf „Konzentration". Seine kleine Tochter bekam genau die Funktion des Rades erklärt und was sie zu tun und nicht zu tun hatte. Der andere Vater ließ seine Tochter das Gefühl für die Funktion des Rades durch Spielen bekommen. Das erste Mädchen verkrampfte sich ständig, das zweite hatte schon in einer Stunde das freie Fahren gelernt. Während der erste Vater versuchte, die Wahrnehmung seiner Tochter kopflastig für die physikalischen Gesetze des Fahrrades zu interessieren, hatte der andere die Tatorgane seines Kindes in Einklang mit denselben Gesetzen aktiviert.

Meditation ist fehl am Platz, wo Konzentration verlangt ist. Gute Yoga-Lehrer erlauben ihren Schülern, sich erst dann in Meditation zu üben, wenn sie sich ausreichend in Konzentration geschult haben.

## 3.4 Der Umgang mit den Bausteinen der Yoga-Konzentrationstechnik

Die folgende Gliederung zeigt eine Übersicht der wichtigsten Elemente der Yoga-Konzentrationstechnik. Es handelt sich um einen Baukasten mit aufeinander bezogenen Elementen, die beliebig auswechselbar sind. Ähnlich einem Bibliotheksregister kann das gesamte Material der Empfindungen nach Schmerz und Nicht-Schmerz in Gruppen geordnet und abgefragt werden. Zunächst eine dreiteilige Groborientierung der Bausteine der Yoga-Konzentrationstechnik.

### 1. Marmas

Der Körper weist **107 empfindliche Stellen** auf. Das sind die sogenannten *Marmas* oder Wach- und Warnposten der menschlichen Person. Es sind sozusagen Grenzposten, deren Tätigkeit im Alarmzustand Schmerz bereitet.

Die Nabelgegend zum Beispiel ist ein solches *Marma.* Hier treten aus einer Reihe von Gründen Schmerzen auf, die ihre Ursache nicht unbedingt in Verdauungsstörungen haben, sondern von anderen Stellen dorthin geleitet werden. Die intuitive Erfassung (d.h. ohne Nachdenken, ohne Konzentration) der Situation begnügt sich mit der Feststellung der spontanen Äußerung dieser vitalen Stellen.

### 2. Tat- und Wahrnehmungskraftfelder

Die oben erwähnten *Marmas* sind auf zehn Tat- und Wahrnehmungskraftfelder über den Körper verteilt.

a) Tatkraftfelder

- *Dhvani* (sprich: Dwani) = Feld der Sprache
- *Hasta* = Feld des Gebens und Nehmens
- *Upastha* = Feld der Geschlechter
- *Pāyu* (sprich: Paju) = Feld der Ausscheidung
- *Pāda* = Feld der Bewegung

b) Wahrnehmungskraftfelder

- *Śrotra* (sprich: Schrotra) = Feld des Klangs
- *Tvac* (sprich: Twatsch) = Feld der Berührung
- *Cakṣu* (sprich: Tschakschu) = Feld der Formen und Farben
- *Jivha* (sprich: Dschiwa) = Feld des Geschmacks
- *Ghrāṇa* = Feld des Geruchs

Es hat seinen besonderen Sinn, wenn wir diese Tat- und Wahrnehmungskraftfelder von den Organen und Instrumenten unterscheiden, die mit ihnen zusammenhängen. Man kann z.B. die Stimme als Hauptinstrument der Sprache ansehen, aber das Feld der Sprache bedient sich heute auch der Bücher und Zeitungen, des Fernsehens und des Rundfunks als Instrumente. Das Feld der Bewegung hat als Hauptinstrument die Füße, doch erweitern heute Transportmittel dieses Instrumentarium erheblich.

Die Tätigkeit der *Marmas,* dieser vitalen Stellen, und ihre Funktionen in jedem der Felder gilt es wahrzunehmen. Das *Marma* Kniegelenk zum Beispiel ist eher dem Feld der Bewegung zuzuordnen, obwohl es durchaus Vorstellungen für das Feld des Sehens von Formen und Farben liefern kann. Doch wenn umgekehrt das Feld des Sehens im Kniegelenk dominiert, können verschwommene Empfindungen daraus resultieren, wie Angst vor dem Fallen oder übertriebene Anstrengungen der Gliedmaßen, die rein von der Vorstellung her gesteuert sind.

## 3. Prinzipien

Nach der altindischen Medizin gibt es 15 Prinzipien, die für die Hervorbringung der Hauptempfindungen im Menschen zuständig sind. **Unter Prinzip wird die Ursache verstanden, die eine Empfindung erzeugt.** Im folgenden werden beispielhaft typische Empfindungen beschrieben, die durch die sog. Prinzipien hervorgerufen werden:

**Beispiel**

Man steht morgens auf und ist müde, „abgespannt" und schlecht gelaunt. Die Schultern hängen, die Atmung ist trocken, die Augen brennen. Die Konturen dieser Empfindungen sind nicht klar. Man kann jedoch feststellen:

1. Der Körper ist ohne Spannung. Man ist nicht begeistert und ohne Tatendrang. Vielleicht haben die fehlende Aussicht auf Erfolgserlebnisse an diesem Tag oder die Mißerfolge der vergangenen Tage dazu geführt, daß man mit Unlust an seine Arbeit geht.
2. Die Gliedmaßen bewegen sich nicht so leicht, weil der innere Motor (das Herz) nicht anläuft. An spezifischen Stellen wie Becken, Knie, Fußsohlen usw. spürt man die Trägheit. Die vom Pflichtbewußtsein befohlenen Bewegungsimpulse werden schwach verspürt. Sie tragen nur zögernd zum Ausbau von Kraftlinien im Körper bei.
3. Das Gefühl der Geschmeidigkeit und der Fülle des Lebens ist nicht vorhanden. Man braucht „eine Tasse Kaffee zur Aufmunterung".

Diese Gesamtstruktur der Welt am frühen Morgen ist geordnet nach 15 Prinzipien der Empfindung, Spannung oder Erwartung, Ausbau von Kraftlinien und Verstärkung dieser Kraftlinien. Ausschlaggebend für ihre Entstehung ist der Schmerz als höchste Kategorie unserer Wahrnehmung.

Diese 15 Prinzipien werden wiederum in drei Gruppen aufgeteilt:

- *Pitta* = Prinzipien der Spannung
- *Vâyu* = Prinzipien des Aufbaus von Kraftlinien
- *Kapha* = Prinzipien der Verstärkung der Kraftlinien eines Feldes.

Im späteren Training wird Ihnen auffallen, daß manche Prinzipien (Ursachen) auf einen bestimmten Teil des Körpers begrenzt sind, während sich andere im gesamten Körper bemerkbar machen bzw. daß sich einige an einem Ort, z.B. im Herzen, zum Ausdruck bringen. Die Konzentrationsschulung will dazu befähigen, die Prinzipien präzis unterscheiden zu lernen. Allein diese Tätigkeit der Unterscheidung, so sagt die jahrtausende alte Yoga-Tradition, kann die Grenzerfahrung des Schmerzes in Freude umwandeln.

**107 Marmas + 10 Tat- und Wahrnehmungskraftfelder + 15 Prinzipien ergeben einen Baukasten mit 132 Bausteinen.** Von diesen werden Sie im folgendem etwa 55 erfahren lernen. Es wird empfohlen, diese hier grob gegliederten Bausteine nicht im Sinne einer Yoga-Grammatik zu lernen, sondern sie wie lose Mosaiksteine in der Landschaft des Gedächtnisses aufzuspeichern — einfach deshalb, weil der Vorgang der Intuition teils bewußt, teils unbewußt abläuft.

Wie mit den Akkorden in der Musik läßt sich auch mit den Bausteinen der Yoga-Konzentrationstechnik eine beliebige Zahl von Kombinationen erstellen. Solche Kombinationen dienen als **Test,** um die Übereinstimmung zwischen den unbewußt ablaufenden Vorgängen unseres Körpers (erfaßt in den Reflexen unseres Körpers) und unseren bewußt gesteuerten Handlungen sowie unseren in Begriffe gekleideten Gedanken und Sätzen (unsere Willensäußerungen) zu prüfen. Wenn die getesteten *Marmas* Alarm (Schmerz) signalisieren, ist keine Übereinstimmung gegeben. Wenn die vitalen Stellen nicht reagieren, besteht Übereinstimmung. Dadurch wird eine unmittelbare Einsicht in den Prozeß der Begegnung von Körper und Kopf gewährleistet.

Wenn Sie die 55 Konzentrationsbausteine kennengelernt und den Umgang mit ihnen geübt haben, werden sie Ihnen allmählich so gegenwärtig, daß Sie nicht auf die tägliche Trainingsstunde warten müssen, um Test-Kombinationen zu erstellen. Sie können sie zu jeder Zeit und für jede Situation abrufen. Für Ihren persönlichen, privaten Alltag bedeutet Yoga-Training in dieser Form, sensibel gegenüber den Anforderungen des modernen Alltags zu werden. Sensibel heißt, empfindlich nach innen und nach außen zu werden, bewußt und damit widerstandsfähig gegenüber den zerstörerischen Anforderungen des Lebens in unserer Zeit zu werden. Es ist leicht einzusehen, daß ein Mensch, der seine Reaktionen und Handlungen „im Griff" hat, besser gerüstet ist als jemand, der der Vielzahl von widerstrebenden Kräften blind ausgeliefert ist.

## 3.5 Reflexion

Der mehrfach erwähnte Begriff „Reflexion" bedeutet in unserem Zusammenhang „Nachdenken", „Überlegung", „Betrachtung", „vergleichendes und prüfendes Denken", „Vertiefung in einen Gedankengang"; „reflektieren" meint demnach „nachdenken, betrachten". Wenn man in Yoga vom Menschen und seiner Fähigkeit zur Reflexion spricht, dann muß man dies präzisieren, da im Grunde jede Wissenschaft und jede Kunst als Ausgangspunkt von Reflexion dienen kann. Nur soll Reflexion auf das tatsächliche Erleben gerichtet sein und nicht spekulativ werden. Es liegt ja nahe, beim Betrachten eines Kunstwerks z.B. Aussagen über den Künstler zu machen, also eigentlich über die Empfindung, die das Bild in einem aufkommen läßt, hinauszugehen. Die Empfindung beim Anblick eines Bildes und das Reflektieren (Nachdenken) darüber ist objektive Konzentration auf das individuelle Erlebnis; Aussagen über den Künstler sind subjektive Bewertungen, die aus der unmittelbaren Empfindung allein schlecht abzuleiten sind.

Yoga will die konzentrierte Betrachtung eigener Empfindungen trainieren. Die Erfahrungen daraus wirken sich auf künftiges Verhalten aus.

## 3.6 Reflex

Der Begriff ist aus der Optik bekannt und meint den zurückgeworfenen Widerschein von einem beleuchteten spiegelnden Körper. Hier interessieren uns jedoch die physiologischen Reflexe, von denen auch der medizinische Laie einige kennt.

**Beispiel**

Wenn das Auge abwechselnd hellen und dunklen Lichterscheinungen ausgesetzt ist, reagiert die Pupille durch Zusammenziehen bzw. Vergrößern (Pupillenreflex). Ein auf das Auge zufliegender Gegenstand, ein unvermutet auftretender Schatten usw. führt zum Lidschluß- oder Blinzelreflex.

Der menschliche Körper weist eine Vielzahl von Reflexen und Reflexzonen auf der Hautoberfläche und im Körperinnern auf. Es handelt sich dabei um reflektorische, d.h. auf einen bestimmten Reiz hin regelmäßig eintretende, im allgemeinen vom Willen und von der Mitwirkung des Bewußtseins unabhängige, maschinemäßig anmutende Aktionen. Reflexe treten häufig als Bestandteil eines Instinktverhaltens auf. Für das Verhalten gegenüber der Umwelt sind koordinierte Reflex-Bewegungen mehrerer Muskelgruppen im Dienste von Abwehr- und Fluchtreaktionen wichtig. Auch die Haltung der Glieder, des Rumpfes und des Kopfes werden reflektorisch beeinflußt. Unmittelbar lebensnotwendig sind die von der Schleimhaut des Mundes, des Rachens und der Luftröhre ausgehenden Saug-, Schluck- und Hustenreflexe sowie Reflexe zur Regulierung von Atmung und Kreislauf. Reflexe können auch gehemmt werden, der Niesreflex z.B. durch Berührungs- oder Schmerzreize.

Yoga benutzt die Reflexe zum Testen der Funktionsfähigkeit von *Marmas.* Dabei auftretende Schmerzreflexe deuten auf Blockaden und Unausgewogenheiten hin. Bestimmte Körperübungen können Reflexzonen bewußt machen und damit eine Reflexsteuerung ermöglichen.

**Zusammenfassung**

1. **Schmerz** *(Kleśa)* ist eine eindeutige Wahrnehmung, die bei der Yoga-Konzentrationstechnik als Test für körperliche Zustände verwendet wird. Seit dem Altertum ist Schmerz Beschreibungs- und Untersuchungsgegenstand von Geistes- und Naturwissenschaften. Yoga stellt Schmerz in Zusammenhang mit den fünf Erscheinungsformen der Welt des Menschen: Unwissenheit – Egoismus – Zwietracht – Drang nach dem Leben – Wallung.
2. Ausgangspunkt der Konzentrationsschulung ist die Analyse eigener **Empfindungen**. Empfindungen können Schmerz und Nichtschmerz vermitteln. Empfindungen können auch von außen suggeriert werden. Ein Training der Bewußtmachung von Empfindungen kann große Sicherheit und Vertrauen im Umgang mit der eigenen Wahrnehmung geben.
3. Die Begriffe **Konzentration** und **Meditation** sind zu unterscheiden. Konzentration ist die bewußte oder unbewußte Lenkung der Aufmerksamkeit auf einen Brennpunkt. Konzentration betrifft zwei reflexive Tätigkeiten des Menschen: bewußte im Sinne von Nachdenken und unbewußte in Bezug auf Reflexe (z.B. beim Autofahren richtig reagieren). Mit Meditation wird der Zustand der Entspannung bei erhöhter Wahrnehmung bezeichnet. Während der Meditation wird die Reflexion nicht durch Reflexe behindert. Bei der Konzentration werden die Reflexe nicht durch Reflexion behindert.
4. Die Elemente der Yoga-Konzentrationstechnik können als Gruppen eines Baukastens beschrieben werden: Man unterscheidet drei Bausteingruppen. Die Steine einer Gruppe sind untereinander austauschbar. Insgesamt gibt es 132 Elemente, die sich in 107 *Marmas* (sog. Wach- und Warnposten des menschlichen Körpers), 10 Tat- und Wahrnehmungskraftfelder sowie 15 Prinzipien gliedern.
5. Der Begriff **Reflexion** bedeutet Nachdenken, Betrachten. In Yoga wird die Reflexion (die konzentrierte Betrachtung) eigener Empfindungen trainiert. Die daraus resultierenden bewußten Erfahrungen wirken sich auf künftiges Verhalten aus. **Reflexe** sind Reaktionen auf Impulse von außen oder im Körperinnern (z.B. Pupillenreflex). Yoga benutzt die Reflexe des Körpers zum Testen der Funktionsfähigkeit von *Marmas.*

## 3.7 Zur Übung

### Aufgaben

1. Versuchen Sie, möglichst viele Bewegungen auszudenken, die ein Mensch durchführt, um die Knie und Ellbogen zu schonen bzw. zu schützen. Versuchen Sie, die Bewegungen möglichst naturgetreu auszuführen.
2. Ahmen Sie möglichst viele Haltungen nach, die ein Mensch einnimmt, um Herz, Nabel, After und Blase zu schützen.

3. Als Anleitung zur Beobachtung des eigenen Verhaltens und als Test der Verknüpfung von Reflexion und Reflex verteilt eine Yoga-Schule einen umfangreichen Stichwortkatalog an die Teilnehmer, z.B.:

| **Gefühlskräfte** | | **Gedankenkräfte** | |
|---|---|---|---|
| **negativ** | **positiv** | **negativ** | **positiv** |
| Abscheu | Bewunderung | Verachtung | Verehrung |
| Abneigung | Zuneigung | Ablehnung | Gewogenheit |
| Ungläubigkeit | Gläubigkeit | Zweifel | Überzeugtheit |
| Traurigkeit | Fröhlichkeit | Betrübtheit | Vergnügtheit |
| Übermut | Sanftmut | Streitsucht | Friedfertigkeit |
| Unduldsamkeit | Duldsamkeit | Ungeduld | Geduld |
| Leichtsinn | Gewissenhaftigkeit | Leichtfertigkeit | Bedachtsamkeit |
| Überheblichkeit | Bescheidenheit | Hochmut | Demut |
| Ruhmsucht | Schlichtheit | Ehrgeiz | Selbstgenügsamkeit |
| Mutlosigkeit | Mut | Feigheit | Tapferkeit |

Dazu wird folgende Anleitung für die Konzentrationsübung mitgeliefert:

Wir nehmen uns täglich einen kleinen Arbeitsablauf vor, den wir bewußt vom Unterscheidungsvermögen her steuern. Vermeiden wir dabei, so weit es möglich ist, die Identifizierung mit unbewußten Neigungen. Wenn wir erröten, Herzklopfen bekommen, uns verkrampfen, aufregen oder ärgern, so sind das deutliche Beweise, daß unsere unbewußten Gefühlskräfte mithereinspielen. Achten wir dann darauf, daß sie das Unterscheidungsvermögen nicht übertönen und unser Bewußtsein nicht in den Strudel der Gefühlswogen hineinreißen.

– In welchen Punkten weicht diese Yoga-Schule von der Ihnen bekannten Zielsetzung des Yoga ab?

## Praktische Übungen

Versuchen Sie, die nachfolgenden Stellungen auszuführen und für sich selbst dabei folgende Fragen zu beantworten:

– An welchen Stellen des Körpers empfinden Sie jeweils dabei Schmerz?
– Welches bzw. welche der 107 *Marmas* liefert jeweils diese Warnsignale (Schmerzen)?

Stellen Sie sich dieselben Fragen zu den Ihnen bekannten Übungen aus Kap. 1 und 2.

Vergleichen Sie die schmerzenden Stellen mit den auf S. 42 abgebildeten *Marmas.*

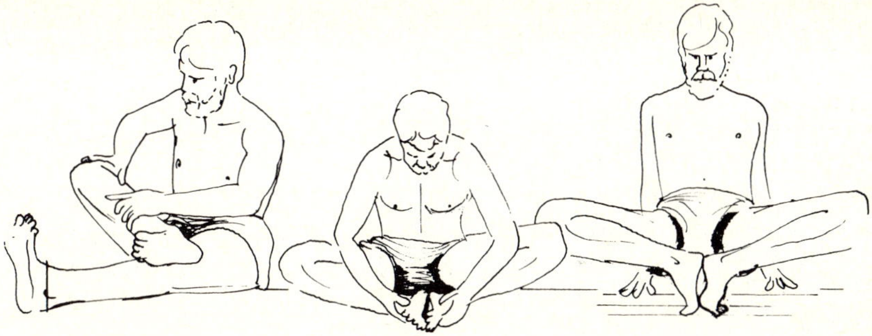

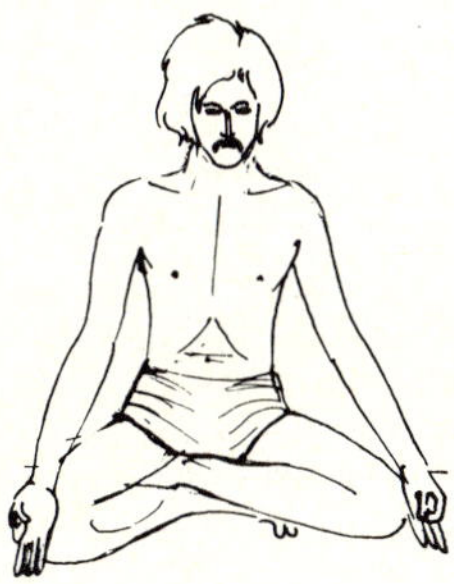

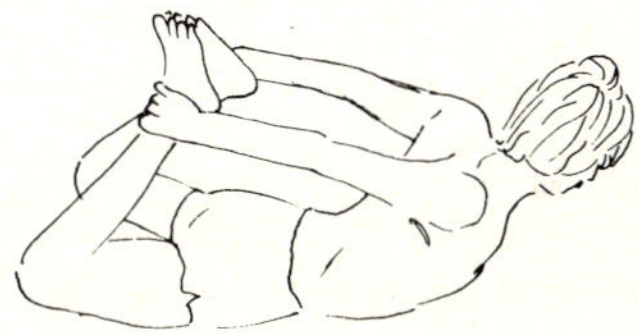

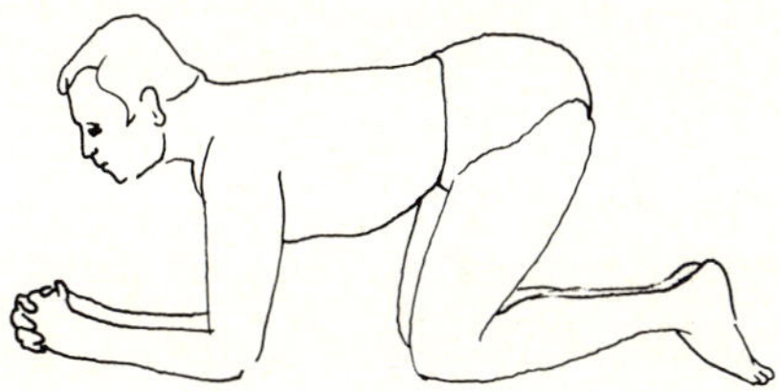

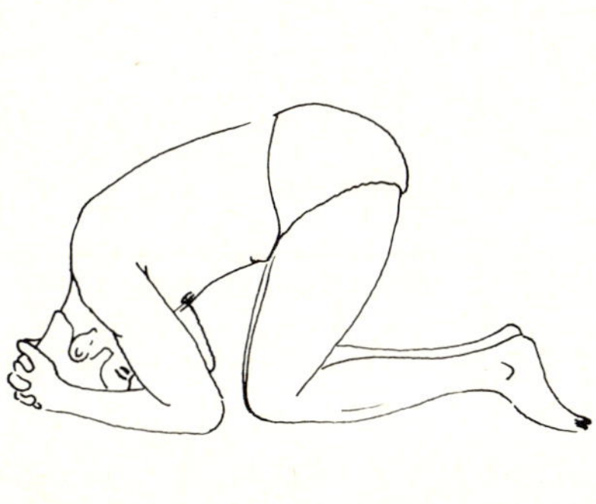

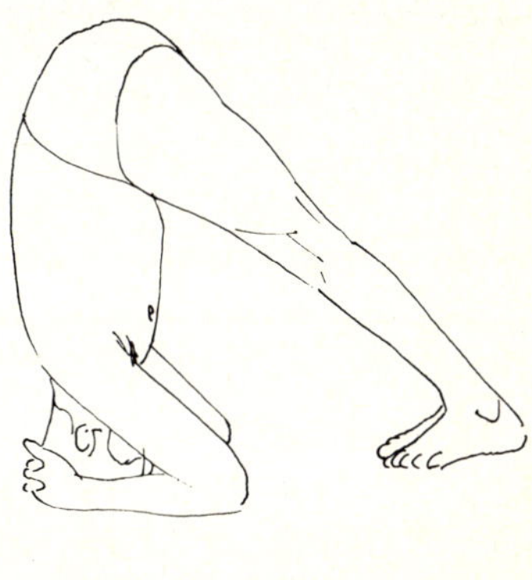

# 4 Körperhaltung und vitale Stellen (Marmas)

**Lernziele**

1. Körperhaltungen als Ausdrucksformen innerer Verarbeitung von Umweltreizen sehen lernen.
2. Wichtige *Marmas* und die Bedeutung von Schutzhaltungen kennenlernen.
3. Erkennen, daß in der Yoga-Methode nicht eigenes und fremdes Verhalten (wie in der Psychologie) beobachtet wird, sondern daß der Yoga-Übende lernt, geistige und körperliche Reaktionen (Reflexion und Reflex) zu testen.
4. Den Begriff *Āsana* kennenlernen.

**Zur Orientierung**

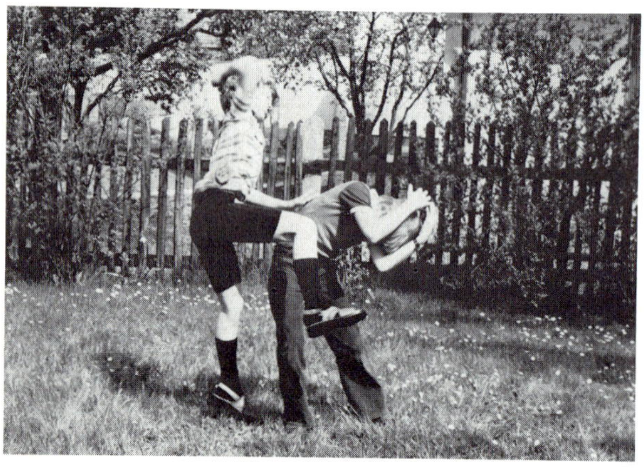

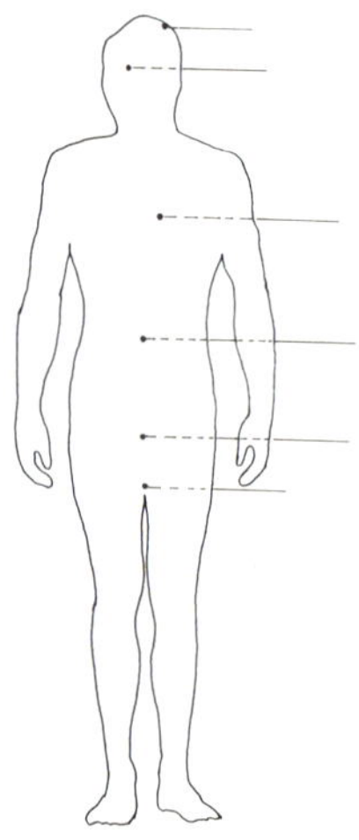

In der Abbildung links sehen Sie einen Jungen, der von einem anderen bedroht wird. Die rechte Abbildung zeigt sechs hauptvitale Stellen *(Marmas)*, die er unwillkürlich vor der Bedrohung schützt.

**Zur Diskussion**

1. Haben Sie sich schon einmal gefragt, warum Sie in bestimmten Situationen in bestimmter Weise spontan reagieren? Sie blinzeln, wenn irgendein Objekt überraschend auf Ihre Augen zufliegt; Sie hüsteln, wenn Sie verlegen sind und etwas sagen wollen; Ihr Puls beschleunigt sich, wenn Sie in eine bedrohliche Verkehrssituation kommen usw.
   - Handelt es sich dabei um „erlernte" oder „unbewußte" Reaktionen?
   - Welche Bedeutung hat derartiges Verhalten?
2. Glauben Sie, daß Kinder ursprünglicher reagieren, weil sie ihr Verhalten noch nicht reflektieren? Können Sie sich vorstellen, daß die Sie umgebende Außenwelt (Menschen, Objekte und Situationen) sozusagen Nachrichten aussendet, die jeder einzelne nach mehr oder weniger gleichem Muster empfängt und je nach Art der Nachricht Schutz-, Flucht-, Kampfsignale usw. als Antwort erzeugt? Glauben Sie, daß die zivilisatorische Entwicklung zu einer Schwächung dieser Wahrnehmung sowie entsprechender, angemessener Reaktionen führt?
3. Wäre es vorstellbar, daß die unwillkürlichen Schutzbewegungen des menschlichen Körpers verkümmern, wenn er z.B. seiner Bewegungsfreiheit beraubt würde (Gefangene in Fesseln)? Würden dann lediglich die Muskeln verkümmern oder auch das Nachrichtensystem des Körpers? Könnte es helfen, mehrmals am Tag die Fesseln abzunehmen, um die Durchblutung anzuregen, um den Muskelschwund zu verhindern? Oder glauben Sie, daß das Funktionieren der Schutzreflexe unabhängig vom körperlichen Zustand des Betroffenen ist?
4. Sind unsere Autos, der Dauerlärm der Straßen, unsere Telefonapparate, Wohnsilos, Bedürfnisse und Wünsche nicht mit Fesseln vergleichbar? Ist es vorstellbar, daß sich Menschen aufgrund der Verhältnisse ihres persönlichen Lebensbereichs wie Gefangene fühlen und entsprechend reagieren? Welche Reaktionen könnten dafür kennzeichnend sein? Glauben Sie, daß Yoga, soweit Sie seine Methode bisher kennengelernt haben, hier helfen kann? Wie würde die „Befreiung" vor sich gehen?

## 4.1 Die Verdrängung von Kampf- und Schutzreflexen heute

Die hier dargelegte klassische Yoga-Methode macht die im Menschen verankerten vitalen Reflexe für ihr Ziel, die Sensibilisierung des Menschen, bewußt und setzt sie als Instrumente ein. Es fragt sich, warum manche Yoga-Schulen bzw. religiösen Richtungen genau diese Reflexe unterdrücken. Als Beispiel seien zwei sehr gegensätzliche Richtungen genannt: Trimm-Dich-Yoga und die Transzendentale Meditation, die im wesentlichen durch zwei Aspekte gekennzeichnet sind:

a) entweder rein sportliche Bewegung ohne Rückkoppelung (im Sinne ursprünglicher Nachrichtenverarbeitung), d.h. ohne Einbeziehung der Schutz-, Flucht- und Kampf- oder auch Annäherungsreflexe

b) oder „kopflastige" Besinnung auf Schutz-, Flucht-, Kampf- und Annäherungsreflexe ohne Rückkoppelung mit tatsächlicher Bewegung.

Selbst wenn beide Aspekte in ein und derselben Schule vertreten werden, verläuft oft eine scharfe Trennung innerhalb der Übungspraxis. Man trainiert den Körper zum Zweck des Ausgleichs, da man ihn für die höheren Tätigkeiten der meditativen Praxis braucht.

Unter Training des Körpers in diesem Sinne versteht man zumeist die Durchblutung, Sorge für die Gelenkigkeit der einzelnen Gliedmaßen, kosmetische Pflege der Haut, Diät und Abbau überschüssigen Fetts. Das Problem des Schmerzes, in dem alle Schutz-, Flucht-, Kampf- und auch Annäherungsreflexe letztlich verankert sind, wird ausgeklammert, da man meint, im Alltag genügend Leid zu erfahren. Wozu sollte man sich noch sensibilisieren? Es könnte unerträglich werden. Die meisten im Westen geläufigen Yoga-Richtungen umgehen das Problem der Alltagstraumata, indem sie die Reflexe nicht beachten bzw. sie unterdrücken. Dies geschieht auf zweierlei Art:

a) durch Ursachenabbau im Körper mit Hilfe von Diät, Räucherstäbchen, Sichzurückziehen in unbewegliche Haltung, um längeres Stillsitzen zu trainieren usw.;

b) durch die wissenschaftlich fragwürdige These, daß die Entwicklung des Menschen an sich den Abbau von Kampf- und Schutzreflexen mit sich brachte. Der Mensch sei von Natur aus eigentlich Vegetarier, das menschliche Gebiß sei ein Beispiel dafür. Die Wallungen des Blutes seien rassisch bedingt. Kühle und Zurückhaltung sei die Sphäre des Geistes, auf welche hin sich die Menschheit entwickelt habe (z.B. A. BAILEY, *Die Mazdaznan-Bewegung* u.a.)

Offensichtlich vernachlässigen diese Yoga-Richtungen das Vorhandensein des eingebauten Nachrichtennetzes *(Marmas).* Sie halten es für eine primitive Stufe der Instinkte und beziehen es in ihre Übungsformen nicht ein. Sehr wesentliche und jedem Menschen innewohnende Mechanismen der Signalverarbeitung werden dabei nicht nutzbar gemacht.

**Aufgabe**

Oft hört man, daß Yoga im Westen zum Religionsersatz geworden ist. Versuchen Sie, die Ähnlichkeiten zwischen christlich-religiöser Unterweisung zur Bewältigung von Triebregungen mit den oben genannten Abtötungsmechanismen mancher Yoga-Richtungen im Westen zu vergleichen.

— Überlegen Sie, ob „Instinkt", Triebregungen usw. nicht zu den positiven Daseinsvoraussetzungen für den Menschen gehören?

— Glauben Sie, daß der Wunsch nach Religion bzw. Religionsersatz bereits eine Reaktion der Flucht vor den Tatsachen des eigenen Lebens ist? Könnte es die Abkehr von den eigenen Instinkten und Reaktionen sein?

— Stellen Sie für sich selbst fest, ob Sie Angst vor der Wahrnehmung bestimmter eigener Reflexe haben.

**Beispiel**

Thomas v. KEMPIS hat mit seiner *Imitatio Christi* in Sprachbildern ausgedrückt, was mittelalterliche Maler vermutlich empfanden. Er schildert plastisch die Folgen des Sich-gehen-lassens: Im Jenseits jagen einen die Teufel mit Spießen, weil man in dieser Welt faul gewesen ist, oder die Schwefelgerüche der Hölle verletzen die Riechzellen, weil man sich auf Erden übertriebenen Gebrauch von Parfüms erlaubt hatte. Daher sollte man den Begierden entsagen, will man im Himmelreich nach dem Tode glücklich sein. Nicht weniger unheilverheißend, wenn auch mit anderen Vorzeichen, sind manche abgewandelten Yoga-Lehren. Der Weg aus diesem Tal der Finsternis, in dem wir leben, die Befreiung von den Folgen früherer Taten und das Absteigen vom sich ständig drehenden Rad der Wiedergeburten, sagen sie, sei nur möglich, wenn man den Gelüsten des Fleisches widerstehe. Das Fleisch von Tieren mindere die Kraft des Willens; daher solle man kein Fleisch essen; sonst werde man in der Form der niedrigsten Existenzen der Schöpfung im nächsten Leben wiedergeboren.

## 4.2 Sechs vitale Stellen – viele Schutzhaltungen

Die rechte Abbildung in *Zur Orientierung* zeigt sechs der elf wichtigsten *Marmas.* Die restlichen fünf sind die Nähte des Schädels, die Sie auf der nebenstehenden Abbildung erkennen können. Diese elf *Marmas* sind jeweils nur einmal im Körper vertreten. Unser Körper reagiert sehr unterschiedlich und komplex, wenn es darum geht, ihn zu schützen. Man spricht von Reflexen, die unbewußt ablaufen. Diesen Mechanismus kann man vereinfacht folgendermaßen darstellen:

| Reiz | → | Mensch | → | Reaktion (ohne bewußte Reflexion darüber) |
|---|---|---|---|---|

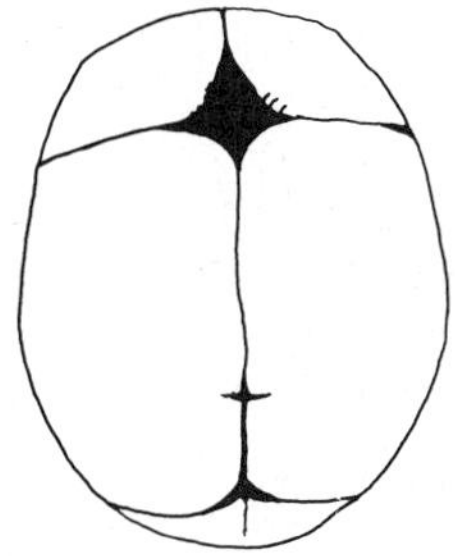

Die Abb. zeigt den Schädel eines neugeborenen Kindes mit den Fontanellen (Springbrunnen). Dabei handelt es sich um „Öffnungen" in der Schädeldecke, durch die das Pulsieren des Gehirns zu sehen ist. Mit der Wachstumsentwicklung des Kindes schließen sich diese Öffnungen allmählich. Später bleiben die Schädelnähte als Spuren dieser Entwicklung zurück.

Man kann sich an diesem Vorgang jedoch auch bewußt beteiligen, indem man ihn beobachtet und Schlußfolgerungen daraus zieht.

Diesen zweiten Prozeß nennen wir Reflexion oder das bewußte Erleben des eigenen Wesens.

Während die Komplexität des Ineinandergreifens dieser beiden Vorgänge, also das bewußte Erleben unbewußt ablaufender Reflexe, im Bereich der Psychologie Anlaß zu vielen Theorien gibt, beschränkt man sich in Yoga allein auf die Beobachtung des Phänomens.

Um den Unterschied weiter zu verdeutlichen: Der Gegenstand der Psychologie ist das Verhalten des Menschen, das beobachtet, analysiert und wissenschaftlich erklärt werden soll. Der Beobachter kann ein anderer sein als die Person, deren Verhalten analysiert werden soll. In Yoga dagegen ist der Beobachter und der Beobachtete ein und dieselbe Person. Wegen der Gefahr der Manipulation des Gegenstands der Beobachtung (Manipulation seiner selbst) muß der Beobachter auf Erklärung verzichten.

**Beispiel**

In der Psychologie nennt man die Art, in der solche Manipulation erfolgt, rationalisieren: Herr X ist auf einer Party. Er ist neidisch auf den Charme von Herrn Y. Er erklärt einfach das Charme-Gefälle Y/X für sich selbst weg. Er erklärt das so: Herr Y hat einen besseren Start im Leben gehabt, er sieht gut aus, verdient mit wenig Arbeit viel Geld usw. ..., er ist eben nicht seriös veranlagt. X erklärt für sich selbst dagegen: „Ich bin verantwortungsbewußt."

Seine ursprüngliche Reaktion auf Y könnte sein: „Halt! Gefahr! Der hat mehr Chancen bei Frauen! Nimm Dich in acht!"

Durch Rationalisieren* verschafft sich Herr X einen ehrenvollen Abgang aus dem Partyraum, ohne daß jemand seine innere Angst bemerkt hätte.

**Erläuterung**

In dem Beispiel agieren zwei Personen. X reagiert auf Y, indem er ihn gedanklich manipuliert. Er „rationalisiert ihn weg" und fühlt sich danach wieder einigermaßen wohl.

**Aufgabe**

Stellen Sie sich Situationen vor, in denen Sie als Beobachter anderer Personen auftreten, und versuchen Sie, Ihre möglichen Reaktionen und Reflexe zu erkennen.

In Yoga wird dieser Schutzmechanismus des Herrn X, der durch „Rationalisieren" das auftretende Gefühl der Minderwertigkeit verdrängt hat, nicht funktionieren. Als Beobachter seiner selbst muß er auf „mildernde Erklärungen" verzichten, er wird erbarmungslos auf seine „Einmaligkeit" zurückgeführt. Er muß sich akzeptieren, wie er ist, wie er sich in der Beobachtung seiner selbst sieht, ohne Erklärungen und Theorien. Es besteht auch keine Notwendigkeit, sich hinter Theorien und Erklärungen zu verstecken, da er nur vor sich selbst verantwortlich ist. Die Schwierigkeit jedoch ist, sich von der Versuchung freizumachen, die eigenen Lebensvorgänge mit „Dekoration" zu sehen. Die Zahl der Kombinationsmöglichkeiten, die sich einem Menschen bieten, um vor der „Nacktheit" seines Innersten auszuweichen, ist groß.

Ursprüngliche Schutz- und Kampfreflexe können bis zur völligen Unkenntlichkeit verwandelt werden.

**Beispiel 1**

**Intakte und degenerierte Schutz- und Kampfreflexe als Überlebenshilfe**

1. Intakte Schutz- und Kampfreflexe kann man heute noch bei sozial organisierten Wildtieren beobachten. Um überleben zu können, ist der Zusammenhalt in der Gruppe entscheidend. Im Rahmen einer streng militärischen Hierarchie laufen die Daseinsgrundfunktionen ab: Nahrungssuche – Ruhephasen – Verteidigung – Fortpflanzung. Das Leittier, meist kräftig und erfahren, behandelt Verstöße gegen die Rangordnung und Gruppendisziplin sofort. Der direkten Bestrafung gehen jedoch Droh- und Einschüchterungsrituale voraus. Zeigt sich beim Rangniederen nicht die gewünschte Wirkung, dann wird er schnell und hart durch Bisse, Stöße usw. bestraft. Auf der anderen Seite setzt der Anführer sein Leben für den Erhalt der Gruppe ein. Diese durch Schutz- und Kampfreflexe erzeugte Ordnung schafft klare Abhängigkeiten, trägt zur Sicherheit des einzelnen bei.

2. Im Prinzip verfügt auch der Mensch über ein Arsenal aufeinander abgestimmter Schutz- und Kampfreflexe. Aufgrund seiner Entwicklungsgeschichte wurden diese Reflexe jedoch immer weniger in ihrer ursprünglichen Form benötigt. Das führt z.B. zu folgender Situation: Moderne Manager stehen auf

---

* das nachträglich verstandesmäßige Rechtfertigen („die innere Ausrede") eines aus irrationalen oder triebhaften Motiven erwachsenen Verhaltens (FREUD).

verschiedenen Entscheidungsebenen an der Spitze von Unternehmen und Behörden. Ihre Qualifikationen setzen sich aus persönlicher Eignung, sozialem Rang und entsprechender Ausbildung zusammen. Geborene Führer sind heute die Ausnahme. Das Erlernen von Führungstechniken gehört zum Ausbildungsplan eines Managers. Auf der einen Seite hat er fachlich Hervorragendes, Zukunftweisendes zu leisten, auf der anderen Seite muß er große Energien mobilisieren, um seine berufliche Stellung zu halten, auszubauen und auch zu verteidigen. Führungseigenschaften sind von besonderer Bedeutung. Zur „Kunst der Menschenführung" gehört eine erhöhte Wahrnehmungsbereitschaft für die Wünsche und Bedürfnisse der Untergebenen. Konflikte müssen im Keim erkannt und gelöst werden. Da der „Feind", der in das Revier des Managers eindringt, nicht nach den Gesetzen der Wildnis bestraft oder gar getötet werden darf, bleibt die latente Bedrohung bestehen. Hier liegt der Unterschied: Der Manager muß seine Angriffe dosieren, darf sich nicht zu aggressiv schützen, kann nicht „urtümlich" reagieren. Er kann allerdings seine Leistung erhöhen, um wieder Abstand zu gewinnen. Die Schutz- und Kampfmittel sind subtiler, ihre Beherrschung verlangt vollen körperlichen und psychischen Einsatz. Das Ergebnis kann Dauerstreß sein.

**Beispiel 2**

Wenn wir uns nicht schnell genug bewegen können, nehmen wir ein Auto oder ein Flugzeug. Um unsere Verteidigung perfekter zu machen, konstruieren wir computergesteuerte Abwehr-Raketen.

Bei beiden handelt es sich letztlich um die Verlängerung unserer Schutz- und Kampfreflexe, deren Rückwirkungen jedes einzelne Mitglied der Gesellschaft irgendwie und irgendwann zu spüren bekommt.

**Aufgabe**

Führen Sie sich selbst vor Augen, wie sehr die Reflexe Ihres Körpers mit den Verhaltensweisen und der Struktur der Gesellschaft, in der Sie leben, verzahnt sind. Versuchen Sie, sich zu vergegenwärtigen, wie Sie auf Umweltreize reagieren:

Sie sind nervös und abgespannt. Wie verhalten Sie sich?

- Schimpfen und schlagen Sie Ihr Kind wegen irgendeiner Kleinigkeit? Gehen Sie mit einem Bekannten grob um? Entbieten Sie einem Ihrer Meinung nach ungeschickten Verkehrsteilnehmer den sog. „Autofahrergruß"?
- Ihre Arbeit wird kritisiert – versuchen Sie noch, „Haltung" zu bewahren? Lächeln und argumentieren Sie, obwohl Ihre Beine wild davonlaufen möchten?
- Schalten Sie Musik oder das Fernsehen ein?
- Zünden Sie sich eine Zigarette an?
- Reagieren Sie sich ab, indem Sie mit überhöhter Geschwindigkeit fahren und sich nur auf die Straße konzentrieren?

## 4.3 Reflexion und Reflexe – Verbindung und Testvorgang

Jeder Reiz kann eine Vielzahl von Reaktionen bei einer Person auslösen. Theoretisch könnte jeder Reiz und die durch ihn erzeugte Reaktion Objekt von Beobachtung sein. Man könnte sich zum Beispiel selbst fragen, wie man einen Menschen grüßt, wenn man ihm begegnet, wie man das Telefon abnimmt oder morgens aufsteht, wenn der Wecker klingelt. Man könnte beobachten, daß man auf die schrille Weckglocke mit Schrecken, Pulsbeschleunigung und Unbehagen reagiert.

Wie jedoch schon ausgeführt wurde, kommt es in Yoga nicht darauf an, Verhalten zu beobachten, sondern die Verknüpfung zwischen Reflexion und Reflex jeweils während des Verhaltens zu testen.

Die Verknüpfungen zwischen Reflexion und Reflex werden von uns subjektiv geschaffen, um uns zu verwirklichen. Die subjektive Kategorie, die für uns maßgebend ist, nennen wir Schmerz.

**Beispiel**

Bei einem Sturz aus dem Bett bricht sich ein 2jähriger Junge das Schlüsselbein. Er ist aufgrund der Schmerzen einige Minuten lang bewußtlos. In späteren Jahren kann er sich trotz intensiver Übung bestimmte Reflexe bei Sport und Spiel nicht abgewöhnen. Er schützt immer instinktiv mit beiden Händen den Brustkorb. Hand- und Kopfstände bei Yoga-Übungen fallen ihm schwer. Radschlagen und Purzelbäume vermeidet er nach Möglichkeit. Daß er von seinem Lehrer und den Mitschülern gehänselt wurde, nahm er in Kauf. Erst mit 30 Jahren erfährt er von dem Unfall in seiner Kindheit. Diese Erkenntnis versucht er, mit seinen Reflexen während der Übung von Yoga-Stellungen zu verknüpfen, was ihn zurück bis zum ursprünglichen Trauma oder Schmerz führt.

Schmerz ist immer unangenehm. Seine Empfindung ist darum eindeutig. Man kann Schmerz lokalisieren, testen, seine Ursache in der Regel feststellen. Wenn eine Überprüfung der Verbindung zwischen Reflexion und Reflex auf Empfindlichkeit hindeutet, dann hat man diese subjektive Wahrnehmung getestet. Dieser Testvorgang wird in der Yoga-Terminologie *Āsana* genannt und folgendermaßen definiert:

*Āsana* ist der bewußte Test der Einzelverknüpfungen des Verhaltens (erzeugt durch Signal – Reflex – Reflexion) mit Hilfe des Nachrichtennetzes des Körpers. Der Test bedient sich jeweils verschiedener Kombinationen der Reflexe, die für den Schutz der 107 vitalen Stellen des Körpers *(Marmas)* vorgesehen sind. Der Begriff leitet sich von der Sanskrit-Wurzel *Sad* ab, die Sitzen und soviel wie bequeme Haltung bedeutet. Die Haltung ist jedoch nur dann bequem, wenn sie trotz starker Beanspruchung der verschiedenen *Marmas* (schmerzempfindliche Stellen) ohne Schmerzen eingenommen werden kann.

In der *Gheraṇḍa-Samhitā* * werden 32 *Āsanas* geschildert. Es soll 84.000 mögliche Haltungen geben, von denen jedoch nur ein Tausendstel wirklich als *Āsanas* aufzufassen sind. Die wichtigsten werden in verschiedenen Variationen von den heutigen Yoga-Schulen angewendet. Sie sind so konzipiert, daß Bewegung und Konzentration auf die einzelnen Körperteile so ineinandergehen, daß ganz spezifische Spannungen und Entspannungen der einzelnen Muskeln bewußt hervorgerufen werden können. Im folgenden soll beispielhaft gezeigt werden, wie dies vor sich geht.

## 4.4 Leitbilder der Bewegung

Eine Besonderheit des Yoga-Trainings, also der Kombination aus bestimmter Körperhaltung und der Verknüpfung von Reflex und Reflexion, sind die **Bilder,** die man vor Augen hat,

* ein mittelalterlicher Text des *Hatha*-Yoga.

wenn man eine bestimmte Haltung einnimmt. Die Gesamtkoordination der einzelnen Bewegungen des Körpers, die zur Entstehung einer Haltung beitragen, wird durch sie vorbereitet.

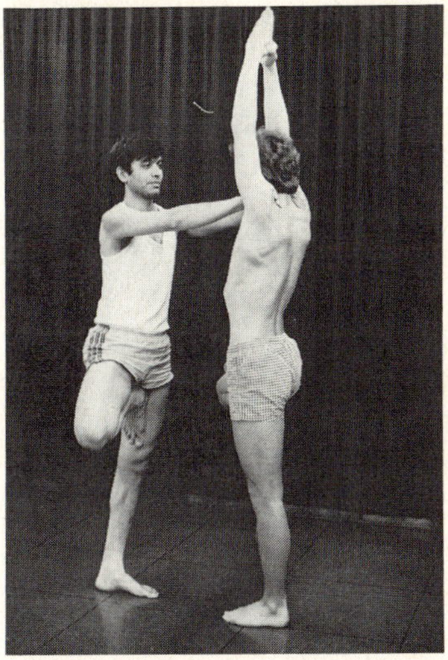

**Beispiel: Vṛkṣasana** (sprich: Wrikschasana) – **der Baum**

Die Partner stellen sich einander gegenüber und legen sich gegenseitig die Hände auf die Schultern. Jeder hebt einen Fuß, beide den rechten oder den linken und legt ihn mit der Fußsohle auf die Innenseite des Oberschenkels, Ferse am Ansatz.

Langsam hebt einer der Partner, ohne den Schultergürtel oder die Augen zu bewegen, die Hände von den Schultern des anderen. Er streckt die Arme so weit wie möglich nach oben, ohne dabei die Schultern zu heben. Die Ellbogen hält er möglichst nahe zusammen. Anschließend führen die Partner die Übung auf dem anderen Bein aus.

Wenn Sie nun versuchen, die Linien der Bewegung des Partners in der Abbildung nachzuzeichnen, der die Hände über dem Kopf hält, dann werden Sie verstehen, warum es zum Namen dieser Übung kam. Bei immer weiterer Vereinfachung der Linien ergibt sich nämlich das Profil eines Baumes.

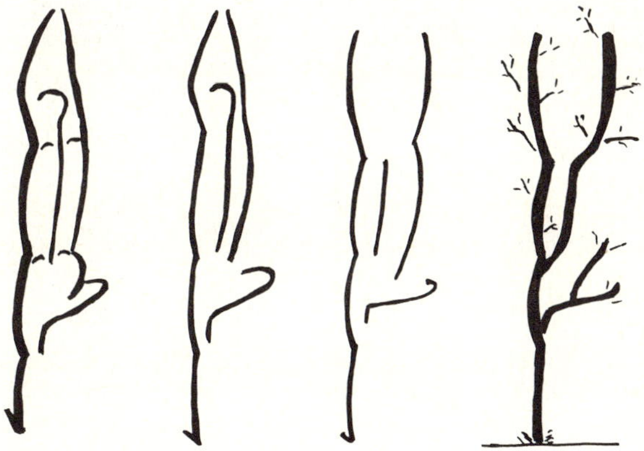

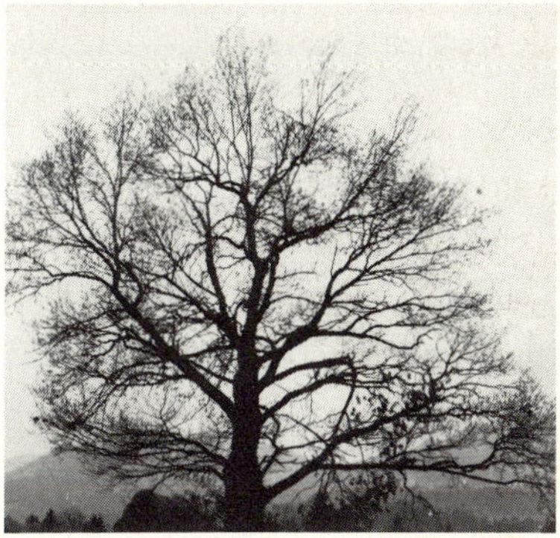

Die Kraftlinien der Haltung zeichnen die Konturen der Muskeln, die beansprucht werden, bis diese Haltung eingenommen wird. Am Aufbau sind folgende wichtige Muskeln beteiligt:

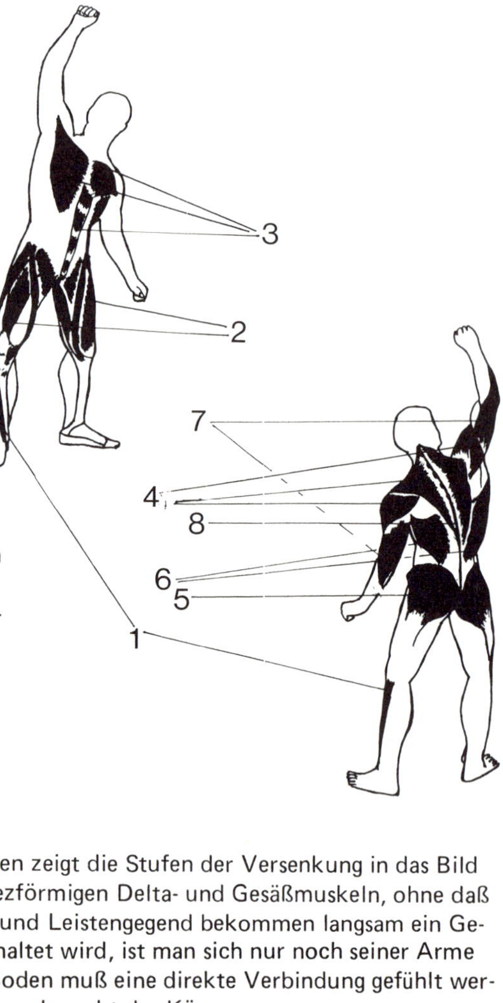


1. der vordere Schienbeinmuskel
2. der gerade Oberschenkelmuskel
3. der gerade Bauchmuskel und die großen Brustmuskeln
4. der trapezförmige Muskel und die deltaförmigen Muskeln
5. die Gesäßmuskeln
6. der breite Rückenmuskel
7. der dreiköpfige Oberarmmuskel
8. der Aufrichter der Wirbelsäule

Das Wegfallen der Linien in den Abbildungen zeigt die Stufen der Versenkung in das Bild des Baumes an. Zuerst erschlaffen die trapezförmigen Delta- und Gesäßmuskeln, ohne daß sich die Haltung verändert. Schultergelenk und Leistengegend bekommen langsam ein Gefühl der Wärme. Wenn das Denken ausgeschaltet wird, ist man sich nur noch seiner Arme und Beine bewußt. Zwischen Beinen und Boden muß eine direkte Verbindung gefühlt werden. Stellt sich dieses Gefühl nicht ein, dann schwankt der Körper.

Das Gefühl läuft von den Fingerspitzen und den Armen entlang über die Flanken des Brustkorbs zur Mitte des Körpers in Höhe des Zwerchfells. Von dort aus tritt es in den Rücken hinein und verläuft über die Lendengegend in das Becken, um wieder durch die Leistengegend nach vorn über die Muskeln des Oberschenkels und des Schienbeins in den Boden zu fließen.

## 4.5 Der Test des Knie- und Ellbogengelenks

Wird die im Übungsbeispiel Baum beschriebene Versenkung in die Körperhaltung weiter fortgesetzt, so können sich auch die Muskeln der Arme und Beine allmählich entspannen. Das Gefühl für die Verbindung zwischen Bein und Boden muß sehr stark werden, bevor sich dieser Effekt einstellt. Um dies zu erreichen, wird die Bewegung der Kniescheibe und des Olecranons (Ellbogenhöcker) folgendermaßen gesteuert:

Beide Gelenke sind *Marmas.* Im Falle des Knies stellt man sich zwei Röhren vor, die im Knie zusammengefügt werden (vgl. Abb.).

**Ellbogengelenk**

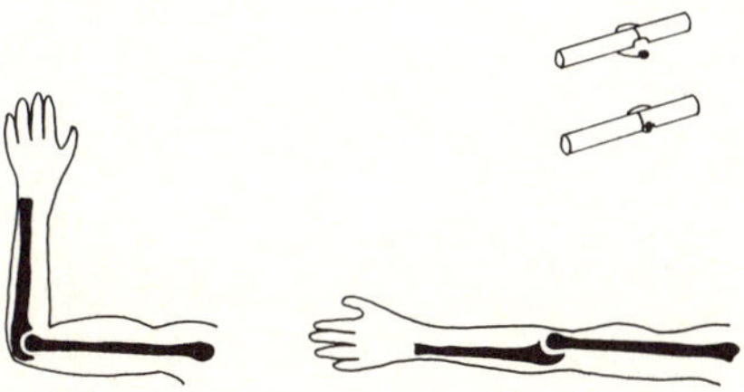

**Kniegelenk**

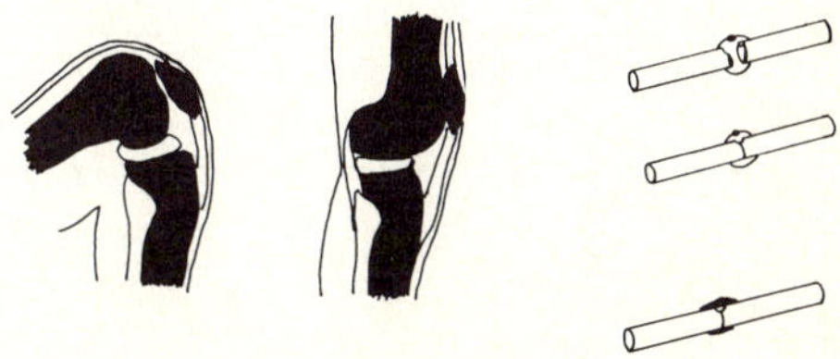

**Ellbogen:** Man stellt sich das Olecranon als Klappe vor, die nach innen gesogen wird. Bei gestrecktem Ellbogen entsteht auf der Hautoberfläche hinten am Ellbogen eine Eindellung.

**Kniegelenk:** Im Stehen sind Ober- und Unterschenkel aneinandergepreßt. Die Kniescheibe wird nach innen wie durch einen Saugmechanismus gesogen. Auf der Hautoberfläche des Knies auf der vorderen Seite entsteht eine Eindellung.

Hält man dieses Gefühl an den beiden Ellbogen und dem jeweils durchgestreckten Kniegelenk während der Baumstellung fest, so testet man gleichzeitig die eigene Fähigkeit, sich auf das Bild des Baumes zu konzentrieren.

Bewußt gesteuert ist dabei die Haltung des Körpers und der Blickaustausch mit dem Partner. Unbewußt ist uns unsere Fähigkeit, auf einem Bein zu stehen und in dieser Haltung mit einem Partner in Kontakt zu treten. Bewußt ist uns die Vorstellung, unser Körper sei ein Baum, unbewußt ist uns, ob unsere Muskeln der Vorstellung folgen werden. Die unmittelbare Einsicht zwischen den bewußten und unbewußten Vorgängen ist gegeben, wenn es uns gelingt, die Vorstellung vom Baum in der oben geschilderten Form während der Übung jeweils mit und ohne Partner zu verwirklichen.

**Zusammenfassung**

1. Auch der zivilisierte Mensch verfügt über **Schutz-, Flucht-, Kampf- und Annäherungsreflexe.** Das sind angeborene Mechanismen, die auf äußere Reize hin wirksam werden. Im Gegensatz zu verschiedenen religiösen Praktiken und auch abgewandelten Yoga-

Techniken, die diese Reflexe unterdrücken wollen, werden gerade sie vom klassischen Yoga als Instrumente zur bewußten Sensibilisierung des Menschen benutzt.

2. Von den 107 *Marmas* gibt es elf besonders wichtige, die der Yoga-Lernende kennen muß. Es handelt sich um:

   **5 Schädelnähte – Hinterkopf – Mitte der Stirn – Herz – Nabelgegend – Blasengegend – Afterzone.**

   Diese vitalen Stellen werden bei äußerer Bedrohung reflexartig geschützt.

3. Der Begriff *Āsana* bezeichnet den **bewußten Test der Verbindung,** die sich zwischen Reflex und Reflexion ergibt.

4. Körperhaltungen werden in Yoga mit bestimmten **Bildern** in Verbindung gebracht, die sich leicht einprägen und die im Zusammenhang mit der Form der Übung stehen (z.B. die Übung „Baum"). Die gedankliche Übertragung der körperlichen Übung auf ein konkretes Bild führt zu einem allmählichen Unbewußtwerden der beteiligten körperlichen Mechanismen. Es treten Entspannungszustände der verschiedenen Muskeln ein zugunsten allgemeiner Empfindungen im Körper. Um das Ziel der Übung zu erreichen, können die beteiligten *Marmas* getestet werden, was durch die bildhafte Vorstellung des mechanischen Ablaufs erleichtert wird (vgl. Test des Knie- und Ellbogengelenks).

## 4.6 Zur Übung

### Aufgaben

1. Welche der folgenden Muskelpartien müssen sich während der Baumstellung entspannen:
   - Brustmuskeln?
   - Bauchmuskeln?
   - Gesäßmuskeln?
   - Trapezmuskeln?

2. Jemand, der die Baumübung zum ersten Male durchführt, fühlt sich außerstande, die Arme weit über den Kopf zu heben. Er spürt keine Schmerzen, aber eine Behinderung. Wofür ist dies ein Zeichen?
   - Innere Unausgeglichenheit?
   - Stumpfheit der *Marmas* der Arme?
   - Ermüdung der *Marmas?*

### Praktische Übungen

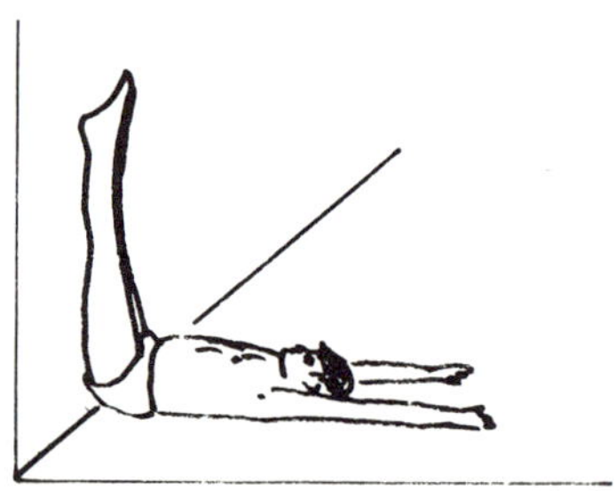

1. Wenn Sie die Baumstellung wiederholt mit einem Partner und dann für sich allein ausprobiert haben, können Sie die Übung erweitern. Sie legen sich auf den Boden und lehnen die Beine an eine Wand (vgl. die Abb.). Sie bleiben dann 10 bis 15 Minuten in dieser Haltung.

Versuchen Sie, diese Stellung nach der Baumstellung mindestens 1 Woche lang täglich exakt zu üben. Zeichnen Sie auch die Kraftlinien und bemühen Sie sich, beide Fertigkeiten (Körper- und Zeichenübung) stetig zu verbessern. Welche *Marmas* signalisieren dabei Alarm?

2. Die abgebildete Stellung wird als „Halbe Bootstellung" *(Ardha Navāsana)* bezeichnet. Versuchen Sie, die Kraftlinien der Haltung zu zeichnen und üben Sie diese Stellung so lange täglich, bis Sie das Gefühl haben, daß Ihre eigene Körperhaltung in Einklang mit der Darstellung Ihres Körpers in den Zeichnungen steht.

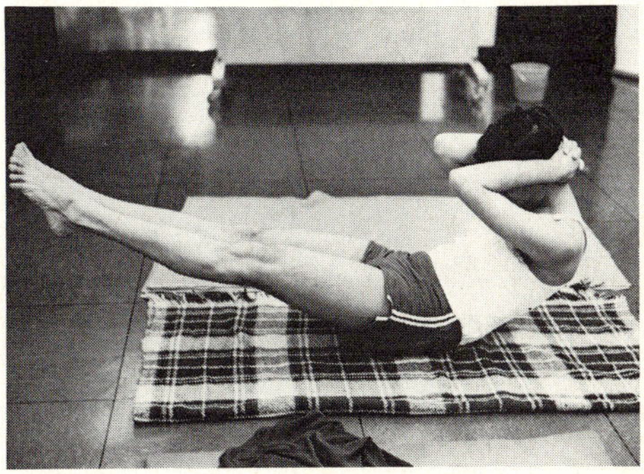

   - Welche Muskeln sind Ihrer Meinung nach in dieser Haltung besonders im Spiel?
   - Ist Ihre Halsgegend angespannt oder locker?
   - Welches Gefühl haben Sie im Unterkiefer während der Haltung?

# 5 Dynamische Grenzen der eigenen Welt

**Lernziele**

1. Die eigene Wahrnehmung als Weltgestaltung sehen lernen.
2. Die Aufteilung der eigenen Welt in Felder vornehmen lernen.
3. Die eigene passive und aktive Feldgestaltung wahrnehmen lernen.
4. Den Körper als funktionales Abbild gesellschaftlicher Prozesse sehen lernen.
5. Die Sensibilisierung des eigenen Körpers als mögliche eigene „Weltveränderung" sehen lernen.

**Zur Orientierung:** Zum Begriff „Feld"

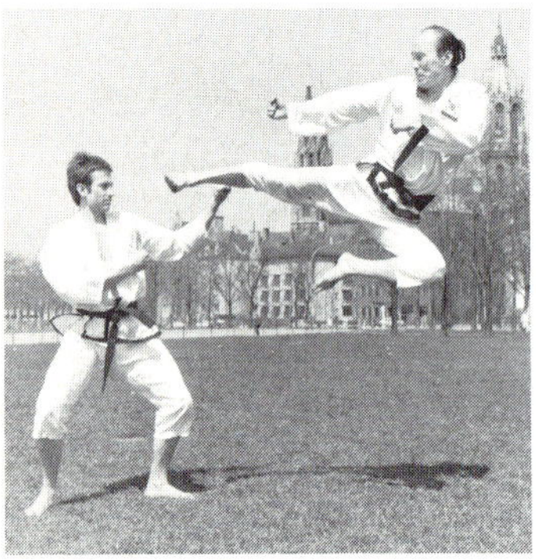

Kampffeld:
Taekwon-Do-Kämpfer

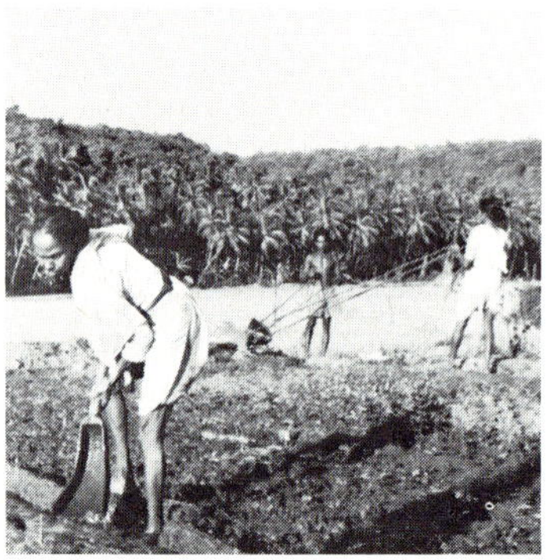

Ackerfeld:
Bauer

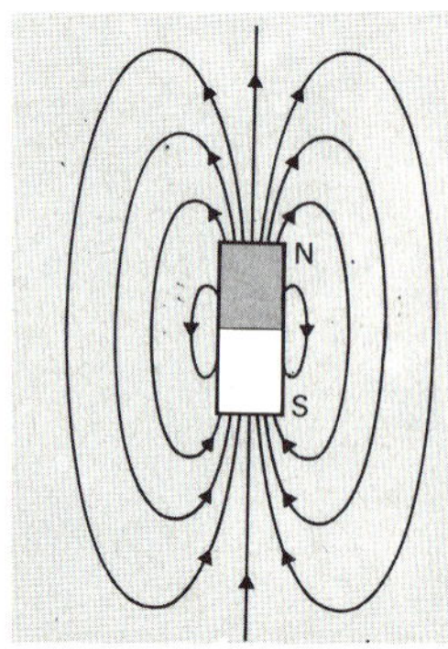


Magnetisches Feld:
Physik

**Zur Diskussion**

1. Die Abbildungen zeigen drei Assoziationen zum Begriff Feld. Auch ohne die Bildunterschriften hätten Sie die Motive wahrscheinlich in der gleichen Weise interpretiert:

a) Spannung, Aktion, vielleicht Aggression, b) Beschaulichkeit, Einfachheit, Fleiß,
c) Gesetzmäßigkeiten, elektrische Kräfte, Spannung.

- Können Sie in den dargestellten „Feldern" Bezüge zu Ihrem eigenen Leben sehen? Welche?

- Kennen Sie weitere Bereiche, die Sie mit dem Begriff Feld assoziieren können?

2. Das Bild des Taekwon-Do-Kämpfers oder Sumo-Kämpfers (japanischer Ringer) wird gelegentlich in der Industriewerbung verwendet: In Zeitungsanzeigen und auf Plakaten erscheint es in Verbindung mit Produktwerbung oder zur Kennzeichnung von Beziehungen zwischen Ländern oder in der Gesellschaft. Auf dem einen Plakat wird es zur Darstellung der Ohnmacht arbeitsloser Jugendlicher verwendet, auf einem anderen will es für die Verstärkung der Geschäftsbeziehungen zu Japan werben.

- Welche Assoziationen werden durch derartige Bilder in Ihnen hervorgerufen?

- Warum, glauben Sie, werden diese Bilder verwendet? Wären sie auch fesselnd, wenn sie im Zusammenhang mit dem Lutschen von Smarties in einer Fernsehreklame auftauchen würden?

- Könnte es sein, daß das durch den Taekwon-Do-Kämpfer angesprochene Gefühl immer das gleiche ist, auch wenn der damit verbundene Werbegegenstand unterschiedlich ist?

- Ist das Kampfmotiv in unserer Gesellschaft beliebter als das Kriegsmotiv? Sehen Sie Unterschiede, und welche Meinung vertreten Sie?

- Welche Assoziationen kommen Ihnen im Zusammenhang mit Begriffen wie Arbeitskampf, Nervenkrieg, Machtkampf, Fischereikrieg usw.?

3. Das Bild des indischen Bauern ist wahrscheinlich in der Lage, Assoziationen von Entspannung, Harmonie, geruhsamem Landleben usw. zu vermitteln.

- Vermittelt der moderne europäische Bauer und das von ihm mechanisch bewirtschaftete Feld die gleiche Assoziation?

- Wie würden Sie reagieren, wenn Ihr Sohn, Ihre Tochter oder ein Freund am Strand von Goa wie ein indischer Fischer leben wollte oder lächelnd mit einer Blume in der Hand der Welt den Frieden predigen möchte? Würden Sie die Abkehr von den sogenannten täglichen Pflichten oder die vermeintliche Arbeitsunlust schelten oder würden Sie tolerant sein?

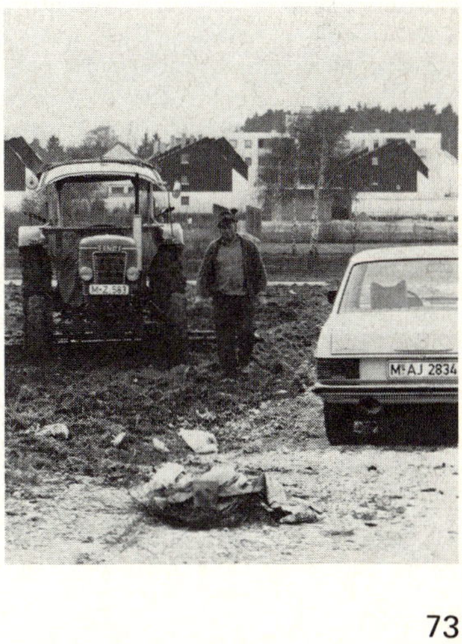


4. Ist Ihnen aufgefallen, daß das abstrakte Bild des elektrischen Feldes auch sehr häufig in unserem Alltag verwendet wird, um eine Situation zu schildern?

**Beispiel**

Frau X sagt zu ihrem Mann: „Wie Du ständig dasitzt, Hans. Nun sag doch endlich was. Ich kann diese Atmosphäre nicht mehr ertragen. Seit Tagen ist diese Spannung zwischen uns. Ich wäre fast froh, wenn es zum Knall käme, da ich diese Stimmung nicht mehr aushalten kann."

- Ist Ihnen schon einmal die Spannung, die knisternde Stimmung oder das bedrohliche Schweigen in einer Menschengruppierung aufgefallen, auf die Sie unvermutet stießen?
- Hatten Sie schon einmal das Gefühl, daß in einem Raum, kurz bevor Sie eintraten, Streit geherrscht haben mußte?

Haben Sie schon einmal über die Bedeutung des richtigen Wortgebrauchs im richtigen Zusammenhang nachgedacht und über die Zulässigkeit der Verwendung desselben Wortes mit denselben Assoziationen in völlig verschiedenen Zusammenhängen? In der folgenden Erläuterung wird das Wort **Feld** in einer Weise verwendet und definiert, die dem ursprünglichen indischen Yoga eigen ist. Versuchen Sie diese Erläuterung freizuhalten von den anderen in *Zur Orientierung* angedeuteten Zusammenhängen, um den Blick zu schärfen für die eigentlichen Aussagen, um die es im Zusammenhang mit der Verwendung dieses Wortes in den nachfolgenden Kapiteln geht.

## 5.1 Die Welt der eigenen Wahrnehmung

Spätestens in der Erklärung des Begriffs Welt *(Loka)* aus der Yoga-Philosophie und des mit ihm eng verbundenen Wortes Feld *(Kṣetra)* (sprich: Kschetra) gelangt das einfache Reiz-Reaktionsmodell, wie wir es in Kapitel 4 kennenlernten, an die Grenzen seiner Leistungsfähigkeit. Die Analyse des folgenden Beispiels kann dies verdeutlichen:

**Beispiel**

Herr Müller aus München erhält einen Brief seines norddeutschen Freundes und Kollegen. Er enthält das Protokoll einer wichtigen Sitzung der Zentrale seiner Firma in Düsseldorf, an der Herr Müller wegen anderweitiger Verpflichtungen nicht teilnehmen konnte. Die Beschlüsse tangieren u.a. auch seinen Arbeitsbereich, und er ist nicht einverstanden. Müller erkennt hinter den Kulissen die „Handschrift" seines Rivalen Schultz und merkt, daß dieser den Verlauf der Sitzung zu seinen eigenen Gunsten manipuliert hatte. Wichtige Gegner der Beschlüsse konnten aus terminlichen Gründen nicht an der Sitzung teilnehmen. Herr Müller ärgert sich.

**Analyse**

Es wäre zu einfach zu sagen, daß Herr Müller lediglich auf den Reiz, den der Brief seines Kollegen auf ihn ausübt, reagiert.

Für einen anderen Leser ist der Brief nicht mehr als ein Stück Papier; doch für Müller bringt er die Nachricht über den Eingriff von Herrn Schultz in seine, Müllers Welt. Doch wo ist diese Welt des Herrn Müller? Ist sie räumlich oder zeitlich faßbar, oder besteht sie vielmehr in jener höchstpersönlichen Summe von Ja- und Nein-Aussagen, die Herr Müller meint, in voller Freiheit machen zu können. Ist letzteres der Fall, so wäre die Welt des Herrn Müller als ein mit dem Zaun oder der Eingrenzung seiner Person darstellbares Gebilde aufzufassen. Dies nennen wir der Einfachheit halber seine Innenwelt (vgl. S. 44). Der Teil der Welt, zu dem er keinen in der oben beschriebenen Weise Zugang hat, nennen wir seine Außenwelt.

Es sei hier bemerkt, daß diese „Welten" (Außen- und Innen-) keine statischen Strukturen, sondern dynamisch sich ständig verändernde und veränderbare, von der Einbildung wie der Kreativität des einzelnen und dem Verlauf gesellschaftlicher Prozesse abhängige Gebilde sind. Sie lassen sich in Felder aufteilen, die wir uns auch als Umgebung der Person des einzelnen vorstellen können.

Jeder Mensch ist von solchen „Feldern" umgeben. Das sind einzelne Handlungen, Handlungs- und Umweltbereiche und Spielräume, die zum Umfeld jedes Menschen gehören. Jedes Feld ist mit anderen in Kontakt. Jeder Mensch ist sozusagen von einer Pufferzone von Feldern umgeben. Das Aufeinandertreffen oder Durchdringen der Felder verschiedener Personen führt zu Spannungen, Entspannungen, Bereicherung, Verarmung; es findet ein Austausch statt zwischen Mensch und Mensch, Mensch und Objekt, Mensch und Ideen usw.

**Beispiele**

1. Der Mensch kommt in eine Gruppe mit seinem Feld (Vorstellung, Wünsche, äußere Erscheinung, Funktionen). Auf beiden Seiten herrschen Erwartungen. Die Erwartungshaltung kann unterschiedlich intensiv sein (z.B. Lehrer tritt in die Klasse; ein neuer Mitarbeiter tritt in die Firma ein).
2. Ein Mensch will ein Haus bauen und sich einen eigenen Lebensbereich (ein Feld) schaffen. Diese Zielsetzung führt zu zahlreichen Aktivitäten (Erforschung der örtlichen Gegebenheiten, finanzielle Vorbereitung, Verträge, Pläne zur Außen- und Innengestaltung usw.).
3. Ein Mensch (ohne Publikum) musiziert, malt, dichtet, denkt ohne äußere Zielsetzung. Diese Aktivitäten umfassen das Feld kreativer Tätigkeit. Das Feld würde sich allerdings verändern, wenn er für andere tätig wird (und vielleicht Applaus wünscht).

## Definition: Gesamtfeld (Kṣetra)

Mit dem Wort *Kṣetra* kennzeichnet man in Yoga das Gesamtfeld des Menschen, das die passive und aktive Innen- und Außenwelt der menschlichen Wahrnehmung umfaßt. Das „Denken in Feldern" kann gelernt und überschaubar gemacht werden; es hilft, den Standort der eigenen Person im Schnittpunkt der Feldlinien nach innen und außen zu erkennen. Gesellschaftliche Einflüsse und Wirkungen von Objekten aus der Umwelt lassen sich präziser empfinden, wenn man weiß, welches Feld der Person jeweils betroffen ist.

**Beispiel**

Der *Kṣetrajña* (sprich: Kschetradschnja = Kenner des Feldes) ist derjenige, der sich in dem jeweiligen Feld richtig zu bewegen versteht. Er wird sich zum Beispiel im Krieg nicht wie auf einem Bauernhof benehmen und in der Familiensphäre nicht wie im Physik-Labor eines Gymnasiums.

## Untersuchung „in eigener Sache"

Kennzeichnend für jede Person ist ihre „Einmaligkeit". Daraus ergibt sich auch die Einmaligkeit der „Feldstruktur" einer Person, also der Handlungsbereiche, Spielräume usw. Ein ganzer Fächer von Verhaltensweisen ist möglich, die teilweise bewußt, teilweise unbewußt ablaufen. Gesetzmäßigkeiten sind schwer erkennbar; Reaktionen ergeben sich häufig als Ergebnis passiver wie aktiver Feldgestaltung. Der Wunsch nach **Bewußtmachung der Feldgestaltung** liegt auf der Hand, da die konfliktfreie Steuerung der eigenen Person durch die Gegebenheiten der Umwelt im Sinne eines besseren Lebensgefühls wünschenswert ist.

In Yoga will man Kenner des Gesamtfeldes werden; denn erst mit diesem Überblick wird es möglich, Gefährdungen zu erkennen und zu vermeiden, z.B. einseitige Verhaltensweisen (Sitzgewohnheiten, Alkoholkonsum, egoistisches Benehmen, Aggressivität usw.). Man wird den Schwerpunkt seiner aktuellen Aktivitäten testen und kennenlernen. Man wird Bilanz ziehen über zweckgebundene Aktivitäten, denen man sich nicht entziehen kann (z.B. Beruf, Kindererziehung usw.) und über zweckfreie Aktivitäten (Schlafen, Nichtstun). Es sei hier nebenbei bemerkt, daß die indische Philosophie niemals verspricht, daß dieses hohe Ziel im Laufe des Lebens erreicht werden kann.

## 5.2 Gegliederte Innenwelt

Im Gegensatz zu manchen Methoden angewandter Psychologie und Soziologie, die das Verhalten des Menschen nach innen und außen analysieren und in erkennbare Bahnen lenken wollen, legt Yoga Wert darauf, die „subjektive Lebendigkeit" des Menschen zu erhalten. Auch Yoga will Effekte erzielen, aber nicht auf Kosten der „Lebendigkeit" des einzelnen. Yoga will Wege zeigen, die subjektiven Meldungen aus der eigenen Wahrnehmung persönlich zu deuten. Yoga will ohne Statistik, Fragebogen und Geräte dem einzelnen zur unmittelbaren Einsicht in den Zusammenhang seiner Handlungen verhelfen. Der Mensch soll also nicht ausgefragt werden, er soll sich selbst fragen und ein Gespür für den Ablauf seines Verhaltens entwickeln. Er soll die Verantwortung für sich selbst und für seine eigenen Entscheidungen aus der Erkenntnis der „Einmaligkeit seiner Feldstruktur" ableiten und wahrnehmen.

**Beispiel**

Die auf S. 53/54 erwähnten Felder können modellhaft zusammengestellt werden.

| | | | | | |
|---|---|---|---|---|---|
| Tat<br>*(Karma)* | 1<br>Sprache<br><br>*Dhvani* | 2<br>Geben +<br>Nehmen<br>*Hasta* | 3<br>Geschlecht<br><br>*Upastha* | 4<br>Ausscheidung<br><br>*Pāyu* | 5<br>Bewegung<br><br>*Pāda* |
| Wahrnehmung<br><br>*(Jñāna)* * | 6<br>Klang<br><br>*Śrotra* | 7<br>Berührung<br><br>*Tvac* | 8<br>Formen u.<br>Farben<br>*Cakṣu* | 9<br>Geschmack<br><br>*Jivhā* | 10<br>Geruch<br><br>*Ghrāṇam* |

* sprich: Dschnjana

Betrachten wir die zehn möglichen Feldstrukturen unserer „höchstpersönlich gestalteten Innenwelt" auf einem Muster. Ob wir passiv zusehen oder zuhören oder aktiv eingreifen, davonlaufen usw. – immer ist es ein Ausdruck der dynamischen Gestaltung unserer Innenwelt in der erwähnten Abgrenzung des Wortes.

Mit einer Notenskala können Sie sich selbst einschätzen. Die schraffierten Felder könnten die dunklen Zonen Ihrer Persönlichkeit sein, dort, wo Sie empfinden, daß Ihre Leistungen mangelhaft sind, oder die Felder, in denen Sie sich minderwertig fühlen. Diese gilt es zu entwickeln. Im obigen Bild fühlt sich der Übende im Sprachbereich (Feld 1) schwach, weil er während Gruppengesprächen immer schweigt. Er hatte früher viel musiziert. Seit langem hat er wegen Arbeitsüberlastung kein Instrument mehr angerührt (Feld 6). Malen hat er nie gekonnt (Feld 8) und Sport hat seine Muskeln schon immer überfordert (Feld 5).

Sowohl auf die „dunkle" wie auch auf die „helle" Komponente des Gesamtfeldes kann ein Reiz von außen oder ein Entschluß im Innern wirken.

Für jede nach außen wirkende Handlung gilt:
Sie hat ihre Korrespondenz nach innen. Diese ist real. Sie entscheiden sich z.B. dafür, Ihre Innenwelt für Ihren Lebenspartner zu öffnen. Die Ehe begriff man früher als das „Einswerden zweier Menschen im Fleisch". Aus welchem Grund auch immer zwei Menschen sich in dieser Weise für einander öffnen, das heutige Eherecht beinhaltet immer noch die Vorstellung vom gemeinsam geteilten Lebensraum „im Guten wie im Bösen", „bis daß der Tod euch scheidet". Was für diesen 3. Teilbereich des Gesamtfeldes menschlichen Lebens gilt, gilt für alle anderen. Die Innenwelt ist keine Phantasiewelt, die Außenwelt nicht allein die Realität. Die Dynamik der Gestaltung jener Grenze zwischen Innen und Außen, Mein und Dein, Ich und Materieller Welt, Realbestehendem und Möglichem wird in der Bezeichnung der Teilfelder 1 bis 5 und 6 bis 10 mit den realen Kategorien der Tat und der Wahrnehmung wiedergegeben.

**Beispiel**

Das klassische Beispiel dafür ist die menschliche Liebe. Die passive Feldgestaltung wird *Śakti* (sprich: Schakti = die menschliche Anziehungskraft) genannt, die aktive Feldgestaltung *Śakta* (sprich: Schakta = menschliche Hingabe). Im zweckfreien Schenken und in der freudigen Annahme des Geschenks kommt materiell zum Ausdruck, was in Worten, Blicken, Handgeben und einer Reihe von anderen Tätigkeiten zwischenmenschlicher Kommunikation angedeutet wird.

Unter *Karma* (Tat) versteht man jene aktive Öffnung der Innenwelt eines Menschen nach außen. Der Mensch macht eine reale Mitteilung nach außen. Unter *Jñāna* (Wahrnehmung bzw. Erkennen) öffnet er sich für eine von außen kommende Mitteilung. Das Sanskritwort für öffnen heißt *bhid* und wird in Zusammenhang mit Yoga-Übungen sehr oft verwendet. Z.B. spricht ein Haṭha-Yoga-Text von der Öffnung der Knospe der Wonne an einer Stelle im Körper des Menschen unter dem Herzen. Wer die Erfahrung einer intensiven zwischenmenschlichen Begegnung schon gemacht hat, wird feststellen, daß dies eine sehr treffende Beschreibung des Vorgangs des Verliebtseins ist. Eine „schmerzhafte Veränderung der Innenwelt" – zweifelsohne aber eine, die man gern in Kauf nimmt.

Das betroffene *Marma,* Herz, signalisiert beide Empfindungen: den Drang (Tat, *Karma)* zur totalen Verschmelzung der eigenen Welt mit der des Partners und die Erkenntnis *(Jñāna)* der Unmöglichkeit eines solchen Vorhabens. Die sich daraus ergebende permanente Spannung, so der Grundtenor indischer Philosophie, erhält den Prozeß des Lebens.

Eine ähnliche Auseinandersetzung zwischen dem eigenen „Innenleben" und der umgebenden Welt findet dauernd und in unterschiedlicher Intensität statt. Z.B. wird ein Teil dieser Auseinandersetzung durch die Massenmedien provoziert, die uns die Erscheinungsformen der Wirklichkeit geradezu atemberaubend ins Wohnzimmer bringen. Diese Wirklichkeit vieler Lebensbereiche wird uns fremdgestaltet nahegebracht. In Zusammenhang mit den Medien sehen Sie die Welt sozusagen aus zweiter Hand, durch die Brille anderer.

Wird uns die Außenwelt verzerrt vorgeführt, kann man von Manipulation sprechen, die einen gewaltsamen Einbruch in die „Innenwelt des Opfers" darstellt. Ein solcher Einbruch ist nach Yoga-Auffassung nur möglich, wenn die Wach- und Warnposten *(Marmas)* des Betroffenen schlafen. Es fragt sich dann, ob letzten Endes eine Manipulation durch z.B. Werbemanager tatsächlich immer gegeben ist. Vielleicht wird durch das einseitige Anpreisen eines Objekts in der Werbeindustrie momentan der Blick für andere Möglichkeiten geblendet. In Yoga kommt es jedoch darauf an, zu trainieren, die Symmetrie des Gesamtfeldes der Erfahrung *(Kṣetram)* zu bewahren, so daß Bedürfnisse nicht einseitig nach Befriedigung streben.

**Beispiel 1**

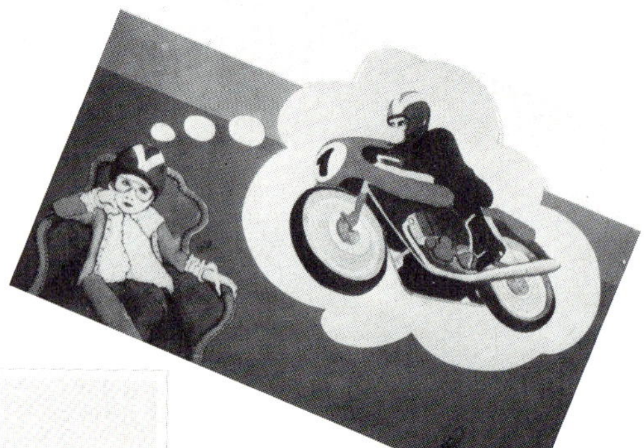


FÜR MEHR FREUDE AM FAHREN

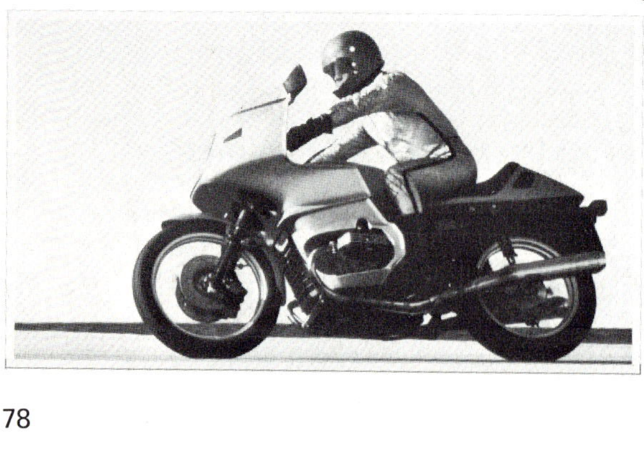

**Beispiel 2**

Möbelwerbung

Alles Vollkommene in seiner Art muß über seine Art hinausgehen,
es muß etwas anderes, Unvergleichbares werden.

(Goethe, Wahlverwandtschaften)

# Ein Trost für alle, die nicht genau wissen, was deSede ist: Wir haben es auch noch nie genau erklären können. Hier ein Versuch.

Eine Philosophie steckt auch dahinter, wenngleich eine durchaus schweizerische. Ein bekanntes, zwar englisches Auto namens Rolls-Royce hat Sitze aus dem gleichen Leder wie die deSede-Fauteuils. Und Granden haben wir unter unserer Kundschaft etwelche.

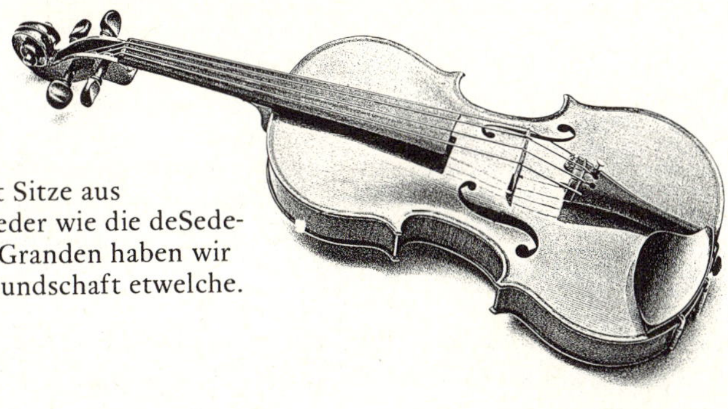

deSede-Möbel gibt es darum auch nicht in verschiedenen Stilarten deSede ist ein Stil an sich.

Dennoch: deSede-Möbel zu kaufen ist nicht eine Frage des Reichtums, sondern eine Frage der Präferenzen und des Geschmacks. Es sind ja auch nicht die reichsten Leute, die am schönsten auf einer Stradivari spielen.

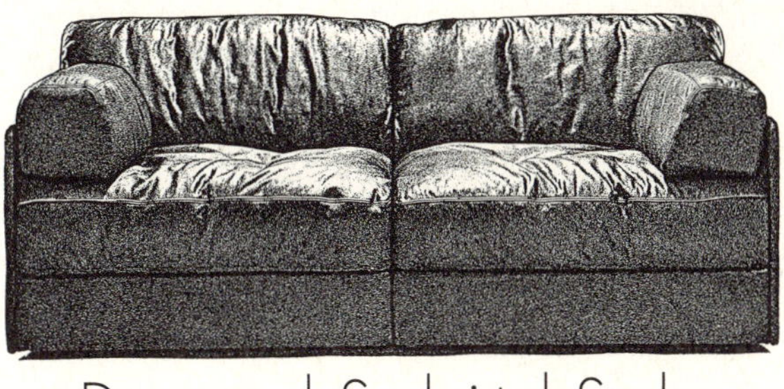

Denn nur deSede ist deSede.

Die Beispiele aus der Produktwerbung zeigen es besonders deutlich: Geschulte Menschenkenner – Psychologen, Soziologen – untersuchen zunächst sehr sorgfältig die Zielgruppe, die als Konsument für bestimmte Produkte in Frage kommt. Sie registrieren die Lebensumstände und latenten Wünsche und formen daraus ein Werbekonzept, das zu einem Kaufmotiv führen soll. Der Slogan „Für mehr Freude am Fahren" trifft auf die bewußten und unbewußten Wünsche vor allem jüngerer, sportlicher Konsumenten. Der angepriesene Wohnkomfort, die „Symphonie in Leder" spricht bereits etablierte Personen an, die ihren häuslichen Lebensbereich kultivieren wollen.

Die Entscheidung des einzelnen für dieses Fahrzeug oder jenes Möbel ist allerdings von einer ganzen Fülle anderer Faktoren abhängig – Finanzen, sonstige Verpflichtungen, Abstimmungen innerhalb der Bedürfnisse der einzelnen Mitglieder der Familie usw. Herrscht hier Symmetrie, so ist sie das stärkste Bollwerk gegen Manipulation.

### Kennen der Motive

Offenbar sind in jedem Menschen passive Bedürfnisse vorhanden, die durch entsprechende Impulse geweckt und in aktive Handlungen umgeformt werden. Um sich gegen Steuerung von außen zu schützen, muß man also seine Wünsche bzw. Bedürfnisse kennen.

Die Motivanalyse wird in vielen Disziplinen unterschiedlich gehandhabt. Der Philologe untersucht die Motive der Literatur anders als der Kriminologe die Motive des Täters. Doch erhellt die genaue Kenntnis des Motivs hier wie dort den Tatbestand. In der Philologie beleuchtet man den Gang eines Motivs durch die Literaturgeschichte, seinen Ursprung und seine Abwandlung durch den einzelnen Dichter. In der Kriminologie untersucht man die Entstehung des Motivs in der persönlichen Geschichte des Täters und in seiner Auseinandersetzung mit seiner Umwelt, und man fragt nach den aktuellen Anlässen, die zur Tat führten. Entsprechend geht die Kriminalpolizei vor: Sie sucht nach dem Motiv für die Handlung des Täters. Hat sie das Motiv, kreist sie den Täter ein.

Durch die Kenntnis des Wechselspiels zwischen Außen- und Innenwelt kann man die Integrität seiner Persönlichkeit (d.h. die Tat- und Wahrnehmungskraft) besser bewahren. Nach ausreichendem Training wird mehr körperliche und geistige (Bewegungs-) Freiheit erreicht. Notwendig ist die Motivanalyse.

### Beteiligung des Körpers an der Motivanalyse

Die Motivanalyse muß für ihre Erkenntnisse auch den Körper des Menschen mit einbeziehen; denn der Körper ist grundsätzlich an der Zuteilung und Wahrnehmung von Funktionen beteiligt, sei es mit den Händen oder Füßen, den Ohren, Augen oder anderen Organen. Das ist ein lebendiger Akt der Gestaltung des sozialen Feldes.

**Beispiel**

Haben Sie darüber nachgedacht, daß ein Postbote im wesentlichen mit seinen Beinen arbeitet, eine Telefonistin mit Ohr und Stimme? Kämen Personen für diese Berufe in Frage, die in diesen Organen behindert wären?

In der Beobachtung der lebendigen Feldgestaltung durch den Körper selbst liegt die Methode des Yoga. Dadurch lernt der Mensch das Feld und seine Beschaffenheit kennen. Diese Methode geht von folgenden Selbstverständlichkeiten aus:

1. Die Bestandteile des Körpers werden als feste lebendige Gegebenheiten angenommen. Sie werden nicht, wie es manche Philosophen tun, in Frage gestellt.

2. Die Gegebenheiten des Körpers sind funktionale dynamische Gebilde, ständig beschäftigt mit der Verarbeitung und Gestaltung von Nachrichten aus der Umwelt und an sie. Die Signale dieser funktionalen dynamischen Gebilde bedienen sich des Codes Schmerz/Nichtschmerz.

3. Form und Funktion der Felder des Körpers ändern sich ständig. Zum Beispiel können die Augen durch zu vieles Lesen kurzsichtig werden, die Wirbelsäule durch vieles Sitzen verkümmern. Um das Feld des Auges zu gestalten, benötigt man eine Brille, weil die Schmerzsignale im Augenbereich Funktionsverlust andeuten. Die Schmerzsignale aus der Wirbelsäule zwingen zur Gestaltung des Feldes der Bewegung.

## 5.3 Das einzelne Feld (Viṣaya; sprich: Wischaja)

Das einzelne Feld ist nicht einem Sinnesbereich gleichzusetzen. Es ist vielmehr das Konglomerat verschiedener Empfindungen, die jeweils für jeden unserer Sinne spezifisch sind. Die Übertragung der Phänomene aus dem Bereich eines Sinnes auf den eines anderen ist ein Vorgang, dem Yoga seine besondere Aufmerksamkeit zuwendet.

**Beispiel**
Den Geruch und Geschmack eines Objekts können wir im Sinne der Empfindungen unserer Riech- und Geschmacksrezeptoren nicht auf unsere Augen übertragen. Unsere Augen können nur sehen. Doch wenn wir einen Menschen in unserer Nähe mit den Augen nicht mehr sehen wollen, sagen wir oft: „Ich kann ihn nicht mehr riechen, er schmeckt mir nicht."

Ein Feld im Sinne von Yoga umfaßt also gleichzeitig durchaus Empfindungen mehrerer Sinnesorgane. Yoga untersucht dieses Phänomen mit Hilfe der *Āsanas,* mit denen die Übertragungsvorgänge beobachtet und getestet werden.

Von der Anlage des Körpers her ist jedes Sinnesorgan ganz spezifisch. Die Beine sind beim Menschen verschieden von den Armen, die Ohren von den Augen usw. Die mit den Sinnesorganen in Verbindung stehenden *Marmas* sind ebenfalls spezifisch miteinander verbunden; das bedeutet auch, daß ihre Schmerzsignale ganz bestimmte Bahnen haben, die durch genaue Beobachtung feststellbar sind.

Die Übertragung von einem Feld auf das andere bedient sich dieser Bahnen. Welche Erklärung bietet sich an? Statt sich eines Vergleichs mit dem Computer zu bedienen und diese Übertragungsphänomene mit Schaltungen zu erklären, wie dies in der Neurophysiologie getan wird, geht man in Yoga wiederum von der subjektiven Wahrnehmung aus und teilt die Übertragungsleitungen in Kategorien auf. Zunächst unterscheidet man fünf aktive und fünf passive Instanzen der eigenen Weltgestaltung. Man nennt sie *Viṣayas* (Felder des Körpers).

Dieser Begriff ist nicht mit „Sinn" gleichzusetzen. In der modernen Physiologie spricht man auch vom Sinn für Schmerz, Druck, Wärme, Kälte usw., weil es ganz spezifische Rezeptoren oder Zellen gibt, die die Verarbeitung von Reizen jeweils nur für diese Empfindungen vornehmen.

Die Feldgestaltung in Yoga bedeutet Teilgestaltung der eigenen Welt und ist gleichzeitig ein sowohl passiver als auch aktiver Kommunikationsvorgang eines menschlichen Individuums.

**Beispiel**

Bei der geschlechtlichen Begegnung von Mann und Frau geht eine Vielzahl von Sinnen eine komplexe Verbindung ein. In Zusammenhang mit der Feldgestaltung in Yoga ist sie jedoch ein ganz spezifischer *Viṣaya*. In dieser Aktivität erleben sich die Partner als Individuen in der vollen Entfaltung ihrer Sinnesfunktionen.

### Die 10 Viṣayas oder Felder des Körpers

**Aktive Viṣayas**

| | |
|---|---|
| *Dhvani* | — das Feld des Lautes als Gesprochenes (Sprache) |
| *Hasta* | — das Feld des Gebens und Nehmens |
| *Upastha* | — das Feld der geschlechtlichen Begegnung |
| *Pāyu* | — das Feld der Ausscheidung |
| *Pāda* | — das Bewegungsfeld |

**Passive Viṣayas**

| | |
|---|---|
| *Śrotra* | — das Feld des Lautes als Gehörtes Klang |
| *Tvac* | — das Feld der Berührung |
| *Cakṣu* | — das Feld der sichtbaren Dinge (Formen und Farben) |
| *Jivhā* | — das Feld des Geschmacks |
| *Ghrāṇa* | — das Riechfeld (Geruch) |

Auffallend ist, daß man in Yoga einerseits sehr stark mit dem Körper als Einheit arbeitet, während sich andererseits diese Einheit in einzelne Verhaltensmuster auflösen und isoliert betrachten läßt. Das folgende Diagramm zeigt schematisch die Möglichkeiten aktiver und passiver Feldgestaltung. Hierzu einige Anmerkungen und Erklärungen:

a) Es werden die auf die Schaltzentrale einwirkenden *Pitta*-Motive gezeigt. **Motiv** bedeutet in diesem Zusammenhang Eingrenzung eines Ausschnitts der Wirklichkeit, vergleichbar mit einem Bild, das man aus einem größeren Zusammenhang herauslöst und einrahmt. Dahinter steht ein aktiver Vorgang, so daß man definieren kann: **Die Pittas sind Gestaltungsprinzipien der Welt eines Menschen.** Davon gibt es fünf.

b) Die Entscheidungsebene, das Abwägen zwischen zwei und mehr Pittas (Motiven) wird auf Empfindungswegen *(Vāyus)* ausgetragen.

c) Die *Vāyus* schneiden einander wie Straßen an einer Kreuzung. Diese Straßenkreuzungen sind die Organe des Körpers.

d) Die „Ampeln" an diesen Kreuzungen sind die *Marmas,* deren Signale Schmerz/Nichtschmerz ausdrücken. Den Schwebezustand zwischen Schmerz und Nichtschmerz nennt man *Kapha.*

e) Das nachstehende Schema zeigt beispielhaft das Ineinandergreifen von subjektiver bewußter Erlebnisfähigkeit und dem Spiel der unbewußten, diese Erlebnisse vorbereitenden Instanzen.

**Aktive und passive Feldgestaltungsinstanzen**

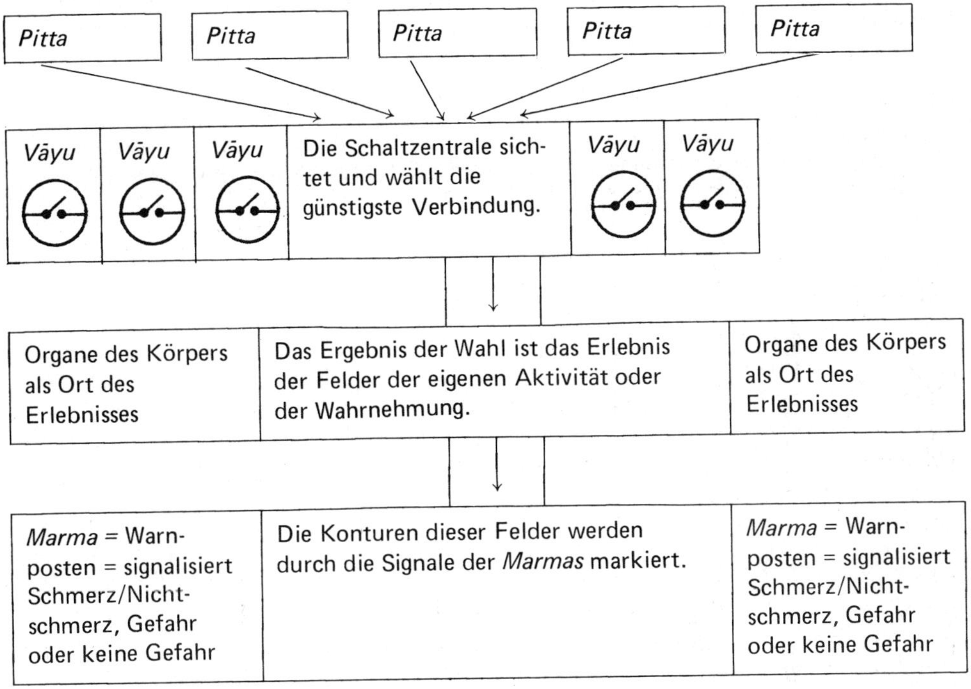


**Zusammenfassung**

1. Nach der Yoga-Theorie ist **jeder Mensch Träger und Gestalter von inneren und äußeren Bereichen, den sogenannten Feldern** *(Viṣayas).* Die Innen- und Außenteile jedes Feldes werden – bildlich gesprochen – durch die „Außenhaut" wie durch eine Membran getrennt, die jedoch transparent ist: Wirkungen von außen dringen nach innen und umgekehrt. Die Außenanteile treten in Kontakt mit den Feldbereichen anderer Personen, durchdringen sich, stoßen sich ab oder bilden neue Formen.
2. Menschliche Felder unterliegen der Tätigkeit **aktiver wie passiver Feldgestaltungsinstanzen.** Der einzelne Mensch kann sich dieses Spiel der Feldgestaltungsinstanzen jedoch vergegenwärtigen. Voraussetzung ist die Analyse der subjektiv wahrnehmbaren

Wünsche und Bedürfnisse, eine Bewußtmachung der Vorgänge, die von innen nach außen und umgekehrt wirken. Ein markantes Beispiel ist die Werbung, die die Felder von außen passiv reizt (Bedürfnisse), um sie zur aktiven Feldgestaltung (gewünschte Aktivität) zu veranlassen.

3. Die einzelnen Felder sind in Yoga **Konglomerate von Empfindungen,** die unter Beteiligung verschiedener Sinne geformt werden. Ein Feld ist nicht gleichzusetzen mit einem bestimmten Sinn. Die Felder des Körpers werden in aktive und passive Felder gegliedert. Die auf die Felder einwirkenden Sinnesorgane stehen mit *Marmas* in Verbindung, die wiederum untereinander „verdrahtet" sind. Auf spezifischen Bahnen oder **Leitungen** *(Vāyus)* werden ihre Schmerzsignale geleitet. An den **Kreuzungen** dieser sogenannten Empfindungswege werden die Entscheidungen, die beim Abwägen von Motiven zur Wahl stehen, getroffen. Das Kennenlernen der inneren Informationsstruktur kann durch Yoga-Übungen trainiert werden.

## 5.4 Zur Übung

### Aufgaben

1. Versuchen Sie, Formen der aktiven Feldgestaltung in Zusammenhang mit inneren, von Ihnen wahrgenommenen Motiven zusammenzubringen.

   Zum Beispiel: Sie können versuchen, Ihre Gedanken niederzuschreiben (Gedanken = inneres Feld; niederschreiben = äußeres Feld, aktiv gestalten). Sie prägen dadurch Ihre Welt mit Worten *(Dhvani)*. Oder Sie beschäftigen sich mit der Gestaltung von Material, z.B. Knetmasse, Farbe, Textil, verleihen Ihrer Welt Form *(Hasta)*. Oder Sie treffen sich mit Ihrem Partner, Freund usw. *(Upastha* = geschlechtliche Begegnung).

   Machen Sie sich gewohnheitsmäßige Aktivitäten dieser Art, die Sie ohnehin regelmäßig ausüben, bewußt und beziehen Sie künftige Handlungen darin ein. Sie sollten sich nicht nur gedanklich vorstellen, was Sie tun könnten, sondern dies auch in die Tat umsetzen.

2. Versuchen Sie in der gleichen Weise die passive Feldgestaltung. Treffen Sie einen Menschen aus Ihrer Bekanntschaft, dem Sie gern zuhören *(Śrotra)*, oder nehmen Sie das Buch zur Hand, das Sie gern lesen würden und doch lange haben liegen lassen *(Śrotra)*.

   Bereiten Sie sich für einen bestimmten Tag in der Woche darauf vor, sich mit dem Schicksal anderer Menschen zu befassen, sich von der Nachricht eines menschlichen Schicksals wirklich berühren zu lassen *(Tvac)* usw. Auch hier gilt es, real zu verfahren.

### Praktische Übungen

1. In der *Zen*-Malerei gilt das Prinzip, eine darstellende Linie nicht zweimal zu zeichnen. Der Strich muß sozusagen im ersten Versuch „sitzen", nur dann erreicht man ein aus vorangegangener Meditation erzeugtes „unmittelbares" Ergebnis. Analog hierzu sollen Sie versuchen, die in den folgenden Abbildungen dargestellten Körperbewegungen auf ein Blatt Papier zu zeichnen. Probieren Sie so lange, bis Sie mit Ihrem Ergebnis zufrieden sind. Gestalten Sie das Blatt und zeichnen Sie jede Linie nur einmal. Heben Sie Ihre Zeichnungen für spätere Übungen auf.

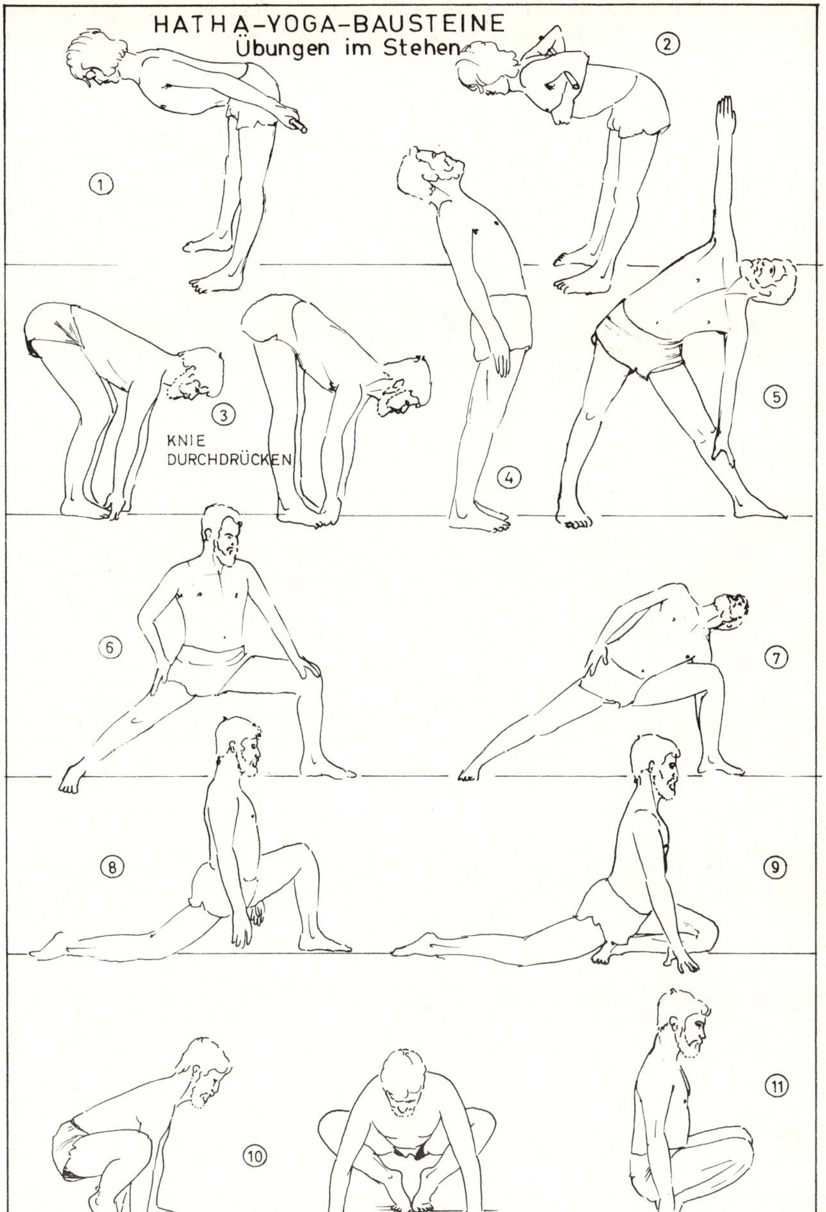
HATHA-YOGA-BAUSTEINE
Übungen im Stehen
1
2
3
KNIE
DURCHDRÜCKEN
4
5
6
7
8
9
10
11

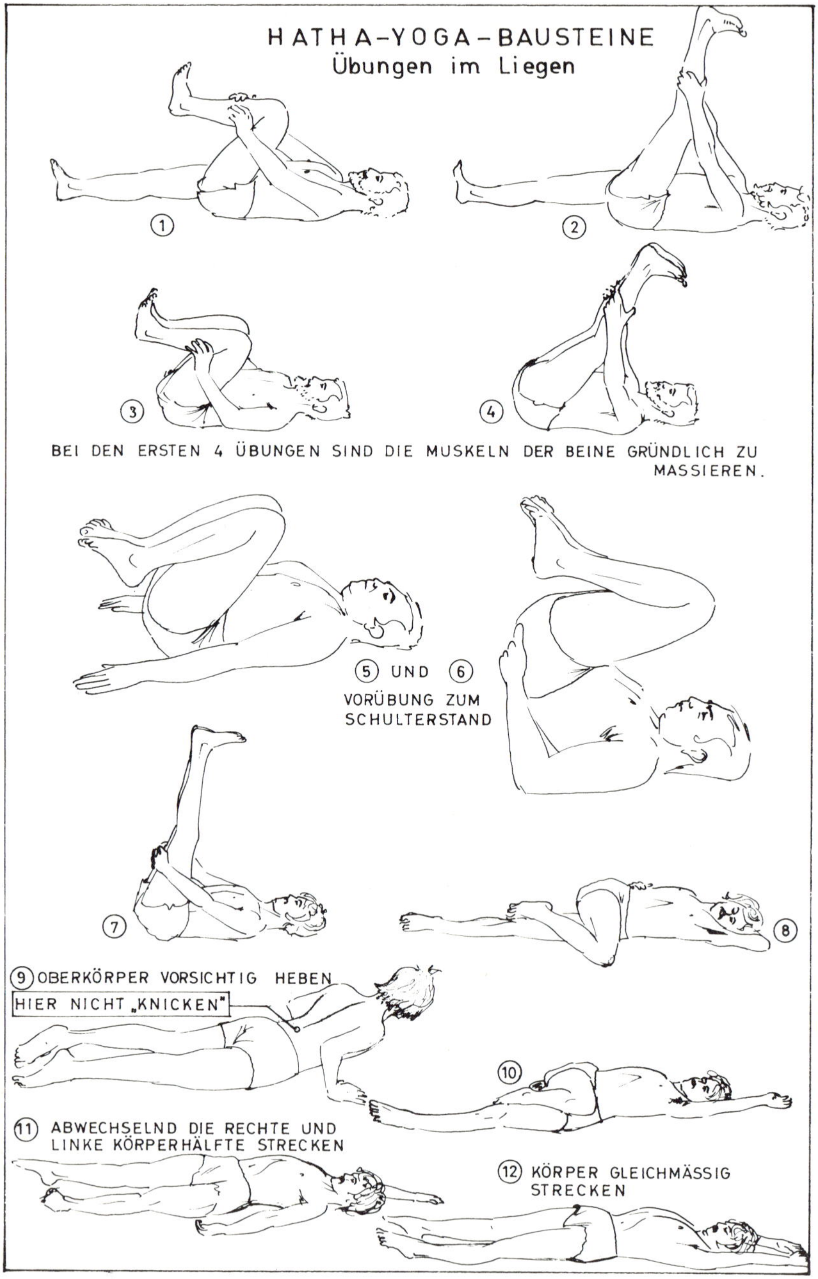
HATHA-YOGA-BAUSTEINE
Übungen im Liegen
1
2
3
4
BEI DEN ERSTEN 4 ÜBUNGEN SIND DIE MUSKELN DER BEINE GRÜNDLICH ZU MASSIEREN.
5 UND 6
VORÜBUNG ZUM SCHULTERSTAND
7
8
9 OBERKÖRPER VORSICHTIG HEBEN
HIER NICHT „KNICKEN"
10
11 ABWECHSELND DIE RECHTE UND LINKE KÖRPERHÄLFTE STRECKEN
12 KÖRPER GLEICHMÄSSIG STRECKEN

– Können Sie mit der linken und mit der rechten Hand zeichnen?
– Welche Gestaltungsinstanzen (Motive) bewegen Sie beim Zeichnen?
– Welche Felder verändern sich? (z.B. Feld der Bewegung, vgl. S. 76).
– Wie erleben Sie sich selbst?

2. Führen Sie nun die dargestellten Haltungen selbst aus. Beobachten Sie den Fluß der Bewegungen in Ihrem Körper.

   – Treten irgendwelche Spannungen auf?
   – Sind die Bewegungen von einem großen inneren Spannungsbogen getragen?
   – Haben Sie den Eindruck, daß „Knicks" den geschmeidigen Übungsablauf verhindern?

3. Vergleichen Sie den Bewegungsfluß in der Abfolge der Übungen mit der Linienführung Ihrer Zeichnungen.

   – Können Sie Übereinstimmungen feststellen?
   – Treten „Knicks" an denselben Punkten auf?
   – Ist der Fluß Ihres Federstrichs mit der Körperbewegung identisch?
   – Gibt Ihnen diese Doppelübung größeren Überblick?

# 6 Die Analyse eigener Wahrnehmungen – Ich und Innenwelt

**Lernziele**

1. Die Leitfäden *(Guṇas)* der Verbindung zwischen Reflexion und Reflex kennenlernen.
2. Das Zusammenspiel zwischen Reflexion-Reflex-Verbindungen im zwischenmenschlichen Kontakt sehen lernen.
3. Die Kategorien der Beurteilung *(Doṣas;* sprich: Doschas) unserer eigenen Wahrnehmung: *Vāyu* (Unschlüssigkeit), *Pitta* (überwiegend Eindeutigkeit), *Kapha* (überwiegend Mehrdeutigkeit) kennenlernen.
4. Die Interaktion zwischen *Guṇas* und *Doṣas* erfahren und als Kluft zwischen eigener Wahrnehmung und Wirklichkeit sehen lernen.

**Zur Orientierung**

1.

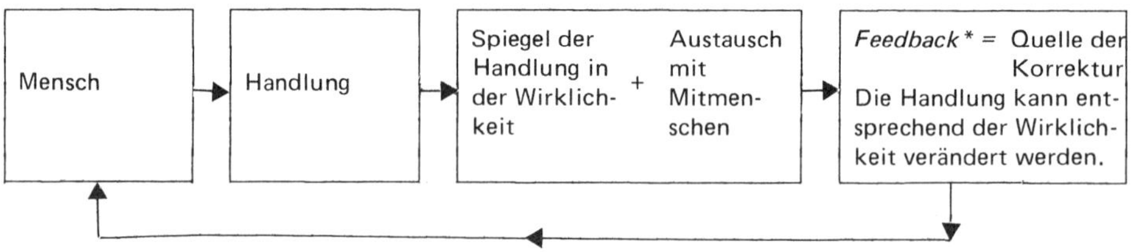


2. **Feedback als physiologisches Phänomen**

Alexandra, 10 Jahre, spricht sehr schlecht. Die Worte kommen langsam und sehr mühsam. Sie formt jede Silbe, als wenn sie den Ton sehen müßte. Alexandra kam als völlig gehörloses Kind auf die Welt. Sie lernte „Töne zu sehen" und über diesen Umweg das Sprechen. Die menschliche Sprache hat daher für das Kind eine andere Qualität als für Menschen, die normal hören können. Während normale Menschen die eigene Sprache direkt hören, regu-

* *Feedback* = zielgerichtete Steuerung eines biologischen (sozialen usw.) Systems durch Rückmeldung der Ergebnisse. Auch sinnlich wahrnehmbare Rückmeldung (z.B. durch Gestik, Mimik), die dem Kommunikationspartner anzeigt, daß ein Verhalten oder eine sprachliche Äußerung verstanden wurde.

lieren und korrigieren können, müssen taube Menschen dieses fehlende *Feedback* ihres Gehörs durch sichtbare Signale ersetzen.

3. **Nachlassen des Feedback-Mechanismus bei alten Menschen**

Die Reaktionen anderer Menschen dienen oft als Korrektur für das eigene Verhalten, doch alte Menschen sind oftmals nicht mehr in der Lage, solche *Feedbacks* wahrzunehmen. Sie haben häufig keine Bindungen mehr zu Familienangehörigen und Mitmenschen. Die Impulse von außen reduzieren sich auf reine Objekte. Der Dialog findet im Selbstgespräch und mit umgebenden Dingen, Bildern von Freunden und Verstorbenen, Tieren usw. statt. Der Dialog mit sich selbst, Gegenstände und Tiere sind der Ersatz für Menschen, die nicht mehr existieren.

4. **Der Feedback-Mechanismus vor dem Hintergrund latenter Verhaltensmuster**

Das Auto kam aus einer Seitenstraße heraus. Der Student, Herr Y, konnte nicht mehr bremsen und fuhr dem anderen voll in die Flanke. Für Herrn Y war die Sache ein klarer Fall: Der Fahrer des anderen Autos hatte ihm die Vorfahrt genommen. Doch die Passanten beschimpften Herrn Y. Er glaubte, daß sie für den anderen Fahrer primär deswegen Partei ergriffen, weil dessen Auto funkelnagelneu war. Sogar der herbeigerufene Polizist sagte als erstes zu Herrn Y: „Was wollen Sie denn für die Klapperkiste noch?" Die Schuldfrage war jedoch für den Polizisten klar. Sie lag beim Fahrer des neuen Autos. Herr Y war im Recht.

5. **Geheimnisvoller Kriminalfall — widersprüchliche Zeugenaussagen**

### Bekannter Hotelier wurde tot im Foyer aufgefunden

München (eigener Bericht).

Gestern nacht wurde gegen 24 Uhr die Kriminalpolizei in das Hotel Löwe in der Bergstraße 21 gerufen. Im Foyer seines Hotels wurde der Besitzer, Asam X., tot aufgefunden. Der Tote wies Schußverletzungen an der rechten Schläfe auf. Die rechte Hand umklammerte einen großkalibrigen Revolver. Während der Tatzeit waren drei Angestellte des Hotels im Haus: der italienische Kellner Paolo A., der Nachtportier Josef B. und das jugoslawische Zimmermädchen Ana S. Übereinstimmend erklärten die Zeugen, die sich zum Tatzeitpunkt in anderen Räumen des Hauses aufhielten, gegen 24 Uhr ein lautes Geräusch gehört zu haben. Die anschließende Zeugenvernehmung ergab jedoch erhebliche Widersprüche, so daß die Polizei nach eigenen Angaben ein Verbrechen nicht ausschließt. Die Protokolle widersprechen sich in einer Reihe von Punkten.

**Zur Diskussion**

1. Das Schema in *Zur Orientierung* zeigt die Dynamik der Instanz *Feedback* als Leitfaden für die Korrektur der eigenen Handlungen. Überprüfen Sie anhand normaler täglicher Situationen, welche Rückmeldungen Sie zu welchem Verhalten veranlassen, z.B.

– wenn Sie glauben, einen alten Bekannten auf der gegenüberliegenden Straßenseite entdeckt zu haben und in dem Moment, in dem Sie ihn ansprechen wollen, feststellen, daß Sie sich getäuscht haben;
– wenn Sie damit rechnen, daß die Teilnehmer einer wichtigen Sitzung Ihren Antrag unterstützen werden und Sie dann feststellen, daß der Gegenvorschlag begünstigt wird;
– wenn Sie meinen, daß Sie bei einem geselligen Zusammensein besonders humorvoll und spritzig gewirkt haben und Ihnen später jemand verrät, daß Sie eine Reihe von guten Freunden durch Ihr Verhalten verletzt haben.

2. Jede sprachliche und jede nichtsprachliche Handlung ist gleichzeitig realitäts- (objekt-)bezogen und abhängig von Beziehungen zu Menschen.
   – Glauben Sie, daß die Empfindungen eines alten Menschen, der sich in die Welt seiner Gegenstände und Erinnerungen zurückgezogen hat, auf einer Scheinwelt aufbauen, die in Wirklichkeit nicht existiert?
   – Könnte es sein, daß der alte Mensch die Kluft zwischen eigener Wahrnehmung und der Wirklichkeit erkennt, diese Situation aber bevorzugt, weil sie ihm Frieden und keine Auseinandersetzung mit anderen Menschen gibt?
   – Überprüfen Sie, welche Objekte einerseits und Personen andererseits Einfluß auf Sie ausüben und Sie zu bestimmten Verhaltensweisen veranlassen.

## 6.1 Das Feedback als Leitfaden der Wirklichkeit

In *Zur Orientierung* sind fünf verschiedene Situationen geschildert worden. Das einführende Schema stellt den Ablauf der Korrektur menschlichen Verhaltens dar. Die Korrektur vollzieht sich anhand eines dynamischen Dialogs zwischen Mensch und Umwelt. Die Beispiele 3 und 5 zeigen Extremfälle auf:

Alte Menschen zeigen vielfach die Unfähigkeit zur Veränderung ihres Verhaltens. Die Umwelt sagt dann, daß solche Personen anfangen, alt zu werden. Mit der Verweigerung der Korrektur gehen Reaktionen einher, die dem alten Menschen von seiner Umwelt das Prädikat „verknöchert" oder „verkalkt" einbringen. Allerdings muß kein direkter Zusammenhang zwischen dem Alterungsprozeß des Körpers und der Wirklichkeitsnähe bestehen. Für die Jüngeren ist es oft schwierig, die Altersschwäche ihrer Eltern zu verstehen und in ihr Leben einzubeziehen. Die alte Mutter oder der alte Vater wiederholen sich häufig im Gespräch, sind nicht mehr flexibel in ihren Ansichten und nehmen die Argumente anderer nicht mehr zur Kenntnis.

Im Falle sich widersprechender *Feedbacks*, wie bei den Zeugenaussagen zum Tode des Hoteliers, muß die Polizei den sehr differenzierten Apparat der Kriminologen einsetzen, um den eigentlichen Leitfaden für die Beurteilung des Falles zu finden.

Sowohl im Normalfall (physiologischer Mechanismus) als auch im Falle der einander widersprechenden *Feedbacks* hat die Reflexion als Erlebnis des eigenen Verhaltens durch die Rückmeldung der Umwelt zur Veränderung der eigenen Handlungen und damit der unbewußten Reflexe geführt. Inwieweit der wahrnehmende Mensch im gegebenen Falle in der Lage ist, sich an dem ihm auf diese Weise präsentierten Leitfaden der Wirklichkeit zu orientieren, hängt von einer Fülle von Faktoren ab, die die Yoga-Lehre in drei großen Kategorien *(Doṣas)* zusammenfaßt.

Auf der anderen Seite muß nicht jedes *Feedback,* das ein Mensch einem anderen liefert, der Wirklichkeit der Situation entsprechen. Es empfiehlt sich daher, auch die *Feedbacks* in Kategorien einzuteilen. In Yoga unterscheidet man drei dieser Kategorien; man nennt sie *Guṇas.*

Die Schulung der eigenen Empfindung, das Training der Sensibilität, gehört zu den wichtigsten Zielen des klassischen Yoga. Im Orientierungsteil dieses Kapitels wurden Ihnen aus einer beliebigen Zahl von möglichen Beispielen einige Situationen gezeigt, die die Abfolge

> Impulse von außen oder eigene Entscheidung → daraus resultierendes Verhalten (= Reaktion) → *Feedback* → evtl. Veränderung des Verhaltens

verdeutlichen. Sowohl die von Menschen bzw. Objekten ausgehenden Impulse als auch die daraufhin eintretenden menschlichen Reaktionen haben Eigenschaften, die sozusagen ein gemischtes Ergebnis darstellen. Für Yoga ist in diesem Zusammenhang folgender Sachverhalt wichtig:

> Die Bewußtmachung des Zusammenhangs Impuls von außen → Reaktion → Verhalten → *Feedback* und Veränderung des Verhaltens erfordert die Beobachtung der Vorgänge in den *Marmas,* insbesondere des Ablaufs von Reflex plus Reflexion nach dem erfolgten *Feedback.* Die Schmerz- oder Nichtschmerz-Signale in den *Marmas* liefern den eigentlichen Leitfaden. Menschliche *Feedbacks* können klar sein und der Wahrheit entsprechen. Sie können aber auch im „Dunstkreis der Leidenschaft" vernebelt werden, so daß sie teils wahr, teils falsch erscheinen. Schließlich können sie so weit von der Wahrheit entfernt sein, daß man das sichere Gefühl einer völligen „Themaverfehlung" oder sogar einer bewußten Lüge oder Irreführung seitens desjenigen hat, der sie liefert.

Nach der Yoga-Theorie gibt es bestimmte Kategorien der eigenen Wahrnehmung, die eine grobe Beurteilung erlauben. Nach einer Tabelle aus der altindischen Medizin stellen sich die Zusammenhänge folgendermaßen dar:

| 3 *Guṇas* | = **Leitfäden der Verbindung zwischen Reflexion und Reflex** *(Feedback)* | 3 *Doṣas* | = **Die Beurteilungskategorien der subjektiven Wahrnehmung** |
|---|---|---|---|
| *Sattva* | – Realität | → *Vāyu* | (50 % / 50 % Unschlüssigkeit) |
| *Rajas** | – Dunstkreis der Leidenschaft | → *Pitta* | (90 % / 10 % Zielstrebigkeit) |
| *Tamas* | – Irrtum | → *Kapha* | (10 % / 90 % Handlungsunfähigkeit) |

* (sprich: Radschas)

Aus den Querverbindungen zwischen den *Feedback*-Kategorien der linken Seite und den Beurteilungskategorien auf der rechten wird die realistische Sicht der altindischen Kommunikationstheorie deutlich. Unschlüssigkeit *(Vāyu)* und „Dunstkreis der Leidenschaft" *(Rajas)* ist jederzeit erfahrbar, „absolute Realität" *(Sattva)* oder auch totaler Irrtum *(Tamas)* wohl sehr selten. Doch den Wunsch nach mehr Objektivität und Realität seiner Handlungsweisen verspürt wohl jeder Mensch.

In Beispiel 5 in *Zur Orientierung* steht die Polizei vor einem Rätsel. Hier ist die Wahrscheinlichkeit, daß jeder Zeuge recht hat, gleich groß. Die Sichtung des Problems verlagert das Geschehen und die Aussagen der einzelnen auf den Hintergrund ihres früheren Lebens. Man sucht nach den Motiven ihres Handelns, nach Anlässen, die sie zu falschen Aussagen bewegen könnten, nach den finanziellen Umständen, nach ihrem Verhältnis zum Ermordeten usw.

Bezogen auf das Verhalten der Zeugen bekommt die Kategorie *Sattva* die Bedeutung **Wahrhaftigkeit**, *Rajas* die Bedeutung **zweifelhaftes Benehmen** und *Tamas* dagegen eindeutig **falsches Handeln.** Mit Hilfe ähnlicher Leitfäden lösen dann die Kriminologen den Fall und ermitteln den Täter. Wichtig ist zu wissen, daß der subjektive Eindruck, den sich der geschulte Detektiv von den Zeugenaussagen in den meisten Fällen macht, letztlich den Ausschlag für die Aufklärung liefert. Die *Doṣas* sind die Kategorien dieser subjektiven Eindrücke.

### Erklärungen

1. *Guṇas* = Leitfäden des *Feedbacks*

**Unterteilung der Guṇas**

*Sattva* = Realität, Wahrhaftigkeit
*Rajas* = Dunstkreis der Leidenschaft, zweifelhaftes Benehmen
*Tamas* = Irrtum, falsche Handlung

2. *Doṣas* = Beurteilungskategorien; subjektive, bewußte Verknüpfung (Reflexion) mit den unbewußten Reflexen, ausgelöst durch das *Feedback.* (Z.B. beim Anhören eines Menschen hat man ein merkwürdiges Gefühl, obwohl alles, was er sagt, recht einleuchtend erscheint.)

**Unterteilung der Doṣas**

*Vāyu* = Es läßt sich der emotionale Eindruck mit logischen Überlegungen nicht zusammenbringen. Das innere Gefühl ist zwiespältig.

*Pitta* = Emotionaler Eindruck und logische Überlegung lassen sich miteinander in Einklang bringen. Der Fall ist klar. *Pitta* ist als inneres Gefühl der Zielstrebigkeit zu registrieren, als Begeisterung, Engagement, Hoffnung.

*Kapha* = Der Fall liegt völlig im Dunkeln. Er ist weder so und/oder noch nicht so zu beantworten und läßt das Geheimnis menschlicher Existenz aufleuchten. Dies ist der Fall, wenn man aus der ganzen Lebensgeschichte eines Menschen eine andere Handlungsweise erwarten würde, als er tatsächlich zeigt.

Die Mystik ist voll solcher Beispiele: Zerstörung des Körpers durch Krankheit; man erwartet einen gebrochenen Menschen, doch statt dessen tritt eine Wende ein: Erneuerung der inneren Organe und Auferstehung des Kranken als Eingeweihter in die Geheimnisse der Schöpfung. Es herrscht das Gefühl des Staunens vor.

## 6.2 Abhängigkeit unserer Wahrnehmung von Stimmungen

Es ist konsequent, die Frage nach der „Verfärbung" unserer Wahrnehmungsfelder zu stellen. Im Alltag ist es häufig schwierig, mit Menschen umzugehen, die unberechenbare Launen zeigen, Unschlüssigkeit und Aggressivität. Wenn wir über unsere zwischenmenschlichen Beziehungen nachdenken, dann klassifizieren wir die Menschentypen, mit denen wir es zu tun haben, in ähnlicher Weise wie die Yoga-Tradition die Leitfäden des *Feedbacks (Guṇas).* Bei dieser Aufgliederung in die Typen *Sattva, Rajas* und *Tamas* ist es durchaus möglich, daß man über die genannten Eigenschaften entweder nicht verfügt oder von allem etwas hat. In Kapitel 14 wird genauer auf die Eigenart der indischen Menschentypologie eingegangen.

| Typ Sattva | Typ Rajas | Typ Tamas |
|---|---|---|
| fleißig, verbindlich, realitätsbezogen, regelmäßig, vertrauensvoll, wahrhaftig, mild, gebefreudig, geduldig, intelligent, wissend, denkfähig, begeisterungsfähig, mutig, frei | von Unlustgefühlen hin- und hergerissen, unentschlossen, eigensüchtig, unaufrichtig, gefühllos, hinterhältig, gierig, zornig, eigenwillig' | verzagt, mißtrauisch, unregelmäßig, unverbindlich, fehlendes Reflexionsvermögen und Intelligenz, träge, phlegmatisch, müde |

(Nach: VAGABHAṬA, altindischer Mediziner)

Unsere Wahl im Umgang mit anderen Menschen treffen wir teils bewußt, teils unbewußt. Dabei können viele Motive eine Rolle spielen. Als verzagter Mensch könnte man geneigt sein, sich nur mit Menschen abzugeben, die man auch für verzagt hält. Als gefühlloser Mensch könnte man die Begeisterung des anderen für Mangel an Realitätssinn halten. Derartige Leitfäden sind natürlich nicht als absolute Maßstäbe zu nehmen, wenn es um die Schulung der eigenen Wahrnehmung für die Wirklichkeit geht. Sie zeigen jedoch ein jedem Menschen innewohnendes Streben auf, das genau zu verfolgen Ziel unserer weiteren Beschäftigung mit Yoga sein wird.

Die folgenden Texte üben einen Impuls auf Sie aus. Testen Sie Ihre Empfindung, d.h. den betroffenen Leitfaden *(Guṇa),* der zwischen Reflex und Reflexion als Ursache aus der Lektüre des jeweiligen Textes in Ihr Bewußtsein dringt. Ordnen Sie Ihre Empfindungen nach den Bereichen *Sattva, Rajas* und *Tamas.*

**Text 1**

Sie spielen ein Spiel. Sie spielen damit, kein Spiel zu spielen. Zeige ich Ihnen, daß ich Sie spielen sehe, dann breche ich die Regeln, und Sie werden mich bestrafen. Ich muß Ihr Spiel, nicht zu sehen, daß ich das Spiel sehe, spielen.

**Text 2**

Als Jack noch klein war, wollte er ewig bei seiner Mami sein und hatte Angst, sie würde fortgehen. Als er später etwas größer war, wollte er weit weg von seiner Mami sein und hatte Angst, daß sie ihn ewig bei sich haben wollte. Als er heranwuchs, verliebte er sich in Jill und wollte ewig bei ihr sein und hatte Angst, sie würde fortgehen. Als er etwas älter war, wollte er nicht ewig bei Jill sein und hatte Angst, daß sie ewig bei ihm sein wollte, und daß sie Angst hatte, daß er nicht ewig bei ihr sein wollte. Jack will seine Mutter verschlingen und von ihr verschlungen werden. Später schwankte er zwischen dem Willen, sie zu verschlingen, aber dem Widerwillen, von ihr verschlungen zu werden und dem Widerwillen, sie zu verschlingen, aber dem Willen von ihr verschlungen zu werden. Noch später will er sie weder verschlingen, noch will er von ihr verschlungen werden. Jack glaubt, Jill verschlingt ihn. Er ist verschlungen in seine verschlingende Furcht, verschlungen zu werden durch ihr verschlingendes Begehren nach ihm, sie zu verschlingen. Er glaubt, sie frißt ihn auf durch ihr Verlangen, von ihm gefressen zu werden.

**Text 3**

Jill: Mich ärgert, daß Du verärgert bist.
Jack: Ich bin nicht verärgert.
Jill: Mich ärgert, daß Dich nicht ärgert, daß mich ärgert, daß Du verärgert bist.
Jack: Mich ärgert, daß Dich ärgert, daß mich nicht ärgert, daß Dich ärgert, daß ich verärgert bin, wenn ich es nicht bin.
Jill: Du setzt mich ins Unrecht.
Jack: Ich setze Dich nicht ins Unrecht.
Jill: Du setzt mich ins Unrecht, weil ich dachte, Du setzt mich ins Unrecht.
Jack: Verzeih mir!
Jill: Nein!
Jack: Ich werde Dir nie verzeihen, daß Du mir nicht verzeihst.*

## 6.3 Die eigene Wahrnehmung als Funktion des menschlichen Körpers

Mit dem Begriff *Doṣa* werden die Kategorien der Beurteilung der eigenen Wahrnehmung definiert. Die Richtung der Entfaltung des Menschen und damit auch seines Körpers in einer Gesellschaft wird als Schnittpunkt einer Reihe von Funktionen dargestellt. Die zwischenmenschliche Kommunikation entscheidet über die Interaktionen und Transaktionen von Menschen, und sie ist im wesentlichen geprägt durch die Erfahrung, die die einzelnen Individuen mit der Kategorie Schmerz machen.

Momentane, intuitiv erfaßbare Einstellungen, Stimmungen, Ansichten usw. werden, um mehr Realitätsnähe zu gewinnen, den Kategorien *Vāyu, Pitta* und *Kapha* zugeordnet. Diese Festlegung für den Augenblick ist jedoch nicht absolut, da der Körper eines Menschen ebenso wie die Gesellschaft, in der er lebt, als ein Prozeß zu verstehen ist. Man braucht jedoch einen Ausgangspunkt und nennt seine momentane Einstellung, Stimmung, Ansicht beim Namen. Man ordnet diesen Empfindungen dadurch die Kategorie *Vāyu, Pitta* oder *Kapha* zu

* Alle drei Texte aus: Ronald D. LAING, *Knoten,* rowohlt-Taschenbuch, dnb 25.

und begibt sich damit in den Prozeß der Klärung der Emotionen. Von diesem Ausgangspunkt versucht man mehr Realitätsnähe zu gewinnen dadurch, daß man den Zustand der *Doṣas* verläßt, um dem Leitfaden der Realität, *Sattva,* zu folgen.

**Zusammenfassung**

1. Die im eigenen Körper wahrnehmbaren **Schnittpunkte von Reflexion** bzw. bewußter Überlegung und **reflektorisch unbewußter Einstellung auf Ereignisse,** Reize, Begegnungen mit anderen Menschen sind in der Kategorie *Doṣa* zusammengefaßt.
2. Die Kategorie *Doṣa* zeigt die Möglichkeit der **Änderung** und der **Wandlung** aufgrund des ihr zugeordneten *Feedback*-Mechanismus des „wirklichen" Lebens.
3. Die Wahrheit dieses *Feedbacks* ist jedoch nicht immer eindeutig für das wahrnehmende Subjekt. Die Sichtung eines *Feedbacks* wird daher durch **Abwägung der Wahrscheinlichkeit** anhand der Kategorien *Sattva, Rajas, Tamas,* die man *Guṇas* oder Leitfäden des *Feedbacks* nennt, vorgenommen.
4. Es ist ein Unterschied, ob es sich um das Funktionieren oder Nichtfunktionieren einer Maschine oder eines Menschen handelt. Die **Gesetzmäßigkeiten** der Maschine sind physikalischen Kategorien unterworfen, die der menschlichen Interaktionen biophysikalischen.

## 6.4 Die Einteilung der Marmas nach ihren Funktionen und Formen

Der Form nach ordnet man die *Marmas* fünf Gruppen zu:

Ligamente (Bänder und Sehnen)
Blutgefäße
Konglomerate (z.B. Gelenke)
Fleisch- oder Muskel-*Marmas*
Knochen

Eine Sondergruppe bilden die sogenannten *Nāḍi-Marmas* (Gefäß-*Marmas;* vgl. Kapitel 12).

### Funktionen der Marmas

Die 107 *Marmas* oder Wach- und Warnposten des Körpers werden nach ihrer Funktion in drei Gruppen aufgegliedert. Der Funktion nach ist jedes *Marma* ein Informationsträger im Reflexvorgang. Ein *Marma* meldet für den ihm zugehörigen Bereich Empfindungen des Schmerzes bzw. Nichtschmerzes an die nächste mit ihm in Verbindung stehende Instanz. Manche solcher Verbindungen sind linear, andere kreisförmig, andere verlaufen über Programme.

## Marmas mit linearer Verbindung

*Marmas* mit linearer Verbindung

Eine Information verläuft grundsätzlich zwischen höchstens drei Punkten. Es gibt 96 derartige *Marmas;* sie treten stets paarweise auf, z.B. in den beiden Beinen oder Armen oder beiderseits des Rumpfes oder des Kopfes. Der Verlust der Funktion in einem von diesen Punkten kann durch seinen „Partner" auf der anderen Seite kompensiert werden.

## Kreisförmige Marmas

Bei diesen *Marmas* läuft die Information über eine zentrale Schaltstelle. Es gibt sechs zentrale Schaltstellen, die diese *Marmas* mit Information beliefern: Es sind die *Cakras* (Tschakras). Sie verwalten eine Reihe von Funktionen, die in Empfindungen wirksam werden. Die *Marmas* dieser Schaltstellen befinden sich in folgenden Bereichen des Körpers:

1. In der Mitte der Stirn *(Sthāpani* – Stabilitätsfaktor und Koordinationsfaktor, Standvermögen). Der Name deutet auf den „stabilisierenden Faktor" der zentralen Verwaltung des Körpers, der Exekutive.
2. In der Scheitellinie, in der Höhe des Haarwirbels *(Adhipati* – der Herrscher). Dies ist der Ort kreativer Gestaltung der Information.
3. In der Herzgegend *(Hṛdaya;* sprich: Hridaja – Herz). Diese wird als tiefste Quelle unserer Empfindungen und damit Ort der Beurteilung unserer Nähe zur Wirklichkeit bezeichnet.
4. In der Nabelgegend *(Nābi* – Nabel). An dieser Stelle leuchtet hauptsächlich das Gefühl für innere Lebensfülle und Kraft auf.

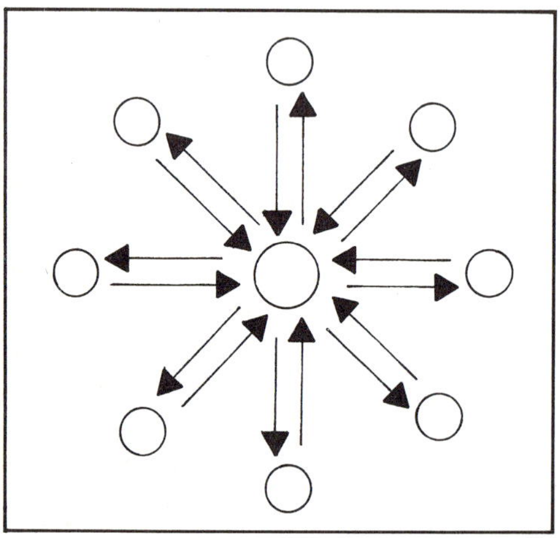

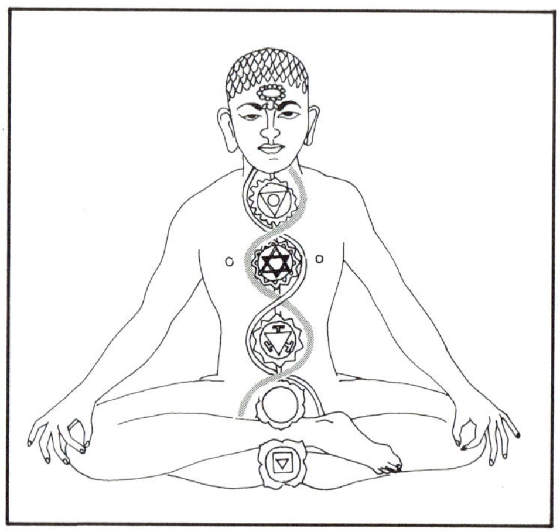

5. In der Blasengegend *(Blasti* – Blase). Hier wird im wesentlichen die Flexibilität unseres Verhaltens sichtbar.
6. In der Afterzone *(Guda* – After). Diese Stelle zeigt unsere Nähe „zum festen Boden" auf. Hier spüren wir unsere „Wurzeln".

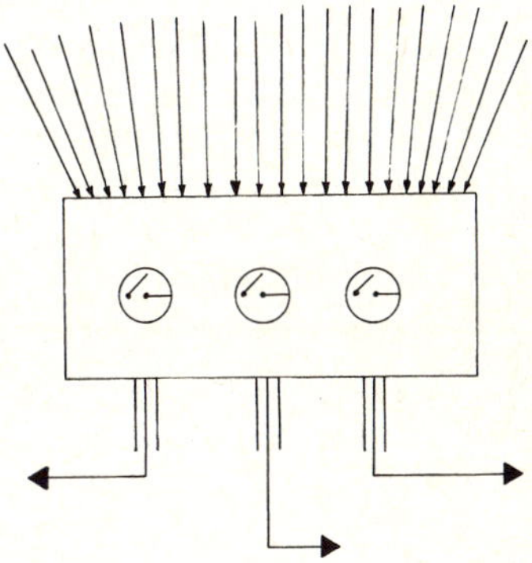

**Programmhafte Konglomerate**

Programmhafte Konglomerate sind die fünf „Grenzen" *(Simantha)* des Schädels, also die Grenzlinien der fünf Knochen des Hirnschädels, wie sie bei Neugeborenen noch deutlich zu tasten sind. Informationen auf dieser Ebene verlaufen durch das Sieb des Programms.

**Einteilung der 107 Marmas nach Form und Funktion**

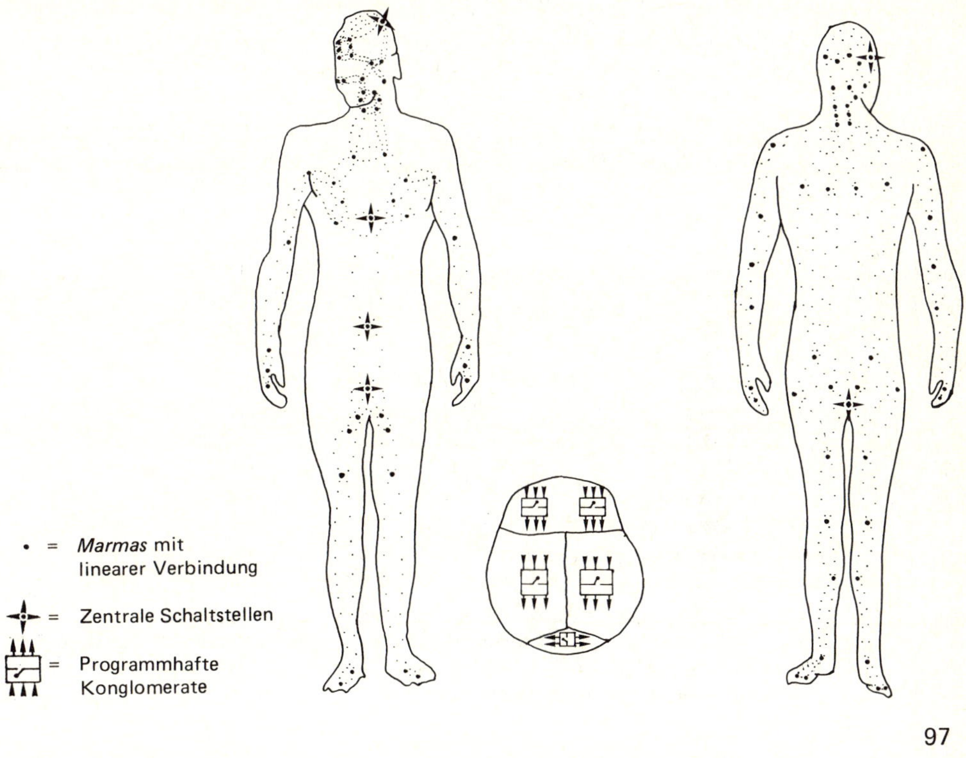

**Zusammenfassung**

1. Das Verhalten des Menschen kann vereinfacht als Ergebnis folgender Ursachenketten dargestellt werden: Ein von außen kommender Impuls (mit entsprechenden Eigenschaften = *Guṇas)* bewirkt im Menschen eine Reaktion (mit Eigenschaften = *Doṣas)* als Ergebnis aus Reflex und Reflexion. Aussagen und Handlungen basieren auf Empfindungen, die bewußt oder unbewußt einwirken. Yoga stellt ein Kategoriensystem der Empfindungen auf, das aus dem Nachdenken der alten Yogis über die Wirkweisen der verschiedenen Reflexe im Körper entstanden ist. Die sogenannten Leitfäden der Empfindung *(Guṇas)* heißen **Sattva, Rajas** und **Tamas.** Die Beurteilung der eigenen Wahrnehmung, also die Einordnung des Typs der Empfindung, erfolgt nach drei Beurteilungskriterien *(Doṣas)* mit der Gliederung in **Vāyu, Pitta** und **Kapha**.
2. Intuitiv erfaßbare Einstellungen, Stimmungen, Ansichten können ins Bewußtsein gehoben und getestet werden. Man kann die Gliederung in die Kategorien *Vāyu, Pitta* und *Kapha* vornehmen, um reale Bezüge herzustellen. Aus dem variablen Zustand der *Doṣas* (subjektive Wahrnehmung) ist der **Übergang auf den Leitfaden der Existenz,** der Realität, *Sattva,* möglich. Man versucht damit das Feld der emotionalen Unklarheit zu verlassen, um klare kraftvolle lebensbejahende Empfindungen zu gewinnen.
3. Die 107 *Marmas* (Wach- und Warnposten des Körpers) werden nach Formen und Funktionen eingeteilt. Der **Form** nach gliedern sich die *Marmas* in **fünf Gruppen** (Ligamente, Blutgefäße, Konglomerate, Fleisch/Muskeln, Knochen). Der **Funktion** nach unterscheidet man **drei Gruppen:** Funktionen mit linearer Informationsvermittlung, mit zentraler Schaltstelle, mit Programmfilter.

## 6.5 Zur Übung

### Aufgaben

1. Versuchen Sie, aus den *Guṇas* (Leitfäden der Verbindung zwischen Reflex und Reflexion) Assoziationen zusammenzustellen, die zur Bedeutung von *Vāyu, Pitta* und *Kapha* beitragen könnten. Gehen Sie davon aus, daß Sie eine Reihe von Stimmungen zu ordnen hätten. Welche der folgenden Stimmungsgruppen paßt eher zu der Kategorie *Vāyu,* welche zu *Pitta* und welche zu *Kapha?*

| | | |
|---|---|---|
| Fröhlichkeit | Unsicherheit | Gleichgültigkeit |
| Heiterkeit | Nervosität | Beharrlichkeit |
| Übermut | Unmut | Ruhe |
| Sommertag | Aggressivität | Feierabend |
| weiße Wolken | Depression | Wintertag |

2. Von den *Doṣas (Vāyu, Pitta, Kapha)* zu den *Guṇas (Sattva, Rajas, Tamas)* gibt es keinen linearen Übergang. Könnte man daraus folgern, daß unsere subjektive Wahrnehmung keinen direkten Zugang zur Realität hat? Wo liegt die Schwierigkeit? Könnten nach Ihrer Meinung die Fehlerquellen der subjektiven Wahrnehmung durch den direkten Einstieg in die Realität ausgeschaltet werden? Wie macht man das?

**Beispiel**

Ein modernes Jugendbuch schildert den Fall eines kleinen Mädchens, Momo. Wenn die Menschen in seiner Umgebung stritten und miteinander nicht zurecht kamen, gingen sie zu ihm. Momo besaß nicht nur die Fähigkeit des Zuhörens, sondern es konnte sich vor allem in die unterschiedlichsten Rollen hineinversetzen, was dazu führte, daß sich die Wahrheit bei den Streitenden von selbst herausstellte. Der Knoten löste sich sozusagen. Auch im Spiel versetzte sich das Mädchen voll in die ihm zugeteilte Rolle; das hatte zur Folge, daß sich auch für die Mitspielenden die Realität, d.h. Ort und Zeit, veränderten. Durch das Eintauchen in die andere Welt, die Welt des Spiels, erkannten die Mitspieler plötzlich die Wirklichkeit der eigenen Rolle im Alltag, die man im Spiel abstreifen konnte.

3. Glauben Sie, daß sich hinter jedem Irrtum eines Menschen eine „subjektive" Realität verbirgt? Geben Sie ein Beispiel, das Ihre Antwort illustriert. (Z.B.: Die Aussagen eines Psychotikers können Aufschluß über seine Erfahrungen in der Familie liefern.)
4. Könnte man sagen, daß der einzige Weg zum Gewinn an Realitätsnähe über die Emotionalität eines Menschen geht? Gibt es zwischen Emotionalität und Irrtum eine direkte Verbindung? Könnte man sagen, daß Emotionen immer etwas Wahres sind?
5. Sind Ihnen schon Menschen, die Sie als *Sattva-, Rajas-* oder *Tamas*-Typen bezeichnen würden, begegnet? Glauben Sie, daß es Mischtypen gibt? Versuchen Sie, mit Hilfe der *Doṣa*-Verbindungen derartige Mischtypen zu kennzeichnen.

## Praktische Übungen

1. Stellen Sie eine zweispaltige Tabelle auf. Die erste Spalte ist reserviert für Ihre momentanen Gefühle nach dem System von *Vāyu, Pitta* und *Kapha* und für die Körperstellen, die Sie momentan schmerzen. Versuchen Sie dann die Körperübungen der Kapitel 1 bis 5 durchzuführen und tragen Sie, nachdem Sie alle Übungen gemacht haben, die Veränderungen in die Spalte der Tabelle ein.

**Beispiel**

| | Zustand vor der Übung | | | Nach der Übung | | |
|---|---|---|---|---|---|---|
| *Dosa*-Kategorien | *Vāyu* | + | | ± | | Zustand schwankt zwischen *Vāyu* und *Kapha* |
| | *Pitta* | – | | – | | |
| | *Kapha* | – | | ± | | |
| Schmerzbefindlichkeit | Knie | + | Schmerz | – | Nichtschmerz | Leichtigkeit in Knien, Kopf, Hinterkopf |
| | Schädelnähte | + | Schmerz | – | Nichtschmerz | |
| | Hinterkopf | + | Schmerz | – | Nichtschmerz | |
| | Augenwinkel | + | Schmerz | ± | Schmerz | Augenwinkel schmerzen noch, wenn man sie mit der Fingerkuppe tastet. Nasenflügel noch nicht ganz schmerzfrei. |
| | Nasenflügel | + | Schmerz<br>Nase ist trocken | ± | | |

## Kapitel 1

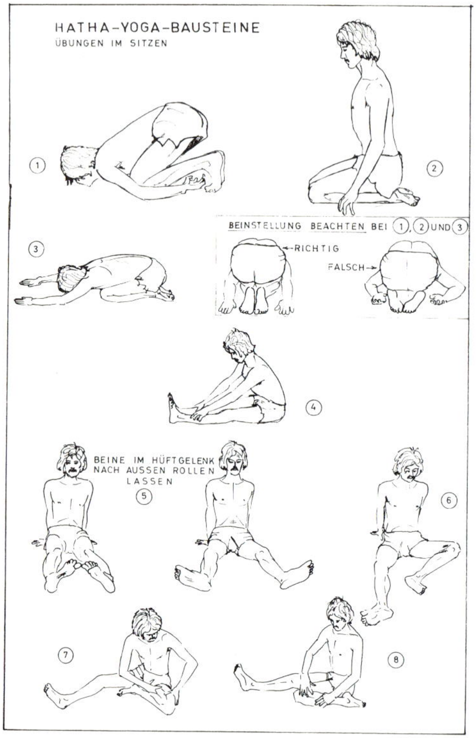


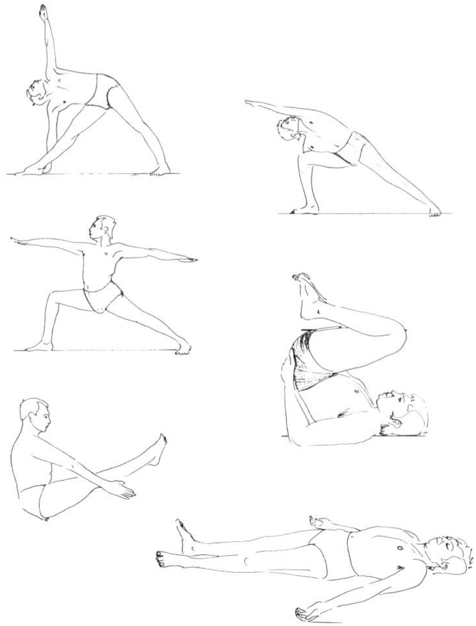

## Kapitel 3

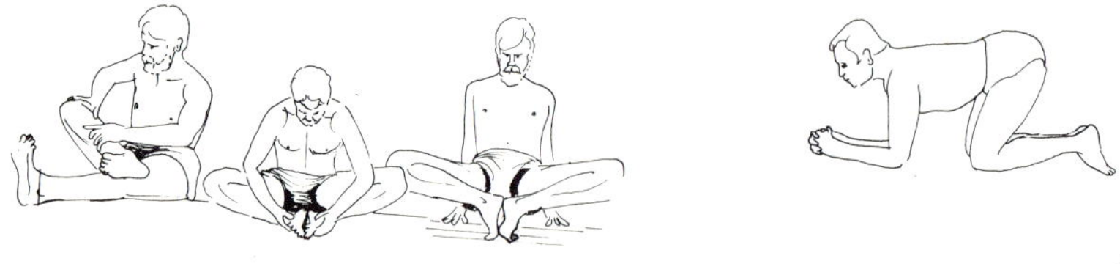

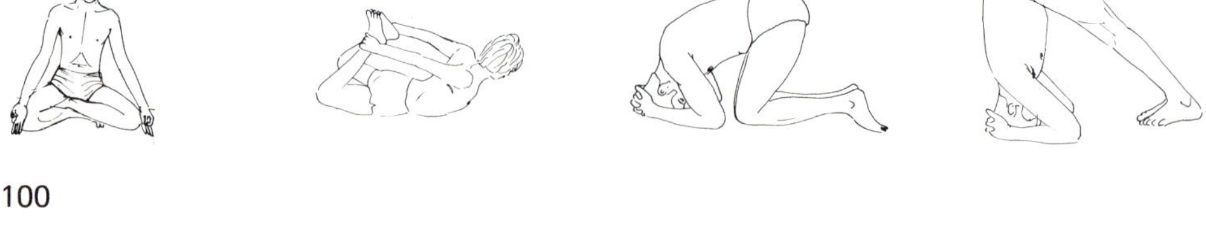

# Kapitel 5

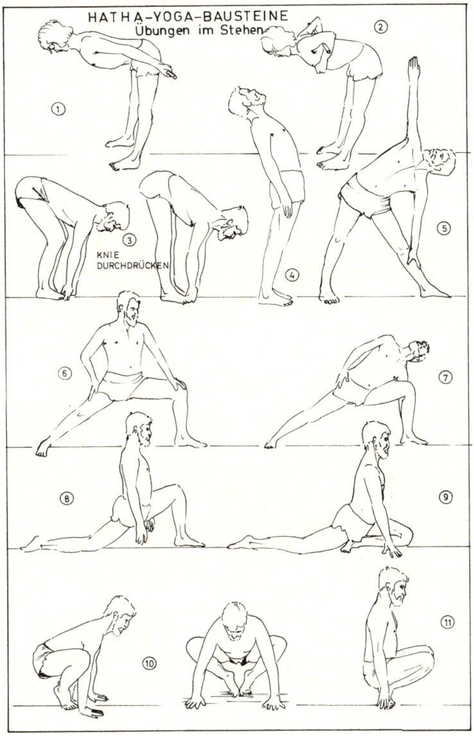
HATHA-YOGA-BAUSTEINE
Übungen im Stehen
KNIE DURCHDRÜCKEN

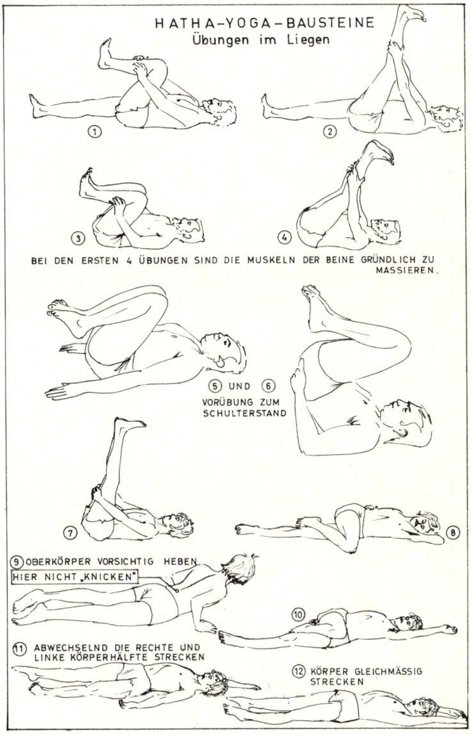
HATHA-YOGA-BAUSTEINE
Übungen im Liegen
BEI DEN ERSTEN 4 ÜBUNGEN SIND DIE MUSKELN DER BEINE GRÜNDLICH ZU MASSIEREN.
5 UND 6
VORÜBUNG ZUM SCHULTERSTAND
9 OBERKÖRPER VORSICHTIG HEBEN
HIER NICHT „KNICKEN"
11 ABWECHSELND DIE RECHTE UND LINKE KÖRPERHÄLFTE STRECKEN
12 KÖRPER GLEICHMÄSSIG STRECKEN

# 7 Beobachtung und Wahrnehmung körperlicher Zustände und Aktivitäten

**Lernziele**

1. Die eigene Haltung zur körperlichen Leistung und zur Gesundheitsüberwachung reflektieren lernen.
2. Den Zusammenhang zwischen dem Feld der Bewegung *(Pāda)* und dem Feld des Geruchs *(Ghrāṇa)* kennenlernen.
3. Die Prinzipien *Kapha, Pitta* und *Vāyu* zum Zweck der Einschätzung der eigenen Leistungsfähigkeit verwenden lernen.
4. Den Begriff der Wallung kennenlernen.
5. Den Zusammenhang zwischen rhythmischen Körperbewegungen, Atemübungen und Konzentration erfahren.

**Zur Orientierung**

**WER WIRD DENN ANGST VOR DEM TÜV HABEN?**

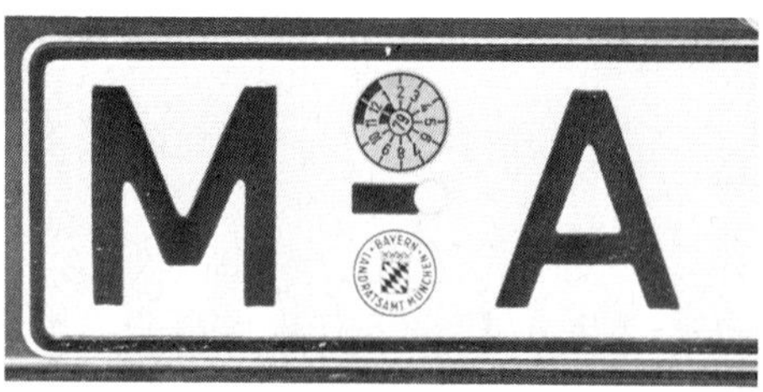


Landeshauptstadt München
Gesundheitsbehörde
1.51 – Röntgen
zur Vorlage bei einer eventuellen Röntgen-Reihenuntersuchung wird bestätigt, daß bei

Herrn/Frau
Lieselotte Müller
geboren am: 19.5.1935
wohnhaft in: Annemarie-Str./P. 45
8 München 41

am 15. Januar 1978
von der amtsärztlichen Gutachterstelle des Gesundheitsamtes eine Röntgenaufnahme der Lunge angefertigt wurde.
Röntgenbild-Nr. 28–00957

**Zur Diskussion**

1. Die TÜV-Plakette Ihres KFZ und die Bescheinigung des Gesundheitsamtes bzw. ähnliche Bestätigungen über Ihren Gesundheitszustand sind Ihnen wahrscheinlich bekannt. Die Plakette finden Sie auf dem hinteren Nummernschild eines zugelassenen Autos, die Bestätigung des Gesundheitsamts muß z.B. jeder zugelassene Lehrer oder Erzieher jährlich neu vorweisen.

2. Halten Sie es für abwegig, die Gesundheit eines Menschen mit dem technischen „Gesundheitszustand" eines KFZ in dieser Weise zu vergleichen? Ist die Vorsorge oder Art der Betrachtung nicht ähnlich, wenn Sie sich bei Ihrem Internisten einem „Check" unterziehen, d.h. die Funktionen der wichtigsten Organe untersuchen und Blut- und Urinzusammensetzung usw. feststellen lassen oder Ihr Auto zum elektronischen Prüftest geben? Die TÜV-Plakette bestätigt den technisch einwandfreien Zustand Ihres Autos für die Dauer von zwei Jahren, trotzdem lassen Sie Ihr Fahrzeug in kurzen Abständen regelmäßig außen und innen prüfen und überholen.
   - Handeln Sie im Zusammenhang mit Ihrer Gesundheit ebenso oder genügt Ihnen die Bestätigung des Arztes über Ihren derzeitigen Zustand und der Hinweis, daß Sie in zwei Jahren zu einer erneuten Untersuchung kommen sollen? Welche Mißverhältnisse stellen Sie fest?

3. Wird das Auto auch für Sie zum Feld Ihrer Bewegung? Würden Sie sich behindert fühlen, wenn Sie kein Auto (oder Fahrrad, U-Bahn usw.) zur Verfügung hätten? Fragen Sie beim Kauf eines Autos auch nach der Größe des Gepäckraums, der Spitzengeschwindigkeit, der Qualität des Motors, nach Verbrauch, Lebensdauer usw.? Warum fragen Sie das?

4. Haben Sie bei der Einstellung an Ihrem Arbeitsplatz Angaben über Ihren Gesundheitszustand machen müssen? Hat man von Ihnen ein Gesundheitszeugnis verlangt? Verlangt Ihre Versicherung entsprechende Bestätigungen? Waren darin genaue Angaben über Blutdruck, Urin, Stuhluntersuchung usw. vorhanden? Warum sind derartige Werte für Arbeitgeber, Versicherungen usw. interessant?

5. Was ist für Sie leichter: einer Funktionsstörung Ihres KFZ oder einer Gesundheitsstörung Ihres Körpers auf den Grund zu gehen? Worin liegt der Unterschied zwischen Mensch und Maschine, was Störungen anbelangt? Können Schmerzen einen Menschen in seiner Wahrnehmungsfähigkeit so beeinträchtigen, daß er zu keiner objektiven Aussage über sich und über die Welt mehr fähig ist? Ist es überhaupt möglich, anhand von „subjektiven Urteilen" den Gesundheitszustand des eigenen Körpers zu diagnostizieren, d.h. sind Sie zur objektiven Einschätzung selbst in der Lage?

## 7.1 Körperliche Leistung und die Besonderheiten der Kategorie Schmerz

Die wichtigste Voraussetzung für die Diagnose der Ursache einer Störung bei Mensch und Maschine ist Objektivität, also strenge Sachlichkeit. Der Unterschied bei der Diagnose liegt jedoch im Kompliziertheitsgrad des Objekts: Während die Maschine nach Plan funktioniert und Störungen nach Plan gefunden werden können, bereitet die Diagnose auch einfachster Störungen beim Menschen schon größte Schwierigkeiten. Das Herausfinden von körperlichen Unregelmäßigkeiten ist ein sehr komplexer Vorgang.

**Beispiel**

Das Auto springt morgens nicht an. Das Standlicht hatte die Nacht über gebrannt. Fahrschulwissen genügt, um die Ursache zu bestimmen: Die Batterie ist leer. Wie steht es jedoch mit den Kopfschmerzen, mit denen man aufwacht? War der Alkoholkonsum am Vortag daran schuld, hat man sich geärgert, ist man überarbeitet, haben sich Luftdruck- und Wetterverhältnisse geändert? Ist man anfällig für Migräne, oder hat man eventuell einen Gehirntumor?

**Schmerzen zeigen Störungen an.** Im Kapitel über die Feldbereiche des menschlichen Körpers wurde erwähnt, daß Schmerzen die Funktionen und Formen der Felder der Tat und der Wahrnehmung verändern können. Damit können Schmerzen die erste Fehlerquelle bei der Selbstdiagnose sein.

**Beispiel**

Jemand leidet unter hohem Fieber. Die Wahrnehmung des Kranken ist gestört: 2 Minuten kommen ihm wie eine halbe Stunde vor. Bei 40° Außentemperatur friert es ihn trotz dicker Wolldecken.

Schmerzen als Alarmsignale für unausgewogene Zustände des Körpers zu ignorieren, ist sicher nicht richtig – ihre Empfindung zu übertreiben, wäre das andere Extrem. Schmerztraining gehört in primitiven Kulturen zur Erziehung und Vorbereitung auf das Leben. In unserer Gesellschaft heißt es, daß ein Junge nicht weint und bei Schmerzen die Zähne zusammenbeißen soll – nach dem Motto: Gut ist, was hart macht. Kann ein bewußtes Training zur Unempfindlichkeit, zur Nichtbeachtung von Schmerz auch Nachteile haben?

**Beispiel**

Sportärzte machen oft die Erfahrung, daß ehrgeizige junge Sportler unter Übertrainingserscheinungen leiden. Als Symptome zeigen sich Unlustgefühle, Mattigkeit, trockene Atmung, Konzentrationsverlust und Antriebsschwäche. Möglicherweise wird der Betroffene diese unscharfen Beschwerden noch nicht in Verbindung mit seinen Aktivitäten sehen. Anders beim Profi-Fußballer, der in wenigen Jahren zahlreiche Brüche, Prellungen, direkte Schmerzen zu verkraften hat, der sich an der Bandscheibe operieren lassen muß, um dann unter jeweils erschwerten körperlichen Bedingungen wieder Höchstleistungen zu erbringen.

Sowohl der Amateur als auch der Profi sind von ihrer gesundheitsschädigenden Betätigung nicht abzuhalten, wenn durch persönlichen Ehrgeiz oder die Erwartungen durch Familie, Trainer usw. die schmerzhafte Erweiterung der Leistungsfähigkeit als erstrebenswertes Ziel gesetzt worden ist. Dieses Beispiel der selbst gewählten Leistungsüberforderung läßt sich prinzipiell auf jede andere Form der Aktivität übertragen, die das Ziel hat, Leistungsgrenzen durch persönliche Härte und Selbstgenügsamkeit auszudehnen. Im Gegensatz dazu trifft der Mensch sorgfältige Maßnahmen, um z.B. den überhitzten Motor seines Autos nicht nachhaltig zu schädigen. In der Regel läßt er es jedoch nicht erst zu diesem Zustand kommen.

## Schmerz als Behinderung des Lebensflusses

In Yoga bedient man sich der in den 107 *Marmas* des Körpers latent oder akut empfundenen Schmerzen zum Zwecke der genauen Feststellung subjektiv empfundener Leistungsgrenzen. Die Ursache eines Schmerzes ist nicht immer eindeutig und bewußt. Die altindischen Mediziner und Yogis sprechen von Schmerz als Behinderung des Lebensflusses. Der Schmerz sitzt wie ein Pfeil oder Fremdkörper im eigenen Leib. Man muß ihn mit dem Geschick eines Chirurgen finden und herauslösen. Vergleichbar mit den mechanischen Arbeiten eines Chirurgen können durch Yoga-Übungen Körperteile momentan schmerzunempfindlich gemacht werden, die Blutzufuhr in andere Organe umgeleitet, die Schmerzursache langsam eingekreist und aus dem Körper entfernt werden.

Es ist nicht wahrscheinlich, daß der Körper bei dem Versuch, diese Beeinflussung zu erreichen, jedesmal gleichmäßig reagiert. Durch Übung kann man jedoch Erfahrungen über die Reaktionsweisen seines Körpers sammeln und lernen, gewünschte Effekte zu steuern. Sie können anhand der angebotenen Übungen zum Beispiel die Erfahrung machen, daß Ihnen eine Stellung an einem Tag sehr gut gelingt, am darauffolgenden jedoch mißlingt, weil Sie möglicherweise Muskelkater haben. Das Einkreisen latenter Schmerzen (z.B. Muskelkater in untrainierten Körperteilen) ist ein langwieriger Vorgang. Nur regelmäßige, über Jahre eingehaltene Übungen können zu Erfolgen in der eigenen Schmerzdiagnose und -therapie führen.

**Beispiel**

Ein Yoga-Übender hat festgestellt, daß bei ihm 10 von den 107 *Marmas* schmerzempfindlich sind. Beim ersten Versuch einer Übung registrierte er Schmerzsignale an 10 verschiedenen Stellen. Durch Veränderung der Haltung kann er 5 *Marmas* ausschalten. Der Test dieser verbleibenden Schmerzpunkte empfiehlt eine weitere Änderung der Körperhaltung. Von den 5 schmerzenden *Marmas* können 3 weitere ausgeschaltet werden, doch melden gleichzeitig wieder 2 aus der Gruppe der ersten 5. Der Übende gruppiert nun erneut um und erreicht mit einer weiteren Haltung, daß nun nur noch 4 *Marmas* – je 2 aus der ersten und zweiten Gruppe – schmerzen. Weitere Haltungen können die Zahl der Schmerzpunkte diesmal nicht verringern.

Das Beispiel zeigt einen rein rechnerischen Übungsvorgang, bei dem durch Kombination von einzelnen Körperhaltungen oder Haltungsgruppen die Zahl vorhandener Schmerzpunkte auf ein Minimum reduziert werden soll. Das Ziel der Schmerzfreiheit erfordert – statistisch gesehen – eine Vielzahl verfügbarer, untereinander austauschbarer und in jeder Beziehung variabler Haltungen vor dem Hintergrund wiederum verschiedener Tages- und Jahreszeiten in Verbindung mit möglichst vielen verschiedenen Menschen in wechselnden Umgebungen. Die Kombination aller Faktoren und die Reduktion auf die jeweilige Schmerzsubstanz könnte dann schließlich zur Bloßlegung der noch verbleibenden Schmerzstellen und evtl. zur Beseitigung ihrer Ursachen führen.

**Zusammenfassung**

Der entsprechend dieser Yoga-Methode Übende befindet sich ständig auf dem Weg zur Vervollkommnung seiner Technik. Er steht einerseits voll im Prozeß des Lebens und nimmt andererseits die variablen Faktoren dieses Prozesses in der Fülle der Veränderungen der Formen und Funktionen der Felder seiner Aktivitäten wahr. Dabei lernt er den Schmerz als sich nicht mitbewegenden und sich nicht verändernden, jedoch Grenzen schaffenden Faktor seines Wesens, in seiner Ursächlichkeit erkennen. Dieses Statische in ihm, das Sich-Nicht-Bewegende, ist Ursache seines „inneren Halts und seiner Haltung im Körper". Der Durchbruch in die Schmerzfreiheit, in das mystische Erlebnis der Ekstase, ist nur dann gegeben, wenn alle 107 *Marmas* frei von latenten und akuten Schmerzen sind. Dieses Ereignis ist nur äußerst selten.

## 7.2 Aktive und passive Feldgestaltung am Beispiel von Pāda und Ghrāṇa

Die Schulung der subjektiven Wahrnehmung zielt auf die Wurzel der Schmerzerfahrung. Das nennt man in Yoga die dynamische Instanz der aktiven oder passiven Feldgestaltung. Nehmen wir den Fall des aktiven Felds der Bewegung, *Pāda* genannt. Sein Hauptinstrument oder Organ sind die Füße bzw. die Beine, die uns im Normalfall Bewegung ermöglichen. Querschnittgelähmte oder Gehbehinderte sind im aktiven Feld der Bewegung drastisch eingeschränkt und auf Hilfsmittel angewiesen.

Die **aktive** Feldgestaltung im Bereich der **Bewegung** geht Hand in Hand mit der **passiven** Feldgestaltung im Bereich der **Atmung.**

**Beispiel**

Schnelläufer gehen eine starke Sauerstoffschuld ein, wie man in der Sportmedizin sagt. Während des Laufs arbeiten die Muskeln so stark, daß die Sauerstoffzufuhr durch das Blut nicht im gleichen Tempo erfolgt. Ein Defizit an Sauerstoff wird schnell erreicht. Nach der Anstrengung muß eine Erholungsphase einsetzen, in der die Sauerstoffschuld abgetragen wird.

Subjektiv gesehen ist das Hauptinstrument der passiven Feldgestaltung im Bereich der Atmung die Nase. Durch sie registriert man, ob man genügend Luft bekommt, ob man durch den Mund atmen muß usw. Das Feld der Atmung bezieht seinen Namen daher und nicht von der Lunge. Es wird der Gestaltungskraft des Geruchs unterstellt und heißt dann *Ghrāna* oder **passives** Feld des **Geruchs.**

**Beispiel**

Im Winter, wenn die Heizung hochläuft und für die Luftbefeuchtung nicht genügend gesorgt wird, merkt man oft, besonders in Büros, daß die Schleimhaut der Nase trocken wird. Man fühlt sich dabei müde und abgespannt. Die subjektive Wahrnehmung erhält ein Signal aus dem Bereich der Nase. Es zeigt an, daß man etwas tun sollte, um sein Wohlbefinden wieder herzustellen. Schmerzempfindliche Stellen will man instinktiv schonen. Der Körper signalisiert die Beeinträchtigung und fordert zum Handeln auf.

Der Zustand der Nase ist eine subjektiv sofort erfahrbare Größe. Der Zustand der Lunge ist dagegen nur indirekt erfaßbar.

Wie schnell und bequem die Beine funktionieren, kann man z.B. durch Vergleich mit Schnelligkeit und Beweglichkeit anderer feststellen. Der Zustand der Nerven und ihre Reaktionen sind dabei jedoch nicht direkt subjektiv erfaßbar.

**Beispiel**

Wenn man das Spiel und den Wettlauf kleiner Kinder auf dem Spielplatz beobachtet, wird man nicht den Eindruck bekommen, daß sie sich ein Bild von der eigenen Beweglichkeit durch Stoppuhren verschaffen. Doch instinktiv schätzen sie für sich, soweit sie nicht schon in den ersten Jahren durch die Leistungszwänge der Eltern verbildet sind, was sie leisten und nicht leisten können. Sie rutschen weder auf Skiern völlig unvorbereitet einen steilen Abhang hinunter, noch benutzen sie Sportgeräte (Rutschbahnen u.a.), deren Möglichkeiten sie nicht vorher „abgetastet" haben. Sie erfassen intuitiv, was sie gefahrlos tun können, gegen wen sie einen Wettlauf wagen und mit welchem Spielgefährten sie raufen können. Natürlich täuschen sie sich auch, was jedoch zum Erfahrungsschatz beiträgt. Das ändert jedoch nichts an der Tatsache, daß der Anstoß zum Vergleich, zum Abschätzen der Funktionen des eigenen Bewegungsapparats von ihnen subjektiv erfaßt wird.

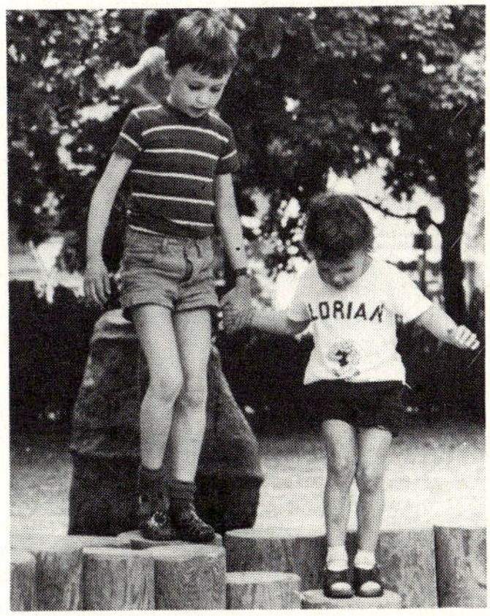

## Spontaneität – eine erhaltungsbedürftige Funktion Erwachsener

Meistens geht im Laufe der Kindheit die ursprüngliche Spontaneität und der Drang, mit anderen zu wetteifern, verloren. Die mit dem Verlust einhergehende Steigerung der „Vorsicht vor falschen Tritten" nimmt einem aber auch oft die Möglichkeit, sich vorurteilsfrei auf neue Begegnungen mit anderen Menschen einzulassen. Man erinnert sich an Personen, die in der Vergangenheit eine wichtige Rolle spielten. Die jetzigen Konfrontationen scheinen ähnlich gelagert. Man meint daher, aus den damals gemachten schlechten Erfahrungen schließen zu müssen, daß es nicht günstig sei, spontan zu sein. Doch in der Spontaneität liegt die Wurzel des Lebendigen; sie kann im Erwachsenenalter nur dann voll wiederhergestellt werden, wenn man auch zu tun wagt, was im richtigen Augenblick zu tun lebensbejahend wäre.

**Beispiel**

Frau Y wagt nicht, ihrem Chef die Meinung zu sagen. Sie fürchtet ihn und lehnt gleichzeitig seine geschäftlichen und privaten Handlungen ab. Sie wartet auf einen Anlaß, einen Angriff, um Grund zur aggressiven Äußerung zu haben. Doch der Chef verhält sich wie immer, freundlich, reserviert und sachlich. Frau Y sinnt nun über die Ähnlichkeit nach, die er mit ihrer Mutter hat. Sie kehrt gedanklich in ihre Kindheit zurück und entschuldigt für sich ihren Mangel an Spontaneität und Mut, sich zu behaupten, durch das „Psycho-Spiel" mit Kindheitserlebnissen. Sie überwindet das Hindernis, das sich ihr in autoritären Personen darstellt, nicht, da sie das Leitbild der Mutter nicht überwinden kann. Sie kann kaum flexibel und spontan mit ihren Mitmenschen umgehen. Die meisten ihrer Bekannten erinnern sie früher oder später an ihre älteren Geschwister oder ihre Eltern. Statt sich mit ihnen wirklich auseinanderzusetzen, klagt sie ständig ihre nur noch in ihrer Phantasie zusammenlebende Familie (die einzelnen Mitglieder wohnen heute weit auseinander) wegen ihres eigenen Mangels an Spontaneität an. Ihre heutigen „Peiniger" (Chef usw.), mit denen sich diese „Schattenschlacht der Phantasie" abspielt, erfahren in der Regel nichts davon.

Die Kultivierung der subjektiven Wahrnehmung ist für den Menschen von größter Bedeutung. Bei der aktiven wie passiven Feldgestaltung geht es direkt um die Verantwortung des einzelnen für seine Handlungen. Wenn auch das Ergebnis einer Handlung (das sog. Ereignis) nach den Methoden der modernen Statistik errechenbar ist, so wird es doch von diesem und keinem anderen Menschen aus einer Fülle von Möglichkeiten gewählt. Das kann oder sollte ein „überlegt spontaner" Vorgang sein, wobei Denken und Spontaneität sich gegenseitig günstig ergänzen können. Das Ergebnis der Handlung könnte mit „höherer Wahrscheinlichkeit" richtig sein. Ein Mensch, der sich auf seine Spontaneität im Sinne „richtiger" Handlungen verlassen kann, wird das Gefühl eines reichen und erfolgreichen Lebens haben.

In den Feldern zwischenmenschlicher Beziehungen treffen derart gestaltete Ereignisse aufeinander, und die Rückkopplung dieses Prozesses wird als subjektive Wahrnehmung der eigenen Nähe oder Nichtnähe zur Wirklichkeit, als Nichtschmerz oder Schmerz registriert. Doch weil die meisten Menschen verlernt haben, sich dieses Rückkoppelungsvorgangs zu bedienen, verstehen sie einander oft nicht.

Fast alle „modernen" Menschen bedienen sich der Leitfäden *(Guṇas)* des Rückkoppelungsvorgangs *(Feedback)* in ihrem Spiel mit den eigenen Beurteilungskategorien *(Doṣas)*, wenn es darum geht, ihren Lebensstil „vernünftig" einzurichten, damit sie nicht in unnötige Schwierigkeiten mit der Gesellschaft, in der sie leben, geraten. Sie überprüfen beispielsweise ihre finanziellen Ausgaben (Telefon, Kleidung, Essengehen, Auto usw.) und planen sie entsprechend.

Unglücklicherweise wendet man dasselbe vernunftmäßige Abwägen häufig bei der Wahl des Lebenspartners oder von Freunden an. Das Ergebnis ist dabei Verlust an Spontaneität. Wo Verliebtheit oder Freundschaft viele Hindernisse zu beseitigen vermögen, schafft das „Herumrechnen" um die Begegnung mit einem anderen Menschen Probleme mit entsprechenden Konsequenzen. Solch ein Abwägen kann die lebendige Fähigkeit des Menschen einschränken, seinen Lebensstil bahnbrechend und grundlegend kraft einer tiefgreifenden Begegnung zu ändern. Schon vorher mißt man die Begegnung an eventuellen Konsequenzen und beschwört diese sozusagen dadurch herauf.

Auch im Falle der eigenen Gesundheit kann man sich oft durch derartige Beobachtungen selber fehlleiten. Falscher Ehrgeiz kann dazu führen, z.B. an Erholung zu sparen usw.

In Yoga werden die subjektiven Beurteilungskategorien *(Doṣas)* als Schnittpunkt einer Fülle von Aktivitäts- oder Wahrnehmungsfeldern angesehen, in denen man diese *Feedbacks* wahrnimmt. Man registriert sie allerdings nicht mit der reflexiven Tätigkeit des Kopfes allein, sondern auch mit der reflektorischen Tätigkeit der *Marmas* des Körpers und versucht, die Gesetzmäßigkeiten der Wahrscheinlichkeit auf die festgestellten Schmerz-/Nichtschmerz-Signale anzuwenden, um den eigentlichen Leitfaden der Wirklichkeit zu finden.

Die aktive Gestaltung des Bewegungsfeldes und die passive Gestaltung des Feldes der Atmung hängen von einer Reihe von Faktoren ab: Die Sauerstoffaufnahme und die $CO_2$-Abgabe müssen ausgeglichen sein. Sehr feine Regulationszentren im Nervensystem sorgen dafür, daß der

Teildruck der Gase im Blut nicht zu sehr schwankt. Damit werden gleichzeitig die Tiefe und die Frequenz der Atmung beeinflußt. Auch der Zustand, bei anstrengender Betätigung „außer Atem" zu geraten, wird durch diese Regulationszentren angezeigt.

Mit der Sauerstoffaufnahme ist auch der Stoffwechsel der Muskeln verbunden, mit dem auch der Muskelkater einhergehen kann. Die verbreitetste Erklärung für dieses Phänomen lautet: Ablagerung von Milchsäure als Stoffwechselprodukt. Einbezogen in dieses Spiel ist ferner das Gleichgewicht der Muskeln während der Bewegung. Alle diese und eine Reihe weiterer Faktoren wie Ernährung, soziale Rücksichtnahme bei Körperbewegungen (z.B. in der überfüllten Straßenbahn), Pflichtbewußtsein (Hetzen, um rechtzeitig am Arbeitsplatz zu erscheinen) und damit verbundene innerkörperliche Mechanismen machen sich sozusagen als Summe oder Bilanz an verschiedenen *Marmas* in der Schmerz- und Nichtschmerz-Erfahrung unseres Wesens bemerkbar.

Man könnte versuchen, beim Ausgleich dieser Faktoren die „Gegenspieler" miteinander ins Gleichgewicht zu bringen, z.B. die Beuger und Strecker der Arme und Beine gleichstark auszubauen usw. Da jedoch nur jeweils Einzelfaktoren miteinander in Beziehung gebracht werden, kann man nicht feststellen, ob dabei nicht die Atmung vernachlässigt und die Aktivierungssubstanzen (Hormone) nicht einseitig beansprucht werden. Ferner müßten sonst beteiligte Handlungen und Aktivitäten ausgesetzt (verboten) werden, was die gewünschte Spontaneität abtöten würde.

Einzelfaktoren ins Gleichgewicht zu bringen, ist zeitraubend und unrationell, wenn eine Zwischen- oder Endbilanz (Schmerz/Nichtschmerz) einen Gesamtstatus liefern kann. Deshalb wird bei allen Übungen geraten, einen auftretenden Schmerz sofort als Impuls wahrzunehmen und den angesteuerten Kurs der Aktivität oder Passivität zu korrigieren. Faulenzen kann genauso schmerzhaft sein wie hektische Betätigung.

## 7.3 Die Feldgestaltungsinstanzen als Äußerungen des existentiellen Schmerzes

SUŚRUTA, ein Mediziner des Altertums (wahrscheinlich vor dem 5. Jh. n. Chr.), der die Chirurgie in Indien einführte, erkannte 4 Formen des existentiellen Schmerzes:

a) durch Unregelmäßigkeit bedingter Schmerz (darunter fallen Unregelmäßigkeiten beim Essen und Trinken, hormonell-humorale Störungen)

b) durch seelische Schwankungen bedingter Schmerz

c) durch natürliche Ursachen bedingter Schmerz (z.B. Durst, Alter, Tod eines Verwandten)

d) durch äußere Brutalität oder Verletzungen bedingter Schmerz

SUŚRUTA (wie auch die *Sāṃkhya*-Yoga-Philosophie) sieht den Schmerz als Behinderung des Lebensflusses. Das Leben in einem Menschen sehnt sich nach einer Befreiung vom Schmerz, den er – der Mensch – spürt.

**Beispiel**

Wir drücken dieses Gefühl aus, wenn wir sagen: Es friert mich, ich bin hin- und hergerissen, es überfällt mich der Hunger, der Schlaf usw.

Derartige Aussagen klingen so, als wenn man sagen wollte, daß man nicht der eigene Herr der Motive seines Handelns sogar auf der bewußten Ebene ist. Das Leben schafft auf der unbewußten reflektorischen Ebene die Motive. Das Leben gestaltet durch das Einzelindividuum die Tat- und Wahrnehmungsfelder. Die Motivgestaltung des Lebens bewußt reflexiv selbst zu erleben, bedeutet für den einzelnen Menschen, in Einklang mit der Wirklichkeit des Lebens zu stehen. Die Verbindung zwischen Reflexion und Reflex braucht nicht immer wirklichkeitsnah zu sein. Häufig glaubt man, Situationen des Lebens einschätzen zu können. Man prognostiziert, wie ein Mensch auf einen reagieren oder handeln wird und wägt von daher die eigenen Schritte ab. Alles bewegt sich in den Grenzen der Wahrscheinlichkeit.

**Beispiel**

Es ist nicht wahrscheinlich, daß ein Mensch, der auf der Straße neben einem Auto herläuft, sich ohne ersichtlichen Grund plötzlich auf die Fahrbahn wirft. Es besteht jedoch eine hohe Wahrscheinlichkeit, daß ein Kind, das einem davonfliegenden Ball nachläuft, dies tun wird.

Wir schätzen die Situationen des Lebens auch in sehr feinen Bereichen unserer zwischenmenschlichen Beziehungen auf ähnliche Weise ab. Wenn unsere Prognosen zutreffen, sind wir nach Yoga-Auffassung der Wirklichkeit des Lebens nahe; wenn sie nicht zutreffen, sind wir nicht in Tuchfühlung mit dem Leben.

Für Yoga gibt es drei Kategorien der Wirklichkeitsnähe: *Sattva, Rajas* und *Tamas.*

Wenn eine von einem Menschen gesetzte Handlung der Wirklichkeit seiner Umgebung samt aller ihrer vergangenheits- und zukunftsorientierten Tendenzen entspricht, so ist ihr Leitfaden *Sattva.* Ihr Gegenteil ist *Tamas* = Irrtum. *Rajas* steht zwischen beiden. Dies ist die Kategorie der Unentschlossenheit. Aus der Mischung dieser drei Kategorien oder Leitfäden entstehen unsere üblichen Prognosen, die wiederum von dreierlei Art sind: *Vāyu, Pitta* und *Kapha.* Sie sind als Verknüpfungen zwischen bewußter reflexiver Tätigkeit und unbewußten Reflexen bei der Gestaltung des Ereignisses anzusehen.

**Vāyu** bevorzugt die Position der Breite. Es kann so und auch nicht so sein. Man legt sich nicht fest.

**Beispiel**

Ich weiß nicht, ob ich fahren soll. Ich warte ab. Das Wetter ist nicht schön und nicht schlecht. Ich bin im Zweifel. Beim Wurf einer Münze – ob Wappen oder Zahl – kann nichts schiefgehen. Man läßt alles offen und ist dabei weder „Fisch noch Fleisch" in seinem inneren Gefühl. Alles fängt mit einem großen „Vielleicht" an.

**Pitta** bevorzugt die Position der Zielstrebigkeit. Die Welt ist nicht so, wie ich sie haben will. Sie muß sich ändern.

**Beispiel**

Manager X betritt sein Büro und ruft sofort die Sekretärin zur Besprechung: „Verschiedene Dinge sind gestern schiefgelaufen. Die Herren Meier und Müller müssen angerufen werden. Neue Termine sind notwendig. Flüge müssen umgebucht werden usw. Morgen sollen die Maler kommen und die Büroräume neu streichen. Zuvor müssen die Aktenschränke in Ordnung gebracht werden." Abends beim Freundesskat setzt X einen hohen Betrag. „Entweder gewinne ich hoch oder gar nicht", sagt er.

**Kapha** beobachtet sowohl den Irrtum als auch die Realität. Beides kann es gleichzeitig nicht geben. Diese Position grenzt nicht ein, doch ist sie die Wurzel unserer kritischen Subjektivität. Auf diesem Fundament ist die Welt – und damit die Ereignisse – aufgebaut. Diese Position wird als Nullmenge in der Statistik bezeichnet. Sie ist die Position des *Nirvāṇa* (sprich: Nirwāna) oder des erfüllten Nichts, von dem die Buddhisten sprechen. An dieser Grenze treffen sich Schmerz und Nichtschmerz. Vom Empfinden her kennzeichnet *Kapha* die Position eines Menschen, der sich sicher fühlt, aber nicht weiß, warum. Er glaubt und vertraut dem Leben als Prozeß. Er geht nicht auf Inhalte und Individuen ein. Leben und Tod der Individuen werden durch diese Sicht relativiert.

**Beispiel**

Die *Kapha*-Erfahrung ist alltäglicher als man vermuten könnte: Sie ist zum Beispiel dann gegeben, wenn man sich, ohne zunächst zu wissen warum, auf einen anderen Menschen verläßt und das Gefühl hat, daß der andere die eigenen Interessen auch vertreten wird. Auf diesem Fundament gründen die Strukturen der Beziehungen Eltern – Kinder, Mann – Frau, Freundschaften. Das Auf und Ab des Lebens wird von dieser unausgesprochenen Selbstverständlichkeit getragen. Darum verwenden auch die Religionen diese Erfahrung für die Darstellung der Gottheit.

Die drei Leitfäden *Vāyu, Pitta* und *Kapha* stehen in ständiger Wechselwirkung zueinander. Sie mischen und entmischen sich je nach dem Auf und Ab der Häufigkeiten von Aktivität und Passivität. An einem Ereignis können alle drei Kategorien gleichmäßig oder ungleichmäßig, jeweils nur zwei oder eine mitwirken. Je stärker alle beteiligt sind, um so tiefer wird die Erfahrung des Zustands für den Betroffenen. Das Zusammenspiel wird im folgenden anhand der Felder der Bewegung und der Atmung gezeigt: *Sādhaka pitta, Vyāna vāyu* und *Avalambaka kapha* (sprich: Awalambaka).

**Sādhaka pitta:** *Sādhaka* bedeutet Lehrling, Gehilfe. Der indische Yoga-Schüler wird *Sādhaka* genannt, seine Yoga-Übungen sind sein *Sādhana.* Schüler und Lehrer verwirklichen ein Feld der zwischenmenschlichen Beziehungen. Ist dieses Feld eindeutig und nicht mit Angst besetzt, dann ist *Pitta* (Begeisterung) im Schüler mit der Ahnung des Ziels vor Augen vorhanden, obwohl er weiß, daß er noch nicht viel weiß. Der Lehrer wird durch dasselbe subjektiv faßbare Prinzip seiner Wahrnehmung zur Gestaltung von Ereignissen in der Unterweisung seiner Schüler in Übereinstimmung mit ihrem Auffassungsvermögen innerlich bewegt. Dasselbe Prinzip kann in der Beziehung zwischen Freunden, Eltern, Kindern, Kollegen usw. beobachtet werden.

**Vyāna vāyu:** *Vāyu* heißt Wind. *Vyāna* ist ein zusammengesetztes Wort: *Vi* heißt ohne und *āna* heißt Stoffwechselvorgang. *Vyāna vāyu* ist demnach das Prinzip, durch das der Vorgang des Stoffwechsels aufgehoben wird. Seine Ausdrucksform im menschlichen Körper ist der Zwischenraum zwischen Ein- und Ausatmung.

**Avalambaka kapha:** *Avalambaka* heißt unterstützend. Es ist das Haupt-*Kapha*-Prinzip des Menschen. Die *Kapha*-Prinzipien signalisieren das Spiel der Verknüpfung zwischen Körper und Kopf in einer beobachtbaren Funktion irgendwelcher Organe unseres Körpers. Käme es zu einem Konflikt zwischen ihnen, so würde dies als Schmerz an den bestimmten *Marmas* des oder der in Betracht kommenden Felder der Ereignisse gemeldet werden.

**Beispiel**

Akuter Angstzustand: Das Herz flattert wild, trotzdem werden die Hände kalt, der Rücken steif und die Beine bewegungslos. Die eindeutige Meldung seitens des *Sādhaka pitta* in der zwischenmenschlichen angstauslösenden Begegnung ist eingefangen im Herzen, umgeben vom Feld der Unsicherheit des *Vyāna vāyu.* Man hat sogar das Gefühl, nicht frei atmen zu können. Die Unterstützung durch das *Kapha*-Prinzip erfolgt zugunsten der Nichtfunktion, nicht der Tat. Man handelt nicht. Die Kreativität und Spontaneität des *Kapha* ist versiegt.

Die Kehrseite dieses Bildes kann durch ein extremes Gegenbeispiel dargestellt werden. Es wird in der Mystik häufig von ekstatischen Zuständen gesprochen. Hier die Darstellung eines derartigen Zustandes: Die *Marmas* sind in beiden Fällen dieselben. Im ersten Zustand wurden sie schmerzhaft, im folgenden nicht schmerzhaft befallen.

**Beispiel**

Christine von STUMMELN*; Bericht von P. v. DACIEN über die äußeren Erscheinungen ihrer am 24.2.1264 in seiner Gegenwart erlebten Ekstase.

Plötzlich wurde Christina verzückt, so daß sie, in allen ihren Sinnen unbeweglich und an ihrem ganzen Leibe erstarrt, kein Lebenszeichen von sich gab und, was alle, die zugegen waren, noch mehr in Verwunderung setzten, zu atmen aufhörte. Ich gestehe, dem dergleichen noch gänzlich fremd gewesen, daß ich um so genauer acht auf alles gab, was sich begab...

... Da sie also, etwas angelehnt an eine Bank, Gesicht und Hände in den Schleier gewickelt, etwa drei bis vier Stunden gesessen hatte, fing sie an, gähnend aufzuseufzen, so daß sie am ganzen Leibe etwas bewegt wurde; dann begann sie leicht aufzuatmen, jedoch seltener und minder tief, als gemeinhin die Menschen beim Atmen zu tun pflegen. Die Bewegung des Atmens war jedoch so gering, daß sie nur bei großer Aufmerksamkeit gesehen wurde, weil es dabei nicht auf die gewöhnliche Weise zuging. Es war nämlich, wie gesagt, weniger Bewegung dabei, und die Zwischenzeit zwischen Einatmen und Ausatmen größer. Da sie in solchem Zustand etwa zwei Messen lang gesessen hatte, fing sie allmählich an, tiefer aufzuatmen, nach der Weise, wie es die Menschen gewöhnlich damit zu halten pflegen. Dann begann sie zu reden, aber so leise, daß man beim schärfsten Hinhören sie kaum vernehmen konnte, dabei nicht artikulierter Rede sich gebrauchend, sondern etwa nur Liebesworte, wie: „Geliebter!", „Süßester!", „Trauter!", „Bräutigam!"

Aus: J. v. GOERRES, Mystik, Magie, Dämonie

## 7.4 Der Zustand der Wallung (Kopa)

Verschiedene Begebenheiten können einen Menschen aus der Ruhe bringen. Die unbewußt ablaufenden Bewegungen seines Körpers überrumpeln plötzlich seine vom Willen gesteuerten Handlungen.

* Katholische Mystikerin des 13. Jh.

**Herr K. – Das Wiedersehen:**

Ein Mann, der Herrn K. lange nicht gesehen hatte, begrüßte ihn mit den Worten: „Sie haben sich gar nicht verändert.“ – „Oh!“ sagte Herr K. und erbleichte.

Aus: B. BRECHT, *Kalendergeschichten*

**Beispiele**

1. Ein Telefonanruf kann einen Menschen völlig aus der Fassung bringen. Er steht auf, verlagert das Gewicht von einem Bein auf das andere, bekommt Herzklopfen, feuchte Hände, kann kaum antworten, wird bleich. Oder er setzt sich hin und trommelt auf den Schreibtisch (= Störung des *Vāyu).*
2. Ein Mensch gerät in Zorn, wirft Gegenstände um sich, zerstört eine gerade begonnene Arbeit, knallt Türen zu, hat sich nicht mehr in der Hand. Er wird aber nicht bleich, sondern rot, auch nicht sprachlos, sondern redet eher Zusammenhangloses (= Störung des *Pitta).*
3. Der chronische Alkoholiker gerät auch außer sich, aber anders. Er kann nicht auf seinen Beinen stehen. Er gibt auch Zusammenhangloses von sich, aber man hat das Gefühl, es mit einem „Sack voll Wasser“ zu tun zu haben. Das Fleisch des Alkoholikers scheint sich in wässerige kleine gelatinöse Massen aufzulösen, die gerade noch von der Haut zusammengehalten werden (= Störung des *Kapha).*

Der Sammelbegriff für alle drei Zustände ist nach den altindischen Medizin- und Yogatexten *Kopa* = die Wallung.

Das Feld der zwischenmenschlichen Beziehungen dieser Menschen ist gestört. Dies macht sich in der fleischlichen Erscheinungsform bemerkbar. *Chāyā* (sprich: Tschaja) dagegen ist der Zustand der Ruhe und des Festen. Die fleischliche Erscheinungsform in diesem Zustand ist eine funktionsfähige Einheit. Wir können diese Zustände auf den folgenden Bildern verdeutlichen:

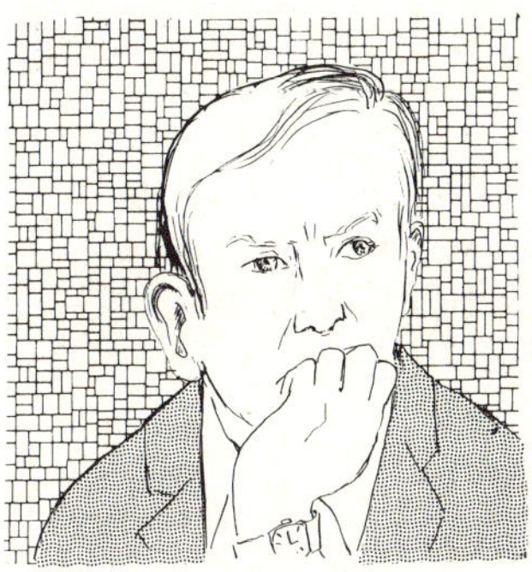
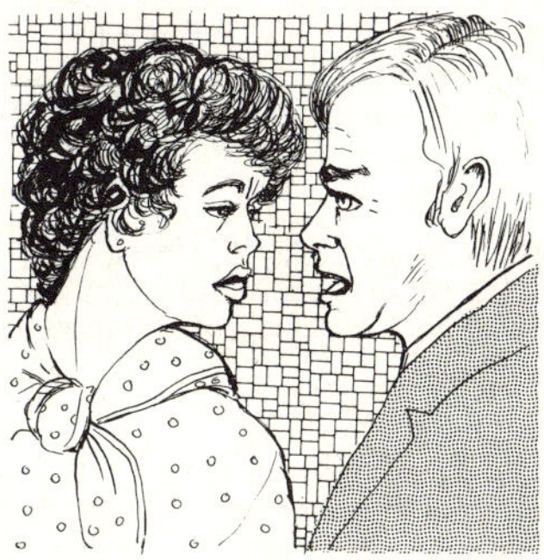
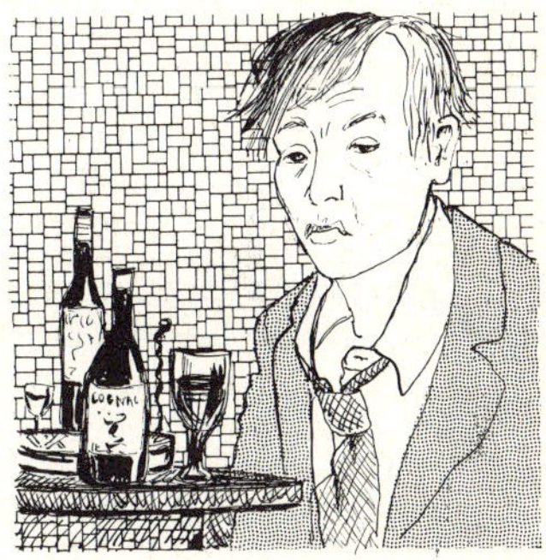

Die Bestimmung des inneren Zustandes, ob *Kopa* oder *Chāyā,* erfolgt durch das *Āsana* als Test.

1. Ein Ereignis wird von jeweils mindestens drei für die aktive und passive Gestaltung eines Feldes *(Viṣaya)* zuständigen Prinzipien (1 *Vāyu-,* 1 *Pitta-* und 1 *Kapha*-Prinzip) bestimmt.
2. Die Signale der betroffenen *Marmas* werden dabei registriert.
3. Nach den Ursachen für das Auftreten schmerzhafter Signale wird durch regelmäßige Beobachtung aufgrund von Situationsveränderungen geforscht.
4. Die Motive für Handlungen werden dabei von einem selbst eingekreist.

## Rhythmus und Konzentration

Im Gegensatz zu *Kopa* (der ungeordneten Bewegung) steht die koordinierte Bewegung, wie sie z.B. im Tanz stattfindet. Der Rhythmus vereinheitlicht die Bewegungen des einzelnen und der Gruppe. Rhythmus ist das strukturgebende Prinzip des Tatkraftfeldes Bewegung, dessen Hauptinstrument die Füße und Beine sind. Rhythmus ist ferner das strukturgebende Prinzip des Wahrnehmungskraftfeldes des Geruchs, dessen Hauptinstrument die Nase ist. Um Einsicht in den Zusammenhang zwischen unbewußt ablaufenden Vorgängen des Körpers und bewußt gesteuerten Handlungen zu gewinnen, gilt es hier, den Rhythmus der Atmung zu beobachten, während sich die Füße rhythmisch bewegen.

Das Kniegelenk wurde in Kapitel 4 beschrieben. Es gilt jedoch nicht nur die Statik dieses Warnpostens zu testen, sondern auch sein Schwingen – wie ein Schilfrohr in der Bewegung. Wenn sich das Bein flexibel verhält, dann schmerzen die Knie nicht und ermüden in den folgenden Übungen auch nicht so schnell.

Damit ist das *Marma* jedoch noch nicht voll abgetestet; es gilt, gleichzeitig auf die Atmung zu achten, zu beobachten, wie rasch sie ermüdet und wie schnell man außer Atem gerät.

Im Gegensatz dazu werden die Knie ganz ruhig gehalten und durch den Atemrhythmus gesteuert. Man beobachtet wiederum die Ermüdungserscheinungen bzw. die Schmerzen, die in den Knien auftreten.

## Zusammenfassung

1. Schwankungen im Befinden können bereits Störungen und künftige Krankheiten anzeigen. Deshalb ist die regelmäßige Diagnose des körperlichen Zustands wichtig. Yoga bietet in einer Kombination von körperlichem und geistigem Training Hilfen zur Selbstdiagnose an, mit denen zunächst nur der Körperzustand getestet werden soll. Die **Bewußtmachung von Störungen kann dabei schon zum Ausgleich führen.** Ernsthafte organische und psychische Krankheiten müssen selbstverständlich vom Facharzt untersucht werden.
2. Die **Feldbereiche der Bewegung und der Atmung** können durch entsprechende Gestaltung zur Schmerzlokalisation herangezogen werden. Mit Hilfe dieser Felder kann man unterschiedliche Körperzustände testen – auch im Verhältnis zur Gesellschaft, in der man lebt. Der Test des Verhaltens gegenüber anderen zeigt auf diesem Wege, wie ausgeprägt die eigene Wahrnehmung und eigene Reaktionen sind. Dieser Test kann zur **Wiedergewinnung von Spontanietät**, einer lebenserleichternden Eigenschaft führen. Die drei Kategorien *Vāyu, Pitta, Kapha* stehen in ständiger Wechselwirkung zueinander und beinhalten unterschiedliche Positionen zur Wirklichkeitsnähe. Je nach Lebenslauf des einzelnen ergibt sich ein unterschiedliches Zusammenwirken dieser drei Leitfäden. Die Beobachtung ihrer Wirkungen kann zu bewußterer Lebensgestaltung führen.

3. Der **Zustand der Wallung** *(Kopa)* kann überfallartig eintreten und signalisiert dann Schmerz. Die Überführung dieses Zustandes in eine koordinierte Bewegung ist Ziel bestimmter Yogaübungen. Rhythmus und Konzentration können aufgrund entsprechender Übungen erzielt und in Bewegungsabläufe überführt werden.

## 7.5 Zur Übung

### Aufgaben

1. Probieren Sie folgendes aus: Wenn Sie mit einem öffentlichen Verkehrsmittel fahren (S-Bahn oder Straßenbahn usw.), versuchen Sie, die Bewegung des Fahrzeugs auszugleichen, ohne sich festzuhalten, um die Standfestigkeit Ihrer Füße zu testen. Stellen Sie fest, auf welchen Fuß Sie jeweils am besten Ihr Gewicht verlagern müssen, wenn das Fahrzeug anfährt oder bremst. Prüfen Sie, ob Sie dies geschmeidig und ohne Angst und Krampf in Zehen und Waden zustande bringen. Wie stehen Sie dabei zur Fahrtrichtung?

2. Versuchen Sie, wenn Sie auf einer Rolltreppe fahren, die langsam sich verändernden Höhenunterschiede zu registrieren, ohne sich festzuhalten. Bereiten Sie dies langsam vor und testen Sie dabei Ihre Empfindungen wie Ängste, Fallängste usw.

3. Durch Übungen, die Sie selbst durchführen können, sollen Sie herausfinden, worin der Unterschied zwischen europäischem Ballett und ostasiatischem Körpertraining wie Haṭha-Yoga oder z.B. Taekwon-Do liegt. Handelt es sich bei dem einen um eine Darstellungskunst, bei dem anderen um die Kunst der Selbstverwirklichung oder Selbstverteidigung? Worin besteht der Unterschied zum Boxen?

4. Versuchen Sie nach anstrengender körperlicher Arbeit zu ermitteln, wonach Ihr Körper verlangt:
   - nach einer Massage,
   - nach einem heißen Bad,
   - nach einem kräftigen Essen usw.

5. Probieren Sie selbst aus, wie Sie einen Muskelkater nach ungewöhnlicher körperlicher Anstrengung (z.B. Bergtour) wirkungsvoll lindern können.
   - Kombinieren Sie ein heißes Bad mit einer Beimischung von zwei Teelöffel Butter.
   - Massieren Sie Ihre Zunge mit Butter.

Eine Reihe von einfachen Hausmitteln können zur Bekämpfung von Unwohlsein, Müdigkeit, Muskelkater usw. verwendet werden. Testen Sie die genannten Beispiele.

## Praktische Übungen

1. Die folgende Übung bietet eine Folge rhythmischer Bewegungen, die Sie entsprechend den Angaben ausführen.

   a) **Ausgangsstellung:** Die Partner stehen einander gegenüber.

   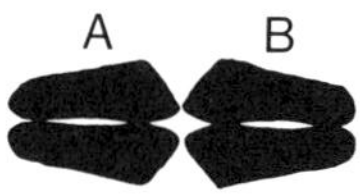


   b) **1. Schritt:** Seitliche Bewegung in entgegengesetzte Richtungen. Beide Partner bewegen gleichzeitig das linke oder rechte Bein jeweils nach außen.

   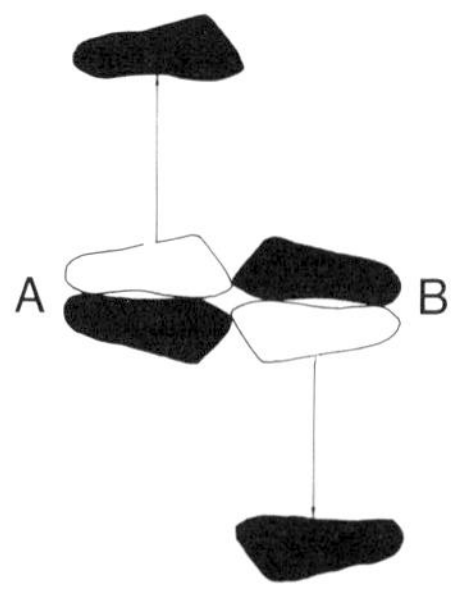


   c) **2. Schritt:** Das andere Bein wird im Halbkreis zurückgeschwungen.

   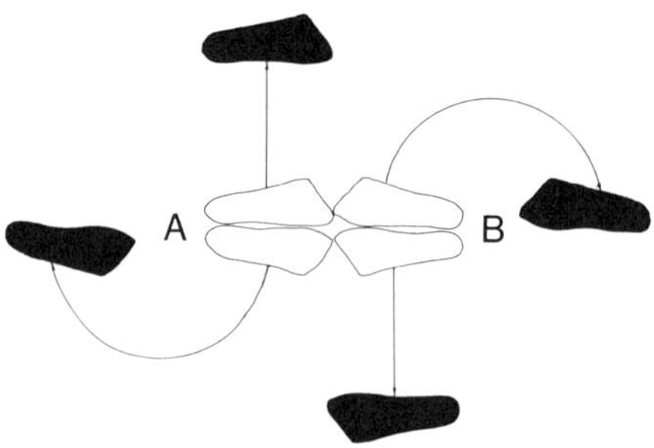


   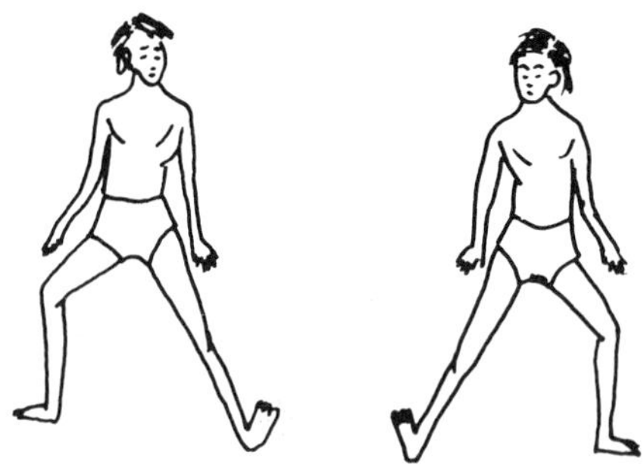

   d) **3. Schritt:** Das seitlich ausgestreckte Bein wird wieder zur Mitte zurückbewegt.

   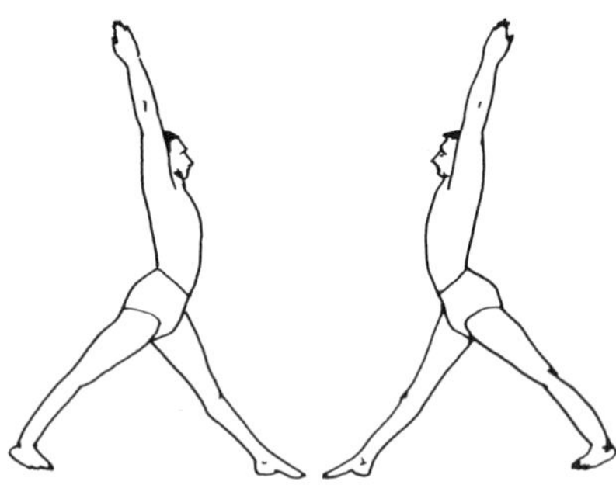

   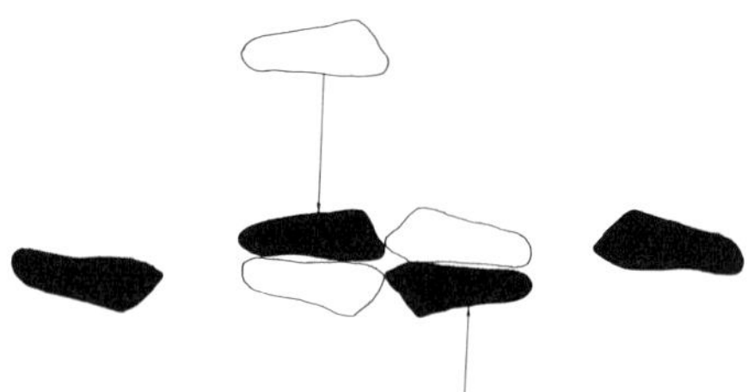

e) **4. Schritt:** Sie drehen die Hüfte kräftig herum und spannen den Körper wie einen Bogen. Strecken Sie die Hände nach oben.

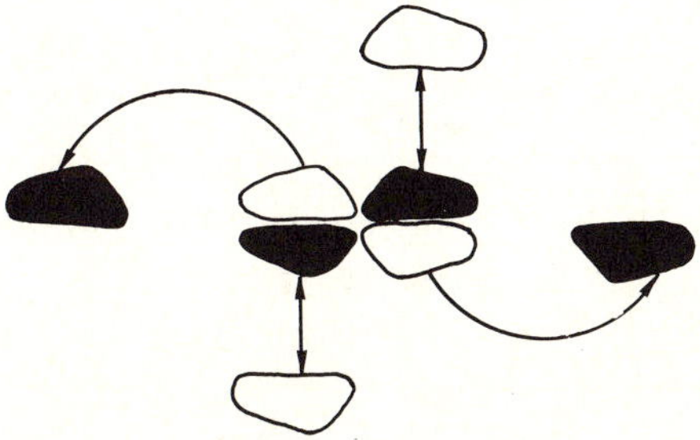

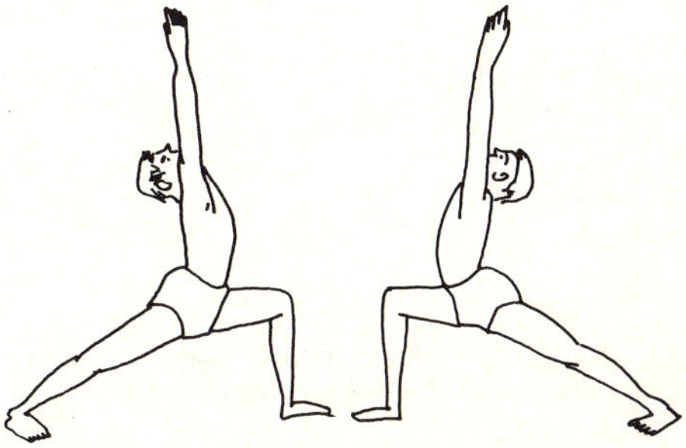

f) Wiederholen Sie diese Übung häufiger, bis Sie folgende Empfindungen registrieren:

- Wärme in den Gelenken: Knie – Becken – Knöchel – Schulterbereich
- Flexibilität in der Wirbelsäule und den Beinen

2. Legen Sie sich flach auf den Boden und bleiben Sie zunächst zwei Minuten in dieser Stellung liegen. Beobachten Sie dabei passiv Ihre Atmung und die Empfindung Ihrer Beine. Beginnen Sie dann allmählich, Ihre Atmung zu steuern. Während des Vorgangs des Einatmens setzen Sie folgende Pausen: Atmen Sie langsam mit Zwischenpausen ein, ohne sich anzustrengen und halten Sie dann an.

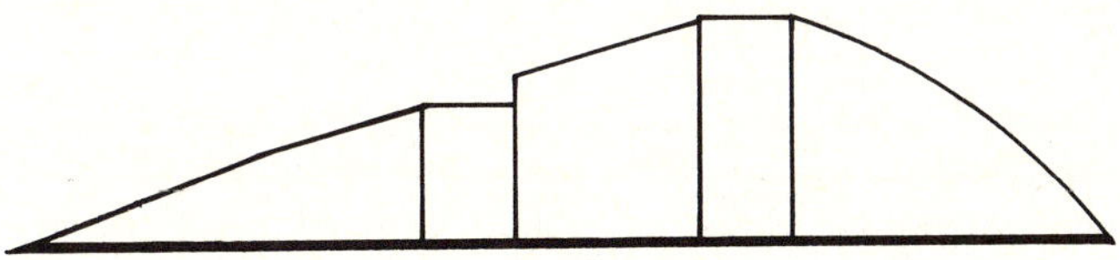


Mit der Zeit erfaßt dieser Rhythmus das gesamte Körpergefühl. Üben Sie vorsichtig und vermeiden Sie eine Überforderung Ihrer Lunge.

3. Wiederholen Sie die Übungen aus Kapitel 4 und versuchen Sie, aus den anderen, Ihnen inzwischen bekannten Übungen ein Programm zusammenzustellen, das Ihnen angenehm ist.

# 8 Die Kunst der richtigen Entscheidung

**Lernziele**

1. Widerstreitende Motive des Handelns als eigenständige Feldgestaltungsinstanzen sehen lernen.
2. Die Merkmale von *Vāyu, Piṭta, Kapha* in Zusammenhang mit dem Phänomen der Nervosität und Aufregung kennenlernen.
3. Das Fünf-Feuer-Modell als Orientierungshilfe für die eigene Motivanalyse kennen und anwenden lernen.
4. Die Yoga-Übungen im einzelnen aus der Sicht des Fünf-Feuer-Modells betrachten lernen.

**Zur Orientierung**

Kennen Sie diese Situation?

Frau Meier berichtet ihrer Nachbarin, daß ihr ein schönes und preiswertes Haus auf dem Land angeboten wurde. Sie würde sehr gern umziehen, weil ihre Großstadt-Mietwohnung viele Nachteile hat: unfreundliche Umgebung – wenig Grün, Gefährdung durch Fahrzeuge und viel Lärm. In zwei Tagen müsse sie sich entscheiden, ob sie das Angebot annehmen wolle. Die neue Umgebung hätte viele Vorteile, ein Wohnungswechsel würde allerdings auch zu Nachteilen führen: Auf der einen Seite wäre man in einer reizvollen Landschaft in gesunder Umgebung und hätte keine unmittelbaren Nachbarn. Andererseits müßte ihr Mann täglich einen weiten Anfahrtsweg zu seiner Arbeitsstätte in Kauf nehmen. Neben einem erheblichen Zeitaufwand würden dadurch auch die Kosten steigen. Die gleiche Schwierigkeit ergäbe sich bei dem Besuch von Freunden und Verwandten. Eine weiterführende Schule für die Kinder ist am Ort und gut erreichbar. Der Wohnungswechsel würde sich, wenn auch verbunden mit zahlreichen Entbehrungen, finanziell realisieren lassen.

Zwischen den Interessen der Erwachsenen und der Kinder, zwischen gesundem Wohnen und Anschluß an die Kultur der Großstadt, zwischen Gewinn an Bewegungsfreiheit in der unmittelbaren Umgebung (Garten usw.) und Behinderung in der Beweglichkeit (Besuch von Freunden und Verwandten) gilt es abzuwägen und die richtige Entscheidung zu treffen. Die Schwierigkeit der Entscheidung liegt bei dem, der sie treffen muß. Er kann sich bei anderen Rat holen, das Für und Wider sauber abgrenzen und bewerten, die Entscheidung aber muß er allein treffen.

Ein weiteres Beispiel:

Franz hat sich vorgenommen, am Samstag eine schon lange geplante Arbeit im Hause auszuführen. Der Wetterbericht war schlecht, so daß seine Neigung, sein Vorhaben durchzuführen, bestärkt wurde. Für die Vorbereitung seiner Arbeit besorgte er am Freitag noch einige notwendige Kleinigkeiten. Der Samstagmorgen kündigte sich mit herrlichem Sonnenschein an. Franz erwachte früh, frühstückte hastig und überlegte unruhig, wann er nun mit seiner Arbeit beginnen sollte. Unvermutet rief sein Freund Max an und fragte, ob er mit ihm segeln gehen wolle. Franz zögerte im Hinblick auf seine Arbeit und verneinte. Allerdings fragte er, wann Max denn losfahren würde. Anschließend sah er dann in den Kalender und stellte fest, daß er eigentlich noch drei Wochen Zeit bis zur Ablieferung der Arbeit hätte. Da er ohnehin meinte, sich nicht konzentrieren zu können, rief er seinen Freund Max an und sagte zu, doch mitzufahren. Mit etwas flauem Gefühl, aber doch irgendwie befreit von der lästigen Verpflichtung verließ er rasch das Haus.

## Zur Diskussion

1. Können Sie die Beispiele in *Zur Orientierung* auf verschiedene Körperfunktionen übertragen, die miteinander in Konflikt stehen? Ist die Zunahme von Funktionen in einem Feld der Wahrnehmung durch die Abnahme von anderen bedingt?
   - Welche Motive bewegen einen Menschen zur Lösung solcher Konflikte zugunsten des Ausbaus des einen oder des anderen Feldes?
   - Zählen Sie einige Beispiele auf, die zeigen, welche Motive sich im Konfliktfall stärker durchsetzen.
   - Rufen Sie sich eine selbst erlebte Situation ins Gedächtnis und versuchen Sie, in Gedanken oder schriftlich die widerstreitenden Motive aufzulisten und den Weg Ihrer eigenen Entscheidung nachzuvollziehen.
2. Der Konsumgütermarkt bietet durch Schaufenster, Werbeanzeigen usw. schöne, nützliche und interessante Produkte an. Unsere Wahrnehmung ist alarmiert, und jedes Feld unseres Körpers meldet spontan Bedürfnisse an. Schönere Kleider und Farbfernseher für das Auge, bessere Schuhe und ein größeres Auto, um im Feld der Bewegung eleganter vorwärts zu kommen, Leckereien und Feinschmeckerkost für den Gaumen, Stereo-Anlagen für das Ohr usw. stellen allein oder insgesamt eine Palette von Verführungen dar.
   - Versuchen Sie, sich diesen Widerstreit der Bedürfnisse als Spiel von *Kapha, Pitta* und *Vāyu* vorzustellen.

**Beispiele**

*Pitta:* Frau Y will eine Waschmaschine kaufen. Der Verkäufer empfiehlt ihr eins der neuesten und besten Modelle. Es klingt überzeugend, was er sagt, und es stimmt überein mit dem, was sie bereits von dieser Marke gehört hat. Die Maschine ist zwar ein wenig teuer, aber sie verspricht rentabel zu werden. Frau Y hat das Gefühl, sie kann die Waschmaschine mit gutem Gewissen kaufen.

*Vāyu:* Michael läuft durch ein großes Kaufhaus. Er ist gerade 4 Jahre alt geworden, und das Angebot an feinen Sachen für Gaumen und Spieltrieb ist zuviel für seine Nerven. Seine Mutter muß ihn von jedem Stand wegreißen. Schließlich wirft er sich auf den Boden und will nicht eher wieder aufstehen, bis er irgendetwas bekommt. Die Verkäuferin hat Mitleid mit der Mutter und reicht ihm einen Lutscher. Michael triumphiert, während die Mutter ihm ins Ohr flüstert: „Warte, bis wir daheim sind."

*Kapha:* Annette, 17, ist völlig gelangweilt. Diese „sinnlosen Italienreisen" ihrer Eltern, an denen sie unbedingt immer teilnehmen muß, sind ihr eher eine Pflichtübung als eine Erholung. Die Mutter will außerdem jedes Jahr Andenken aussuchen gehen, und Annette muß sie begleiten, damit sie das Einkaufen lernt. Doch schlendert Annette völlig apathisch durch die „uninteressanten" Läden Roms und träumt von einem Zeltlager mit Klassenkameraden in der Eifel.

3. Glauben Sie, daß der richtige Schnitt zwischen Wunschbefriedigung und Verzicht sich bei Ihnen in Form einer Nicht-Schmerzerfahrung in den betroffenen Stellen *(Marmas)* Ihres Körpers niederschlagen könnte? Ihnen sind sicher schon Menschen begegnet, die Verzicht predigen, selbst aber durchaus auf nichts verzichten.

**Beispiel**

Auf der Urlaubsfahrt gerät Herr X mit seinem Wagen in einen langen Verkehrsstau. Er betrachtet die vollen Urlauberautos der Nachbarn und schimpft: „Warum bleiben die denn nicht zu Hause! Müssen die denn alle nach Italien fahren! Die haben wahrscheinlich zuviel Geld! Denen geht es allen zu gut!" Nach Auflösung des Staus gibt Herr X Vollgas, um möglichst viele der lästigen Autobahnbenutzer hinter sich zu lassen.

## 8.1 Widerstreitende Motive des Handelns

Ein hohes Ideal für die aktive und passive Feldgestaltung wird in folgender Passage aus der *Bhagavad Gītā* (III, 3–8) geschildert:

In dieser Welt ist die **reine** Entscheidung, wie ich Dir „Makellosem" vorhin sagte, von zweierlei Beschaffenheit, sie wird gefällt durch die Verknüpfung *(Jñāna*-Yoga) der gleichzeitigen (passiven) Betrachtung aller erforderlichen Funktionen (*Sāṃkhya*-Philosophie) oder durch Verknüpfungen der reellen Taten *(Karma*-Yoga) handelnder Menschen (Yoga-Philosophie). Nicht in der Tatenlosigkeit gelangt der Mensch zur Kreativität (Freiheit im Handeln), und nicht im Verzicht eben gelangt er zur Vollendung. Kein Mensch kann in Wirklichkeit auch einen Augenblick lang funktionslos verharren. Wahrlich erbarmungslos ist jeder durch die aus der Natur stammenden Leitfäden *(Guṇas)* zur Erfüllung von Funktionen getrieben. Wer die aktiven Feldgestaltungsinstanzen im Test des *Āsana* ausschaltet (gemeint ist, wer passiv sitzt und meditiert), doch sich der Ereignisse jener Felder (der Tat) erinnert, einen solchen falsch handelnden Menschen nennt man einen Irren (gemeint ist ein Mensch, der nicht klarsieht). Ihm mangelt es an Reflexionsvermögen. Wer aber die passiven Felder mit Hilfe des Reflexionsvermögens unter seine Kontrolle gebracht hat und dann bewußte Verknüpfungen mit Hilfe der aktiven Feldgestaltung schafft *(Karma*-Yoga), der ist ein würdevoller Mensch. Handle dann richtig (d.h. bewußt), da Taten besser sind als Inaktivität. Unbenützt gelangen nicht einmal die „Reflexe des Körpers" zur Vollendung.

Diese Passage gibt den Grundgedanken des Tests der richtigen Handlungsweise, das Abwägen des Pro und Contra vor jeder bewußten Tat, wie es in Yoga gelehrt wird, wieder. Es gilt, jeweils die höchstpersönliche, von niemandem aufgebürdete Entscheidung zu treffen. Aus vielen widerstreitenden Motiven und Möglichkeiten muß diejenige ausgewählt werden, die im Einklang mit dem Prozeß der Zeit, mit den wirklichen Bedürfnissen der unmittelbaren Umwelt und der eigenen Person steht. Es gilt Funktionen so wahrzunehmen, daß die Felder der Wahrnehmung transparent und durchlässig gestaltet werden, und nicht starr und von Mauern eingegrenzt sind.

**Aufgabe**

1. Beobachten Sie Ihre Bedürfnisse und die anderer Menschen und stellen Sie fest, ob die Bedürfnisse mit der Realität in Einklang stehen oder ob sie zu schweren Belastungen werden, sich in starren Grenzen befinden, und den Lebensfluß dadurch lähmen.
2. Versuchen Sie, die Frage zu beantworten, ob Verzicht immer mit Schmerz, Befriedigung der Bedürfnisse immer mit Lustgewinn verbunden ist.

Die Methode des Testens kann man durch Yoga-Übungen lernen, nicht jedoch das Ergebnis; die Inhalte einer Entscheidung hängen jeweils individuell von einem selbst ab.

Es gilt, das Für und Wider, das bei einer solchen Entscheidung eine Rolle spielt, einzeln unter die Lupe zu nehmen. Für jeden bestimmenden Faktor kann man sich Rechenschaft über das ablegen, was man will. Man fragt sich in bezug auf den einzelnen Faktor:

– Berücksichtige ich ihn unbedingt bei der Entscheidung?
– Werde ich ihn nur in Zusammenhang mit anderen Umständen berücksichtigen?

Wenn auch dieses Experiment mit der eigenen Motivanalyse zunächst rein intellektuell aussieht, wollen wir im folgenden sehen, wie es auf die Felder *(Viṣayas)* unseres Körpers bezogen an Lebensnähe gewinnen kann.

## 8.2 Merkmale von Vāyu, Pitta und Kapha

In Kapitel 7 wurden die Prinzipien *Vāyu, Pitta* und *Kapha* anhand von Beispielen erläutert. Für ein *Pitta*-Prinzip gibt es 2 *Viṣayas,* für 5 *Pittas* demnach 10 *Viṣayas.* Es gibt aber auch 5 *Vāyu-* und 5 *Kapha*-Prinzipien, die zwischen den *Pittas* und *Viṣayas* wirken. In Zusammenhang mit den Feldern *Pāda* (Feld der Bewegung) und *Ghrāṇa* (Feld des Riechens) wurde in Kapitel 7 auch kurz das Spiel der drei Feldgestaltungsinstanzen (auch subjektive Wahrscheinlichkeitskategorien oder Prinzipien, nach denen man handelt) erwähnt: *Vyāna vāyu, Sādhaka pitta* und *Avalambaka kapha.*

Um das Zusammenspiel der fünfzehn Instanzen untereinander besser zu verstehen, sollte man folgende Merkmale beachten:

1. **Vāyu-Prinzipien** sind gleichzeitig an zwei oder mehreren Orten, an denen sich auch *Pitta*-Prinzipien befinden, zu erfahren.

**Beispiel**

Das krasseste Beispiel ist *Vyāna vāyu,* der die Summe aller Verbindungen des übrigen Körpers zum Herzen darstellt.

Sie treten dadurch als verwirrungstiftende Instanzen auf. Der Zustand der Wallung *(Kopa)* ist auf ihre Tätigkeit zurückzuführen.

Das Verdrängen eines *Pitta*-Prinzips durch ein anderes ist nur durch die Tätigkeit der *Vāyu*-Prinzipien möglich.

2. **Pitta-Prinzipien** sind an einem bestimmten Ort des Körpers erfahrbar. Als **ein** Ort in diesem Sinne wird auch die gesamte Haut als Schicht des Körpers betrachtet.

**Beispiel**

*Ālocaka pitta* (sprich: Alotschaka) – das *Pitta* der Augen, wird im Augenbereich wahrgenommen. Wenn man etwas sieht, weiß man mit Hilfe dieser Kategorie oder dieses Prinzips, ob das Wahrgenommene dem übrigen Wunsch entspricht oder nicht.

*Pācaka pitta* (sprich: Patschaka), das *Pitta* der Verdauung, beschränkt sich auf den Bereich des Nabels.

*Pitta*-Prinzipien sind als Feldgestaltungsinstanzen eindeutig. Sie zeigen einem augenblicklich und exakt, was man eigentlich will.

*Pitta*-Prinzipien sind jeweils auf je zwei aufeinander abgestimmte Felder (ein aktives und ein passives) beschränkt.

**Beispiel**

*Sādhaka pitta* ist zuständig für das Feld der Fortbewegung und des Aufbruchs und für das Feld des Riechens.

3. **Kapha-Prinzipien** befinden sich jeweils an einem oder an mehreren Orten. Sie sind dennoch nicht als Vermittler tätig und benötigen die Hilfe der *Vāyu*-Prinzipien.

**Beispiel**

Gehen wir davon aus, daß sich zwei Menschen in folgender Konfliktsituation befinden: Sie stehen kurz vor der Hochzeit. Trotz des lebensbejahenden Ereignisses sind beide mürrisch, und es gibt häufig längere Streitereien, die dann aber mit der Bezeugung gegenseitiger Liebe wieder enden. Hierbei handelt es sich um einen echten Zustand der Wallung. Mann und Frau trennen sich häufig im Zorn. Die Spannung solcher Trennungen wird jedoch nicht lange ertragen. Man findet wieder zueinander und empfindet eine Zeitlang wieder Freude. Dann wieder vermeint der eine oder andere etwas Nachteiliges an seinem künftigen Lebenspartner zu entdecken, und ein neuer Streit beginnt.

Dieser Zustand kann als Spiel folgender Prinzipien gesehen werden:

*Sādhaka pitta* – das *Pitta* der menschlichen Begegnung (vgl. Kapitel 7). Ort: das Herz; Zuständigkeit: Feld der Bewegung und des Riechens.

*Prāṇa vāyu* – *Prāṇa* ist ein zusammengesetztes Wort aus *Pra* = vor und *āṇa* = Atem. Es bedeutet etwa „Grund für die Ermöglichung des Stoffwechsels" und kann mit „Identitätsprinzip" übersetzt werden. Sein Wirkungsbereich ist der Kopf und der Brustkorb.

*Tarpaka kapha* – *Tarpaka* heißt sättigend, befriedigend. Dieses Prinzip führt die Befriedigung herbei. Sein Ort ist der Kopf.

*Ālocaka pitta* – *Ālocaka* heißt wörtlich „von den Augen". Der Ort, an welchem dieses Prinzip in Erscheinung tritt, sind die Augen. Zuständigkeit: Feld des *Cakṣu (Viṣaya* des Sehens) und *Upastha (Viṣaya* der geschlechtlichen Begegnung).

Nebenstehend werden diese Prinzipien in einer Tabelle geordnet, anhand derer dann die Entwicklung zum Zustand der Wallung untersucht werden kann.

| Bereich / Prinzip | Brustkorb | Kopf |
|---|---|---|
| *Pitta* | *Sādhaka* | *Ālocaka* |
| *Vāyu* | *Prāṇa* | *Prāṇa* |
| *Kapha* | *0* | *Tarpaka* |

Bezogen auf das Beispiel kann man den Vorgang folgendermaßen nachvollziehen:

1. *Sādhaka pitta* meldet ein Interesse an der Erlangung eines Ziels zur Vollendung der eigenen persönlichen Entwicklung. Es bedeutet für den einzelnen Aufbruch und Erwartung. Man gibt alte Gewohnheiten auf, um ein neues Verhalten zu üben. Man ist bereit, zu lernen, eine neue Rolle zu übernehmen.
2. *Ālocaka pitta* meldet dabei ein Interesse an der Gestaltung des künftigen Verhaltens nach Mustern, die nicht unbedingt die des *Sādhaka pitta* sein müssen. Während *Sādhaka pitta* einen Menschen dazu bewegt, sich festzulegen, eine Bindung einzugehen, die eine Veränderung gegenüber der früheren Lebensgestaltung mit sich bringt, will *Ālocaka pitta* vielleicht doch noch an einigen Inhalten aus der Vergangenheit festhalten, die jedoch nicht in die neue Lebensweise hineinpassen.
3. *Prāṇa vāyu* ist am Abwägen und Hin- und Herspringen zwischen Brustkorb und Kopf beteiligt und schafft den Zustand der Informationsverarbeitung, den wir *Kopa* oder Wallung nennen. Der Mensch ist erregt und nervös.
4. Beruhigt er sich innerlich, dann tritt der Zustand der Festigkeit ein. Er kann die Spannung zwischen *Ālocaka pitta* und *Sādhaka pitta* aushalten. Diese Erfahrung, die vom Kopf ausgeht, wird der Kategorie *Tarpaka kapha* zugeordnet.

## 8.3 Das Fünf-Feuer-Modell der subjektiven Erfahrung

Machen Sie folgendes Experiment: Schlagen Sie mit Ihrer Hand
– gegen einen Tisch,
– in eine Schüssel voll Wasser,
– gegen die Luft.

Sie werden damit die reale Erfahrung der drei Zustände der materiellen Objekte unserer Umwelt auf diese Weise in Ihr Bewußtsein rufen. Im Chemie-Unterricht haben Sie vielleicht einmal folgende Darstellungen der Materie-Zustände gesehen:

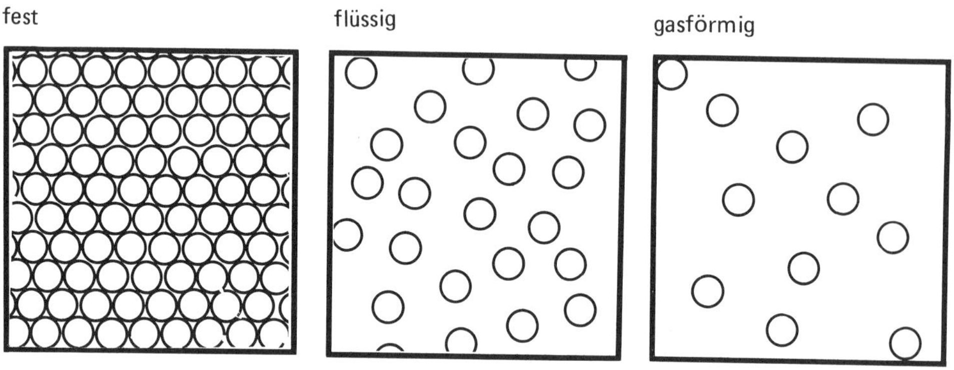


Es verlangt keine große Vorstellungskraft, um zu erklären, woher das Gefühl des Festen, des Flüssigen oder des Gasförmigen kommt. Am treffsichersten ist man, wenn man in eine solide oder feste Masse hineinschlägt. Die uns umgebenden Zustände der Materie haben auch unser Denken, unsere Sprache und dadurch unsere Erfahrungen geprägt: Er spricht *flüssig,* hat ein *solides* Konzept und etwas *Festes* in den Händen. Vielleicht baut er auch *Luft*schlösser.

Diese Zustände haben aber auch ihre „Kehrseite": Dem Festen steht das Starre, die Unbeweglichkeit und Kompromißlosigkeit gegenüber. Hier fehlt das Flüssige. Im Sprachgebrauch schlägt sich auch diese Erfahrung nieder: ein *verknöcherter* Mensch, *dürre* Worte, mit dem *Kopf durch die Wand* gehen.

Auch das Flüssige hat seine Kehrseite: Was bezeichnet man mit den Wörtern *verwässert, verwaschen, schwammig* usw.?

In bezug auf das Gasförmige ist unsere Sprache ebenfalls geprägt durch positive und negative Gefühle. Es sind nicht immer die gleichen Assoziationen mit Luft verbunden. Ein *luftiges* Kleid im Sommer kann angenehm sein. *Luftiges* Fahren im Cabriolet ist wieder „in". Doch wer will schon *Luftikus* genannt werden?

### Das Feuer in den Beziehungen

Unser Sprachgebrauch verrät, daß wir eine ausgewogene Mischung von Verbindlichkeit (Festem) – Flexibilität (Flüssigem) – atmosphärischer Wärme, Kommunikationsfreude (Gasförmigem) als Maßstab für eine gesunde zwischenmenschliche Beziehung halten.

In diesen Zusammenhang soll der Begriff Feuer gestellt werden. In Yoga verwendet man ihn, um das Wort *Pitta* greifbarer zu machen.

In der zwischenmenschlichen Kommunikation ist Feuer das Prinzip, das verzehrt. Diese Bedeutung ist sicher aus der Beobachtung der unruhigen Eigenschaften des Feuers hergeleitet worden. Feuer verändert Materie, gestaltet brennbare Stoffe aus der näheren Umgebung um. Wird ein Feuer nicht eingedämmt, dann bleibt es solange bestehen, bis der letzte erreichbare brennbare Stoff in seiner Nähe verwandelt ist. Diese Eigenschaften des Feuers können mit der Feldgestaltungsinstanz *Pitta* verglichen werden. *Pitta* bezeichnet das Unruhige und bezieht seine Energie aus den „brennbaren Substanzen" in seiner Nähe. *Pitta* ist die eigentliche Stoßkraft des Lebens überhaupt.

Aus diesem Vergleich ist der Übergang der Lehre von den subjektiven Wahrscheinlichkeitskategorien zum Fünf-Feuer-Modell für die fünf *Pittas* gegeben. Das Feuer braucht brennbare Substanzen, um sich am Leben zu erhalten. Ebenso ist *Pitta* ganz spezifisch in der Wahl der Ereignisse.

**Beispiel**

Unter normalen Umständen kann zum Beispiel ein Eisenstab nicht einen Kerzendocht ersetzen. Ebensowenig kann eine Flasche Whisky eine menschliche Begegnung überflüssig machen. Das Feuer kann im ersten Fall zum Erlöschen gebracht werden, das *Pitta* im anderen Fall.

Die Vorstellung der fünf *Pittas* als fünf Feuer des Körpers ist ein brauchbares Modell, um greifbar und verständlich zu machen, was sonst nur durch mathematische Formeln ausgedrückt werden könnte.

| | | |
|---|---|---|
| 1. ***Ālocaka pitta*** | = | Feuer der Augen |
| 2. ***Sādhaka pitta*** | = | Feuer des Lernens |
| 3. ***Pācaka pitta*** | = | Feuer der Verdauung |
| 4. ***Rañjaka pitta*** (sprich: Randschaka) | = | Feuer, das färbt *(rañjaka* = färbend)<br>Dieses Feuer befindet sich im Bereich des Magens und ist im Vorgang des Streß besonders stark zu spüren. Man könnte es das Kampf-Feuer oder Aggressions-Feuer nennen. Wird es behindert (Zustand des *Kopa),* greift es den Magen selbst an (Magengeschwüre). |
| 5. ***Bhrājaka pitta*** (sprich: Bradschaka) | = | Feuer, das glänzend macht *(bhrājaka* = glänzend)<br>Dieses Feuer ist über die ganze Haut verteilt. Die Jugendfrische der äußeren Erscheinung eines Menschen wird durch dieses Feuer gestaltet. Ein Mensch kann in der Begegnung mit einem anderen Menschen strahlen oder fahl und matt erscheinen. Dieser Zustand hängt vom mehr oder weniger stark vertretenen *Bhrājaka pitta* ab. |

**Zusammenfassung**

1. Die Motive des Menschen sind häufig widersprüchlich. Das kann zu Spannungen, Unausgeglichenheit usw. führen, wenn die Triebfedern unbewußt bleiben und nur die

Wünsche und Bedürfnisse als solche in die Tat umgesetzt werden sollen. Im Sinne der Yoga-Schulung soll erkannt werden, daß dieser **Widerstreit der Bedürfnisse** ein Spiel von miteinander verknüpften Prinzipien ist, nämlich von *Vāyu, Pitta* und *Kapha.* Die **Gegensteuerung**, die aus der Spannung herausführt, wird in Form der aktiven und passiven Feldgestaltung bewirkt.

2. Das menschliche Handeln wird von den Prinzipien *Vāyu, Pitta* und *Kapha* bestimmt. Diesen Prinzipien sind jeweils mindestens zwei *Viṣayas* (aktive und passive Feldbereiche) zugeordnet. Man erhält damit fünf *Vāyu-,* fünf *Pitta-* und fünf *Kapha*-Kategorien. Dies ergibt **15 Instanzen,** die sich **netzplanähnlich verknüpfen** und wirksam werden.

3. Die Feldgestaltungsinstanz *Pitta* wird mit dem Feuer verglichen. Ein Feuer ist unruhig und lebt so lange, bis es entweder gelöscht wird oder alle brennbaren Stoffe in seiner Nähe verbraucht sind. *Pitta* ist die **eigentliche Lebensenergie.** *Pitta* wird in fünf Bereiche untergliedert, die zusammenwirken.

**Übersicht über die 15 Prinzipien, aus denen sich die Wahrnehmung des Menschen zusammensetzt**

| Empfindungsorte der 5 *Pittas* | Wahrnehmungsorte der 5 *Vāyus* |
|---|---|
| *Sādhaka:*<br>in der Gegend des Herzens<br>*Rañjaka:*<br>in der oberen Hälfte des Bauchraums<br>*Pācaka:*<br>in der unteren Hälfte des Bauchraums<br>*Bhrājaka:*<br>über die gesamte Haut verteilt<br>*Ālocaka:*<br>in den Augen | *Prāṇa:*<br>im Kopf und im Brustkorb<br>*Apāna:*<br>in der Afterzone, Urogenitalgegend und in den Oberschenkeln<br>*Vyāna:*<br>überall im Körper, Hauptsitz im Herzen<br>*Samāna:*<br>im Bauchraum hauptsächlich in der Nabelgegend<br>*Udāna:*<br>oberhalb des Nabels und in der Speiseröhre |
| Wahrnehmungsorte der 5 *Kaphas* | |
| *Avalambaka:*<br>im Brustbereich und im Becken — Hauptsitz im Becken<br>*Kledaka:*<br>im Magen und Zwölffingerdarm<br>*Boddhaka:*<br>im Mund und Rachen<br>*Tarpaka:*<br>im Kopf<br>*Śleṣaka* (sprich: Schleschaka):<br>in allen Gelenken | Das Zusammenwirken der einzelnen *Pittas, Vāyus* und *Kaphas* wird in den folgenden Kapiteln genauer beschrieben. |

## 8.4 Zur Übung

### Aufgaben

1. Betrachten Sie noch einmal Ihre Zeichnungen aus dem Übungsteil von Kapitel 5. Würden Sie sie jetzt anders zeichnen wollen, nachdem Sie das Fünf-Feuer-Modell kennengelernt haben?
2. Versuchen Sie, die Übungen aus Kapitel 6 noch einmal durchzuführen. Erweitern Sie Ihre Tabellen durch eine dritte Spalte, in der Sie die fünf Feuer oder *Pittas* eintragen. Nehmen Sie Ihre Eintragungen vor, je nachdem welches *Pitta* jeweils im Spiel ist.
3. Versuchen Sie, sich eine Woche lang täglich Rechenschaft über das Spiel der fünf *Pittas* in Ihrem Körper abzulegen. In welchen Situationen, in welchem Zusammenhang, mit wem, melden sich die fünf Feuer?
4. Stellen Sie sich täglich ein paarmal die Frage, ob Sie sich im Zustand der Wallung *(Kopa)* oder des Festen *(Chāyā)* befinden. Versuchen Sie dabei zu präzisieren, welches *Pitta* im Spiel ist.

### Praktische Übungen

1. In welchen der Übungen in Kapitel 5 haben Sie das Gefühl, daß
   - Ihre Augen brennen? *(Ālocaka pitta)*
   - Ihr Herz schneller schlägt? *(Sādhaka pitta)*
2. In welchen Übungen in Kapitel 5 haben Sie das Gefühl, daß sich die Augen und das Herz beruhigen? Aus genauer Beobachtung können Sie die Wirkungen erkennen.
3. Wiederholen Sie die Baumstellung mit Partner (Kapitel 4) sowie die praktischen Übungen in Kapitel 2. In beiden sind *Bhrājaka* und *Ālocaka pitta* im Spiel.
   - Sind die beiden Formen der Übungen kontrastierend?
   - In der einen Übungsfolge berührt man seinen Partner nur mit der Haut, in der anderen auch mit den Augen. Welche Art von Übung entspricht eher Ihrer inneren Neigung?
   - Spüren Sie eine Abneigung? Könnte dies damit zusammenhängen, daß Sie mit der einen oder anderen Art der Feldgestaltung schon im Alltag genug zu tun haben?
   - Müssen Sie ständig andere Menschen körperlich berühren und brauchen Sie eine Abwechslung durch Augenübungen, oder haben Sie einfach eine Abneigung vor der einen oder anderen Art oder vor beiden?
4. Wiederholen Sie die Übungen in Kapitel 4.
   - Sagen Ihnen diese Übungen eher zu?
   - Sehen Sie die Leitbilder der Bewegung (z.B. Baum, Boot) als Ausdruck der Tätigkeit von *Ālocaka pitta* an?
   - Können Sie die Leitbilder in den Körper ohne die Verbindung mit *Sādhaka pitta* übertragen?
   - Warum nicht? Für welche Felder ist *Sādhaka pitta* zuständig? Für welche *Ālocaka pitta?*

# 9 Symmetrien des Körpers

**Lernziele**

1. Die Symmetrie des Körpers als Voraussetzung für den Abbau einseitiger Zielstrebigkeit sehen lernen.
2. Die Vermittlung zwischen den verschiedenen Motiven anhand des Straßenmodells kennenlernen.
3. Die *Marmas* der einzelnen Körperorgane als Schnittpunkte der *Vāyu*-Prinzipien sehen lernen.
4. Die Lunge als Schnittpunkt zwischen *Prāṇa*- und *Vyāna vāyu* kennenlernen.
5. Die *Marmas* der Lunge kennenlernen.

**Zur Orientierung**

1. Jeden Samstag vor der öffentlichen Ziehung der Lottozahlen wird verkündet, daß der Aufsichtsbeamte die ordnungsgemäße Kontrolle der Anlage vorher durchgeführt habe. Damit will die zentrale Lottostelle juristisch bestätigen, daß alle Kugeln die gleiche Chance haben, gezogen zu werden. Die Verteilung der Wahrscheinlichkeit bei der Ziehung der Lottozahlen nennt man symmetrisch.
2. Bei der Untersuchung der Bewegungen des Körpers achtet man auch auf Symmetrie. Nimmt ein Arzt die Leistungsprüfung der Wirbelsäule eines erkrankten Menschen vor, so testet er die gesamte Beweglichkeit der Wirbelgelenke in allen Richtungen. Behinderungen in der einen oder anderen Richtung tragen zur Asymmetrie des Körpers und zu Kompensationen (Ausgleich) in der Bewegung bei: Man hinkt beim Gehen, das Becken hat im Stehen eine schiefe Lage, man kann sich nicht gleich weit nach vorne und nach hinten biegen usw.
3. Auch der Psychotherapeut versucht, Asymmetrien festzustellen. Der sprachliche Ausdruck von Herrn X ist hervorragend, doch seine Sprache ist gefühlsarm und nicht körperbezogen. Er ist aus dem Gleichgewicht gekommen, da er sich in seinem Freundeskreis immer isolierter fühlte. Seine Schwierigkeiten führten ihn schließlich zum Therapeuten. Asymmetrie und Kompensationen im psychischen Bereich schlagen sich häufig in einseitigem Verhalten nieder. Einseitiges Verhalten führt wiederum zu einseitiger Wahrnehmung.

**Zur Diskussion**

1. Das Zahlenlotto wird in *Zur Orientierung* als Beispiel für einen symmetrischen Vorgang herangezogen.
   - Können Sie eine Verbindung zwischen Form und Funktion der Apparatur in bezug auf Zufallsereignisse erkennen? (Z.B. kleinere Kugeln werden eher erfaßt.)
   - Könnten die Kugeln, wenn sie nicht alle gleich rund wären, bei der Ziehung jeweils bevorzugt bzw. benachteiligt werden? Spielt dabei nicht auch die gleichmäßige Drehbewegung der Trommel und der anderen an der Mischung beteiligten Apparate eine Rolle?
   - Die meisten Menschen glauben, daß die Zahlenreihe von 20 bis 30 wahrscheinlicher ist als die von 1 bis 10. Ist diese Annahme begründet?

2. Asymmetrien im Körper verspüren viele Menschen mit einseitiger beruflicher und sonstiger Betätigung. Ob Sie nun viel Auto fahren oder Schreibmaschine schreiben oder Ihre schwere Aktentasche immer in der rechten Hand tragen, Sie werden die Folge einseitiger Belastungen aus eigener Erfahrung sicher kennen.
   - Glauben Sie, daß Asymmetrie im Ausbau der Muskeln und Knochen zur Häufung von Schmerzsignalen an bestimmten Punkten des Körpers führen kann?
   - Besteht die Kompensation dann in der Vermeidung solcher Bewegungen, die Schmerz erzeugen könnten? Wären als Folge Formveränderungen vorstellbar?
   - Kann es notwendig sein, zur Wiederherstellung der vollen Beweglichkeit die „Schonhaltung" aufzugeben?
   - Haben Sie jemals in Gips gelegen, oder mußten Sie sich je mit einem Gipsbein bewegen? Können Sie sich an Ihre Bewegungen vorher und nachher erinnern? Welche Erfahrungen hat Ihnen Ihr Körper signalisiert?

3. Asymmetrien im psychischen Bereich sind weit verbreitet und wurden wohl schon von jedem mehr oder weniger stark empfunden.
   - Sind Schonhaltungen auch im Bereich der Psyche denkbar? Weicht man auch dort einem Prozeß aus und schränkt sich in den wichtigsten Funktionen ein, weil man Schmerzerfahrungen vorweg nimmt?
   - Können die Wahrnehmungsfelder symmetrisch werden, also sich entsprechend verändern? Jemand sieht zum Beispiel alles schwarz, eine Asymmetrie führt ihn zu dieser Wahrnehmung.
   - Glauben Sie, daß die Wiederherstellung der Kreativität eines Menschen mit dem Abbau von Behinderungen verbunden ist? Ist dies möglich ohne die Bewußtmachung und anschließende Überwindung der Angst (= Vorwegnahme der Schmerzerfahrung)? Und kann dies bedeuten, daß man Dinge tun muß, die man bisher nicht getan hat, weil man Angst hatte?

**Beispiel**

Frau X kam als nichteheliches Kind zur Welt. Mangel an elterlicher Wärme, Erziehungsheim und die Erkenntnis, allein auf der Welt zu sein, führten bei ihr zu einem tiefgreifenden Mißtrauen vor jeder festen menschlichen Bindung. Sie entwickelte eine starke Entschlossenheit, das Leben allein zu meistern und erlernte im Abendstudium den Beruf des Sozialarbeiters. Erst mit der Ausübung ihrer Tätigkeit entdeckte sie ihre eigene Einseitigkeit (Asymmetrie) in der Betrachtung der Probleme ihrer Mitmenschen. In Gruppensituationen wurde sie unsicher, brach häufig in Tränen aus. Im Freundeskreis faßte sie langsam Mut, über ihre eigene Vergangenheit zu sprechen mit dem Ergebnis, daß ihre Aussagen befreiend auf ihre Situation wirkten und Hemmungen und Ängste abgebaut wurden.

## 9.1 Symmetrie und Wahrscheinlichkeit

Die dritte Stufe des Yoga wird als *Āsana* bezeichnet (vgl. Kap. 1, S. 19), das ist der Test der Symmetrie des Körpers. In den Texten des *Haṭha*-Yoga wird geschildert, daß von den 84.000 möglichen Körperhaltungen 84 genügen, um die Funktionsfähigkeit des Körpers voll zu testen. Würde man durch diese 84 Haltungen die volle Bewegungsfreiheit des Körpers gewinnen, so wäre zu schließen, daß die volle Form und die volle Funktionsfähigkeit erreicht ist. Dieser Test der Symmetrie bedient sich der Beobachtung der Schmerzpunkte des Körpers während der Gestaltung der einzelnen *Viṣayas* oder Felder.

In den Yoga-*Sutras* des PATAÑJALI (III. 46) wird kurz gesagt, daß das *Āsana* als Haltung fest und angenehm sein soll. Viele Menschen, die sich heute mit Yoga befassen, interpretieren diesen Satz nach ihrer jeweiligen Neigung. Festigkeit und angenehme Haltung im Sinne der vollen Ausnützung der Bewegungsfreiheit in allen Feldern des Körpers sind jedoch nur dann gegeben, wenn die volle Symmetrie des Nachrichtenverarbeitungsnetzes des Körpers hergestellt ist.

Hierzu ist die Anmerkung wichtig, daß die Verdrängung einer *Pitta*-Kategorie durch eine andere auf den gleichen Leitungen des Netzes erfolgt.

In der bildhaften Sprache des Yoga bedeutet dies:

Sollen die fünf Feuer *(Pitta)* gleich stark brennen, so müßten die zehn ihnen zugeordneten Felder gleich stark ausgebaut werden. Die Asymmetrie in den Feldern ist mit einer Asymmetrie in den Funktionen der Feuer verbunden. Dies führt zur Schwerpunktbildung der Schmerzerfahrung jeweils an bestimmten Stellen.

Dabei ist die Beobachtung des Zusammenspiels zwischen Form und Funktion von großer Bedeutung.

### Rückblende auf die „Definition des Yoga"

Die zu Anfang gegebene Definition des Yoga (S. 18) lautete:

„Die traditionelle Schulung der Konzentration in Indien **(Yoga)** geht davon aus, daß diese Konzentration durch die zugrunde liegenden Asymmetrien in der Anlage der Sinnesorgane des Körpers permanent gestört wird."

Man kann diese Definition jetzt erweitern und in Beziehung zu den *Marmas* und den fünf Feuern setzen. Eine Asymmetrie in der Anlage der fünf Feuer geht Hand in Hand mit einer Asymmetrie der Formen ihrer Felder. Diese Asymmetrie schlägt sich als Schmerzerfahrung nieder, da Schmerz der Treffpunkt jenes Wechselspiels zwischen Form und Funktion in bezug auf die Erhaltung des Lebens ist.

Der Schmerz ist der Indikator einer Asymmetrie, er zeigt also einen unausgewogenen Zustand, ein Ungleichgewicht an.

**Beispiel**

Frau Werner (26 Jahre) klagt über Schmerzen in der Halswirbelsäule. Sie weiß, daß diese Schmerzen durch ihre dauernde Arbeit an der Schreibmaschine bedingt sind. Sie legte ihre Vorlagen, die sie abschreiben mußte, immer links neben die Maschine. Durch die jahrelange Vernachlässigung des Ausgleichs durch eine Rechtsdrehung veränderte sich die Form der Muskeln und der Bandscheibe ganz allmählich in der Gegend des siebten Halswirbels, und nach kaum fünf Jahren beruflicher Tätigkeit setzten plötzlich die ersten Verschleißerscheinungen ein: Kopfschmerz, Rückenschmerzen und Sehstörungen zeigten sich als Symptome. Wofür waren die Schmerzen ein Indikator? Für veränderte Form oder veränderte Funktion oder Asymmetrie in der Haltung?

Einfluß = Schreibmaschinentisch → erzwingt einseitiges **Funktionieren** der Muskeln → bewirkt **Form**veränderung der Bandscheiben.

Der Schmerz ist das Signal für das Annähern an die Grenze der Möglichkeiten der Veränderung der Form oder der Funktion. Er ist damit das lebenserhaltende Signal, und es leuchtet vielleicht von daher ein, daß jeder Feldbereich unseres Körpers *(Viṣaya)* mit bestimmten besonders empfindlichen Schmerzstellen *(Marmas)* ausgestattet ist. Daraus leitet sich weiter her, daß jedes *Pitta* oder Feuer des Körpers direkt mit spezifischen *Marmas* in Verbindung stehen muß, damit ein eindeutiger Zusammenhang zwischen den Motiven der Feldgestaltung und den Signalen zum Schutz des Lebens erfahrbar wird. Daraus folgt weiter, daß dieser Zusammenhang in besonderen Formen der einzelnen Bereiche des Körpers wirksam wird, nämlich in den Organen mit ihren besonderen Funktionen. Hieraus läßt sich ein ursächlicher Zusammenhang, d.h. die Verknüpfung von Ursache und Wirkung ableiten. Menschen können aufgrund von Schmerzen an bestimmten Stellen des Körpers spezifisch beobachtet, gemessen und behandelt werden. Man kann aber auch den Weg zur symmetrischen Feldgestaltung über die Steuerung der Organe mit Hilfe der Wahrnehmung der Signale der Schmerzpunkte finden. Letzteres Vorgehen ist in der Definition von *Āsana* als Test gemeint.

**Zusammenfassendes Beispiel**

Es wird aus den Übungen der folgenden Kapitel einsichtig werden, daß man die Gesamt-Symmetrie der Körperfeuer durch Haltungen und Atemübungen testet, die jeweils andere Muskelpartien beanspruchen und andere Druckverhältnisse in den Innenräumen des Körpers verursachen. Bei Kopfstand und Schulterstand werden zum größten Teil die *Marmas* des Kopfes angesprochen, bei Übungen im Stehen und Sitzen die *Marmas* des Rumpfes und der Beine, bei Handstand und Brücke die *Marmas* der Arme und des Rumpfes. Jugendlichen voll explosiver Kraft, die sich in ihrer Vorstellungswelt *(Ālocaka pitta)* keine Grenzen setzen lassen wollen, fällt das bequeme Balancieren im Kopfstand und das Stillhalten im Schulterstand schwer; Menschen, die älter und unter der Last des Lebens gebeugt sind, neigen weniger zu Übungen im Stehen und zum Handstand. Während bei den einen die Gefahr tollkühner „kopfloser" Unfälle besteht, ist die „Vorsicht" (Bändigung des *Ālocaka pitta)* der anderen oft Ursache „psychologischer Schmerzen". Der 20jährige Sohn fährt per Anhalter nach Indien, die Mutter (46) ist außer sich vor Angst und leidet stark unter Kopfschmerzen und Niedergeschlagenheit. Während er vom Stillhalten, Kopfstand und Schulterstand nichts wissen will, explosives Springen, Liegestütze und Brücke bevorzugt, neigt sie zum Grübeln, Sichsorgen, also zur Beanspruchung des Kopfes. Beide müßten lernen, diese Einseitigkeiten aufzugeben. Er müßte mehr kopfstehen und sie mehr herumspringen.

**Zusammenfassung**

1. Jedes Feuer unseres Körpers *(Pitta)* regt eine Reihe von Funktionen unseres Organismus an, um ihn im Wechselspiel der Veränderungen zwischen Außen- und Innenwelt am Leben zu erhalten.
2. Die Organe unseres Körpers als Organisationszentralen dieser Funktionen sind mit einer Reihe von Schmerzpunkten, die als Grenz- oder Wach- und Warnposten *(Marmas)* gestaltet sind, ausgestattet.
3. Der Prüftest *(Āsana)* bedient sich des Nachrichtennetzes der insgesamt 107 Wach- und Warnposten des Körpers, um die Symmetrie der Form und Funktion jedes einzelnen *Pitta* oder Feuers des Körpers zu erhalten bzw. herzustellen.
4. Die Wahrscheinlichkeit, daß ein in diesem Sinne symmetrisch handelnder Mensch eine lebens- und wirklichkeitsnahe Feldgestaltung vornimmt, ist eher gegeben, als wenn er mit Asymmetrie in seinen „Körperanlagen" versucht, Ereignissen zu begegnen bzw. sie zu gestalten.

## 9.2 Das Straßenmodell der Vāyu-Prinzipien

Wegweiser auf einer Straße müssen eindeutig sein. Wenn man in der City einer Stadt von einem umherirrenden Autofahrer nach der Autobahn Düsseldorf gefragt wird, dann erwartet dieser eine möglichst eindeutige Antwort. Der Autofahrer weiß, wohin er will. Er kennt sein Ziel. Er ist jedoch nicht allein auf der Straße. Nicht alle Autofahrer wollen nach Düsseldorf. Vielleicht aber kennt jemand den Weg.

Die *Pitta*-Prinzipien lassen sich nicht nur mit dem Feuer vergleichen, sie sind auch aufgrund ihrer Eindeutigkeit den Wegweisern auf der Straße ähnlich.

Die Straßen selbst sind mit den *Vāyu*-Prinzipien zu vergleichen, die den Verkehr von einem Verkehrsschild zum nächsten leiten. Der Schnittpunkt zweier Straßen oder *Vāyu*-Prinzipien ist der Schnittpunkt mehrerer Funktionen, Bedürfnisse und Motive. Einer Kreuzung ähnlich verlangt der Schnittpunkt nach einer Organisation des Verkehrs, nach Regeln und Gesetzen, um Stauungen, Richtungsfehler und dergleichen zu vermeiden. Organisation und Organ sind nicht nur der Sprache nach verwandte Begriffe. Während die Organisation mehr das Funktionelle an einem Gebilde darstellt, ist das Organ seine greifbare Form.

Das Spiel der *Vāyus* und ihrer Organe soll zunächst anhand des Beispiels von *Sādhaka-*, *Ālocaka-* und *Bhrājaka pitta* sowie *Prāṇa-* und *Vyāna vāyu* demonstriert werden. (Zur Bedeutung der Sanskritbegriffe vgl. Seite 125.)

Der Schmerz ist der Indikator der Asymmetrie zwischen den fünf Feuern. Er ist jeweils spezifisch einem Organ des Körpers zuschreibbar. Die Beobachtung des Geschehens durch das Subjekt kann mit Hilfe dieser Kategorie symmetrischer und damit wahrscheinlicher gestaltet werden. Die Beobachtung wird dadurch wirklichkeitsnäher.

In dem vorhergehenden Kapitel haben Sie gesehen, wie *Prāṇa vāyu* zwischen *Ālocaka pitta* und *Sādhaka pitta* vermittelt. Die Funktionen zweier *Vāyus* treffen sich häufig an spezifischen Stellen des Körpers.

Diese Stellen sind damit Schnittpunkt von zwei oder mehr *Vāyus. Vyāna vāyu* ist zum Beispiel überall im Körper verteilt, also auch im Brustkorb und im Kopf, wo er unter anderem mit *Prāṇa Vāyu* zusammentrifft. Der Schnittpunkt von *Vyāna vāyu, Prāṇa vāyu* und *Sādhaka pitta* ist das Herz. An diesem Ort treffen sich damit das Gefühl für die eigene Identität *(Prāṇa vāyu),* die Ruhe oder Stabilität des Kopfes *(Vyāna vāyu)* und gleichzeitig für die des Feuers des Lebens *(Sādhaka pitta).*

Wenn Sie nun das weitere Zusammenspiel zwischen *Vyāna vāyu* und *Bhrājaka pitta* betrachten, dann wird Ihnen vielleicht die schon aus der Schulzeit bekannte Zusammenarbeit zwischen Herz und Lunge in ihrer psychosomatischen Tragweite sichtbar werden.

Das Feuer wird nicht vom Individuum entfacht, sondern von den Mitmenschen. Die Bezeichnungen „brillanter Schüler" oder „glänzende Karriere" verraten, daß ein Mensch für seine Mitmenschen „leuchten" kann. Doch hängt es nie von ihm allein ab, daß er leuchtet, wie die vielen Fälle verkannter Genies zeigen.

**Beispiel**

Die Zurufe aus den Zuschauerreihen im Fußballstadion, Opernhaus oder wo immer auch Menschen ihre Mitmenschen zu „Glanzleistungen" anfeuern, sind plastische Demonstrationen der Wirkweise dieses Feuers. An den Merkmalen der Wallung und der Enttäuschung bei den Zuschauern, wenn der Favorit die Leistung nicht bringt, kann man sehen, daß dieses Feuer für beide, Zuschauer und Darsteller, eine wichtige Lebensfunktion verkörpert. Man kann sie an den Wogen der Stimmen, an den Bewegungen der verschiedenen Individuen sofort erkennen. Heimspiele im Fußball haben zum Beispiel eine wichtige Funktion für die Nervenstärke der Mannschaft.

*Bhrājaka pitta* ist ein Feuer, dessen Ursprung nicht im Individuum liegt. Während im Falle von *Sādhaka-* oder *Ālocaka pitta* der Erlebende Menschen auch dann wahrnehmen kann, wenn sie nicht in seiner Nähe sind, ist *Bhrājaka pitta* ohne die Mitmenschen nicht denkbar.

Das Zuteilen von Funktionen an die einzelnen Individuen einer Gruppe oder Gesellschaft sollte dem Zweck dienen, jedes der Individuen zu einer ihm angemessenen Glanzleistung zu verhelfen. Überforderungen verursachen Schmerz ebenso sehr wie Fehleinschätzungen seitens der Mitmenschen, die den Schaffensdrang wesentlich beeinträchtigen können.

Der altindische Mythos von den Zeitaltern ist eine sehr plastische Illustration der Utopie einer gesunden Gesellschaft. Im goldenen Zeitalter soll es sie gegeben haben. Die Menschen glänzten alle wie die Sonne, da jeder Funktionen ausübte, die in voller Übereinstimmung mit seinen inneren Anlagen waren. Im 4. Zeitalter dagegen, jenem *Kali*- oder technischem Zeitalter, mit dem unseres verglichen wird, ist Fehleinschätzung, Überforderung und Leistungsdenken überall die Regel. Niemand ist zufrieden, keiner glänzt und die „herrschende Farbe zwischenmenschlicher Begegnungen" ist schwarz. Alles sieht düster aus.

*Sādhaka pitta* gestaltet hauptsächlich die Felder *Pāda* und *Ghrāṇa.* Doch Bewegung *(Pāda)* und Atmen *(Ghrāṇa)* sind sehr umfassende Begriffe. Frei sich bewegen und atmen können bezieht sich nicht nur auf das „Körperliche". *Sādhaka pitta,* so sagt der Name, ist der Auftrag des Lehrlings oder des Lernenden an den, der ihn etwas zu lehren vermag. Es ist die Sehnsucht und das Prinzip der Hoffnung. Ein Individuum will selbst – mithilfe eines anderen – sein gesetztes Ziel erreichen.

*Bhrājaka pitta* dagegen ist das Prinzip der Delegation. Auch dieses Prinzip kann im Felde der Bewegung und der Atmung im Spiel sein. Wer Funktionen delegiert, will sie im Gegensatz zum oben erwähnten Fall nicht selber wahrnehmen. Er kann Funktionen an andere delegieren, in der Hoffnung, daß sie es ihm ermöglichen werden, sich frei zu bewegen und zu atmen. Seine Hoffnung wird durch *Sādhaka pitta* gestaltet, die durch die Delegierten wahrgenommenen Funktionen werden durch *Bhrājaka pitta* ins Leben gerufen.

**Beispiel**

Wahlen, die die Ablösung diktatorischer Regierungen zur Folge haben, sind in der 2. Hälfte des 20. Jahrhunderts keine Seltenheit mehr. Sie können als Illustration der Interaktion von *Sādhaka*- und *Bhrājaka* pitta aufgefaßt werden.

*Bhrājaka pitta* ist nur dann im Spiel, wenn es sich um ein reales Feuer in einem realen Kommunikationsvorgang handelt. Leistung und Anerkennung sind einander direkt proportional. Der Glanz ist echt. Die Felder, die dieses Feuer gestalten, sind die des Gehörs und der Stimme (die *Viṣayas Śrotra* und *Dhvani).*

Das Feld des Gehörs und der Stimme ist als umfassendes Gebilde der „echten menschlichen Kommunikation" zu verstehen. Auf höchster Ebene sind Spitzenleistungen Ausdrucksformen seiner Wirkweise, doch die kleinen Erfolgserlebnisse des Alltags, in denen jeder Mensch Anerkennung und Bestätigung erfährt, sind der eigentliche Ort, an welchem es gilt, *Bhrājaka pitta* wahrzunehmen. Dort nämlich, wo das Individuum fühlt, daß es gebraucht wird, daß eine Funktion in der menschlichen Gemeinschaft hier und jetzt von keinem anderen als nur von ihm erfüllt werden kann, ist dieses Feuer im Spiel. Es ist das Feuer der Delegation und der Wahrnehmung von Aufgaben, in denen der Mensch seine Einmaligkeit als Nicht-Ersetzbarkeit in der Gemeinschaft der Menschen erlebt. Hierin trifft sich *Bhrājaka pitta* mit *Sādhaka*- und *Ālocaka pitta* und damit auch mit *Prāṇa*- und *Vyāna vāyu.*

| Herz | Brustkorb | Kopf | überall im Körper | Haut |
|---|---|---|---|---|
| *Prāṇa vāyu* | *Prāṇa vāyu* | *Prāṇa vāyu* | – – – | – – – |
| *Vyāna vāyu* | *Vyāna vāyu* | *Vyāna vāyu* | *Vyāna vāyu* | *Vyāna vāyu* |
| *Sādhaka pitta* | – – – | – – – | – – – | – – – |
| | | *Ālocaka pitta* | | |
| | | | | *Bhrājaka pitta* |

Die Tabelle zeigt, daß sich *Prāṇa-* und *Vyāna vāyu* an drei verschiedenen Orten schneiden. Der Schnittpunkt im Herzen wird zusätzlich von *Sādhaka pitta* und der im Kopf von *Ālocaka pitta* gekreuzt. Der dritte Schnittpunkt befindet sich im Brustkorb, in der Lunge, dem Gefäß für die Luft. Hier empfindet der Erlebende das Gefühl für die Identität und für die Ruhe im Stoffwechselvorgang, hier liegt seine „Mitte". Die Lunge ist frei von den „Feuern" und kann zwischen ihnen vermitteln. Die ruhige Beschaffenheit dieses Ortes ist die Begründung für die Entwicklung von Atemtechniken in Yoga zum Zwecke der Zähmung der eigenen Wünsche.

**Beispiel 1**

E. Lubitschs Film *Engel* könnte als Illustration dienen: Die Frau eines erfolgreichen englischen Politikers trifft sich zufällig mit einem seiner früheren Kriegskameraden auf einem Nachmittagsausflug nach Paris. Ihr Mann ist mit der Wahrnehmung der politischen Geschäfte so beschäftigt, daß er für sie keine Zeit hat. Doch der Kriegskamerad verliebt sich in sie. Er sucht sie in London wieder auf. Die Begegnung mit ihm zusammen mit ihrem eigenen Mann ist der Frau unangenehm. Sie kann nichts essen, wird bleich, bekommt eine harte, ablehnende Stimme und kalte Hände. Ihr eigener Mann, von Eifersucht geplagt, läßt seine „politischen Geschäfte" liegen und überrascht sie plötzlich bei einem zweiten Besuch in Paris. Statt mit Brutalität und Scheidung zu drohen, erkennt er die schuldhafte Vernachlässigung seiner Frau zugunsten seines Berufs an und nimmt sich mehr Zeit, um ihr das Leben reizvoller zu gestalten.

**Beispiel 2**

Wenn man die Tätigkeit eines Menschen als Schnittpunkt von *Sādhaka-* und *Bhrājaka pitta* ansieht, so ist kein Mensch durch einen anderen ersetzbar. *Sādhaka pitta* liefert den höchst individuellen Anteil des Auftrags. Gewohnt, den Substitutionsmechanismus überall anzuwenden, verletzt man einen anderen Menschen, wenn man ihm zu erkennen gibt, daß er jederzeit ersetzbar ist. Im Beruf kann ein anderer im Krankheitsfall seine Aufgaben wahrnehmen, doch in der Freundschaft oder in der Liebe, die im wesentlichen in den Bereich des *Sādhaka pitta* fallen, ist dies nicht möglich. Wer hier mit „Ersatz" anfängt, verkennt das wahre Wesen der Begegnung von Menschen.

**Übungen**

1. Wenn Sie unter den drei *Pittas (Sādhaka, Ālocaka, Bhrājaka)* die Auswahl treffen müßten, welcher wäre für Sie der wichtigste?
2. In welchen Organen Ihres Körpers spüren Sie Beschwerden?
   - Können Sie diese Beschwerden im Sinne von Stauungen an den Schnittpunkten der betroffenen *Vāyus* erklären?
   - Welche möglichen Erklärungen für Kopfschmerzen können Sie aus eigener Erfahrung geben?

## 9.3 Marmas und Organe

Wir bedienen uns weiter des Bildes vom Straßennetz und vergleichen die *Marmas* mit den Ampeln an Straßenkreuzungen. Ihre Formen und Funktionen sind jeweils bestimmt durch die Formen und Funktionen der betreffenden Schnittpunkte der kreuzenden *Vāyus.*

Mit der Lunge stehen alle Wach- und Warnposten in Verbindung, die als Kategorie keine Eindeutigkeit in der Form oder der Funktion aufweisen. Dies deswegen, weil die Lunge als Organ kein Feuer und damit kein eindeutiges Bedürfnis besitzt. Die *Marma*-Gruppe, die zu ihr paßt, ist die der *Sandhi-Marmas (Sandhi* = Verknüpfung, Verbindung).

Es sind Konglomerate (Gelenkverbindungen als Knotenpunkte von Knochen, Blutgefäßen, Bändern, Sehnen, Muskeln und Nerven). Die Abbildung zeigt ihre Lage und Beziehung.

**Wach- und Warnposten (20 Sandhi-Marmas), die mit der Tätigkeit der Lunge verbunden sind.**

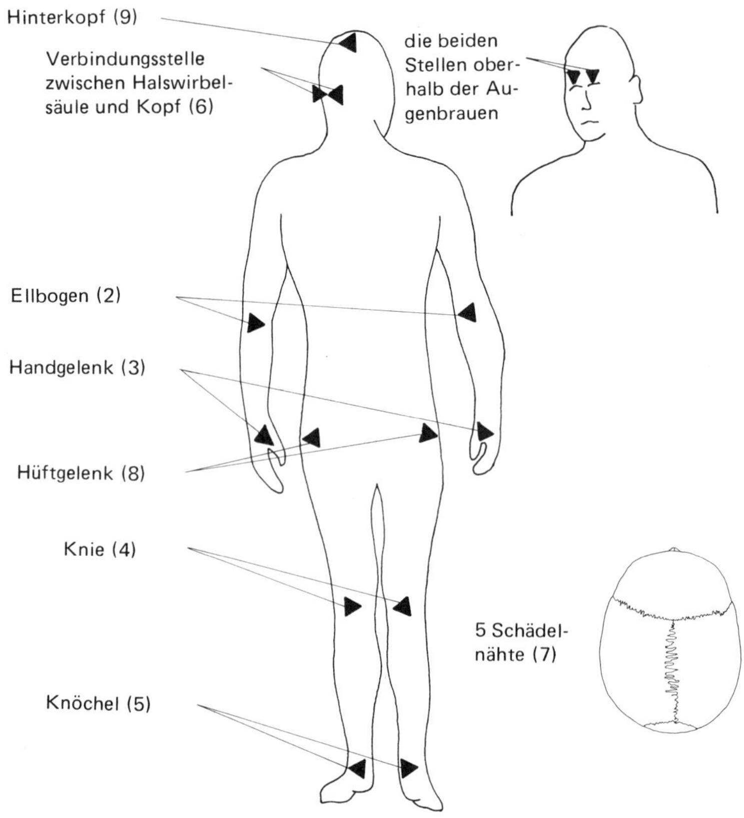

Mit Hilfe spezifischer *Āsanas,* die bestimmte Haltungen als Zusammenspiel von „Körper und Seele" erkennen lassen können, wird die unbewußte latente Schmerzempfindlichkeit dieser Stellen getestet.

**Beispiele** (aus A. LOWEN, *Bioenergetik)*

(1) Ein Mensch, der die Stirn runzelt und die Augenbrauen hochzieht, denkt nach — gewöhnlich zweifelt er an einer Sache oder steht ihr skeptisch gegenüber. Hochgezogene Augenbrauen lassen ebenfalls auf Skepsis schließen, die allerdings meist mit Überheblichkeit oder Arroganz einhergeht.

(2) Aggressive Menschen bahnen sich „ihren Weg mit den Ellenbogen".

(3) Selbständige Menschen nehmen „eine Sache selbst in die Hand".

(4) Menschen, die wegen des geringsten Widerstands „schlotternde Knie" bekommen, versteht man als schwache Persönlichkeiten.

(5) Wenn Sie nervös sind, treten Sie „von einem Fuß auf den anderen".

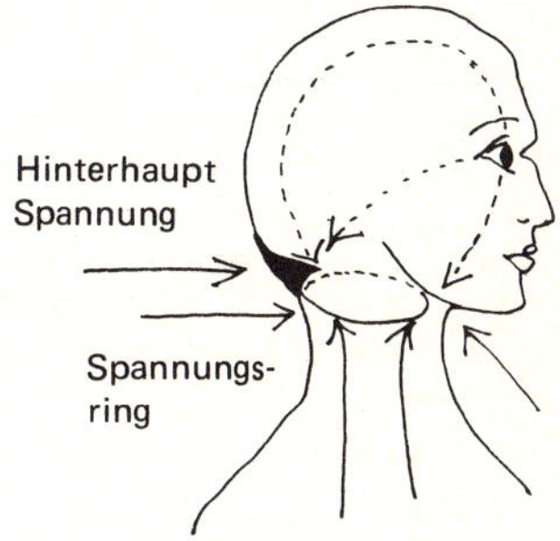


(6) Die Abbildung zeigt, wie durch Angst große Energiemengen aus den Augen abgezogen werden können. Der Energieabzug ruft den typischen Ausdruck der Furcht hervor. Wenn die „aggressive Komponente" in den Hinterkopfkanal zurückgeleitet wird, geschieht folgendes: Die Augenbrauen ziehen sich hoch und die Augen öffnen sich weit. Wenn die Furcht sehr groß ist, spürt man manchmal, wie sich die Haare sträuben und wie sich die äußeren Hautschichten der Nackenpartie zusammenziehen.

Der Abzug der „zärtlichen Komponente" bewirkt, daß der Unterkiefer herunterfällt und der Mund sich weit öffnet. Wenn diese Komponente nur momentan abgezogen wird, fließt die Energie schnell in die Augen zurück, und die Gesichtszüge lockern sich wieder. Wenn sich die Furcht jedoch als chronische Erwartungshaltung im Körper strukturiert, wird die Energie von dem Spannungsring um die Kopfbasis blockiert. Dann muß man sich bewußt anstrengen, um seine Augen auf einen bestimmten Punkt zu richten bzw. zu konzentrieren, was eine starke Belastung des Augapfels und der Augenmuskeln bedeutet. Man beißt dabei auch angestrengt die Zähne zusammen, um das Angstgefühl zu überwinden. Wer die Zähne zusammenbeißt, will damit sagen: „Ich werde nicht zulassen, daß ich Angst habe." Die Anstrengung schafft jedoch einen inneren Konflikt zwischen dem Gefühl und der Haltung, die es ausdrückt, und dieser Konflikt vergrößert die Muskelspannung noch mehr.

(7) Sich den Kopf in einer ausweglosen Situation „zerbrechen", drückt das Gefühl aus, daß man mit seinen eigenen Vorstellungen in einer Sackgasse sitzt.

(8) Bei vorgeschobenem Becken wird die Gesäßpartie verkleinert und abgeflacht. Das erinnert an die Haltung eines Hundes mit eingezogenem Schwanz.

(9) Man fragt sich, was jemand wohl im „Hinterkopf" hat; denn der oberflächliche Eindruck scheint nicht der wahre zu sein.

## Der Mensch im Gerüst seiner Haltungen

Die zitierten Beispiele zeigen, daß sich der Mensch im Laufe seiner Entwicklung bewußt und unbewußt ein Netz von Verhaltensmustern aufbaut, das ihn gegenüber den Anforderungen der Umwelt schützt, in dem er aber auch zappelt und das ihn in ausweglose Situationen „verstrickt". Wenn man in der Jugend viel gestraft wurde, kann sich als Abwehr gegen die Mißhandlungen die typische Haltung des zwischen die Schultern eingezogenen Kopfes ergeben. Damit drückt sich ständige Schmerzerwartung aus, und der Mitmensch meint, daß dieses Gegenüber entweder eingeschüchtert oder aggressiv aus dieser Haltung reagiert. Um diese Haltung herum werden viele weitere Haltungen konstruiert sein. Ein Test nach Yoga-Art wird dem Betroffenen wahrscheinlich heftig schmerzende *Marmas* nachweisen, und es bedarf vermutlich längerer Übung, um diese verkrampfte Haltung zu lockern.

**Übung**

Versuchen Sie, möglichst viele weitere Beispiele für Haltungen zu finden, die durch Redensarten ausgedrückt werden können und mit Körperteilen in Verbindung stehen, wie sie die in der obigen Aufzählung von 1 bis 9 genannt sind.

— Überlegen Sie, wie diese Partien bei Ihnen selbst ausgebaut sind und ob sie Ihren eigenen Vorstellungen von Form und Funktion entsprechen, ob und in welchen Situationen sie schmerzen.

## Zusammenfassung

1. Die Felder *(Viṣayas)* der menschlichen Tätigkeiten und der Wahrnehmung sind nicht direkt erfaßbar. Ein Mensch auf einer Straße zwischen Hochhäusern braucht einen Stadtplan, um sich ein Bild von der Stadt zu machen. Für die *Viṣayas* gibt es keine solche Karte.
2. *Pittas* und *Vāyus* werden als Feldgestaltungsinstanzen erfahren. In jedem *Viṣaya* kann die Akzentuierung der Bewegungsrichtung als Wegweiser oder *Pitta* erfahren werden.
3. Die beiden Extreme unter den *Pittas* sind *Sādhaka-* und *Bhrājaka pitta.* Beide können auf alle *Viṣayas* übergreifen, doch um solche Übergriffe und ein „Verkehrschaos" im Leben des Menschen zu vermeiden, ordnet man sie der Überschaubarkeit halber jeweils den Feldern der Bewegung und der Atmung *(Pāda* und *Ghrāṇa)* sowie der Stimme und des Gehörs *(Dhvani* und *Śrotra)* zu.
4. Die *Vāyus* als Vermittlungsinstanzen zwischen den einzelnen *Pittas* oder Bedürfnissen des Menschen sind als Straßen anzusehen.
5. Die Kreuzungen dieser Straßen sind die Organe des menschlichen Körpers.
6. Die *Marmas* sind mit Ampeln an solchen Kreuzungen vergleichbar. Wichtig ist, zu beobachten, daß diese *Marmas* örtlich im ganzen Körper verstreut auftauchen. Obwohl die ihnen übergeordnete Organisationszentrale (ein inneres Organ) oberflächlich gesehen weit von ihnen entfernt zu sein scheint, kann der Zusammenhang zwischen beiden, Organ und *Marmas,* durch die Betrachtung der Gesamthaltung des Menschen, seiner „psycho-physischen Bewegung" im Leben (Verhalten) ermittelt werden.

7. Wenn man die Schmerz- oder Nicht-Schmerz-Signale als Signale der *Marmas* oder Ampeln sieht, kann dies zur Korrektur des Verhaltens beitragen. Doch die Asymmetrien in den Motiven unserer Handlungen *(Pittas)* erlauben nicht das volle Erlebnis des Schmerzes.
8. *Āsanas* als Test der Funktionsfähigkeit der Ampeln können daher latent vorhandene Schmerzen hervorrufen. Ihre endgültige Behebung ist nur möglich durch Veränderungen des Verhaltens bzw. des gesamten Lebensstils.

## 9.4 Zur Übung

### Aufgaben

1. Bei der Atemübung aus Kapitel 7 (S. 117) ist es wichtig, daß man nicht „verbissen" übt.
   - Welches *Sandhi*-Marma ist hier im Spiel?
   - Wie könnten Sie es am schnellsten testen und einen aktiven Vorgang der Veränderung der Funktionen der Lunge dadurch einleiten?
2. Rückwärtsgehen oder das Sichumherdrehen auf der Stelle mit geschlossenen Augen hat sich als gut für Menschen erwiesen, die unter Streß leiden. Versuchen Sie, eine Erklärung dieses Phänomens anhand der Lehre der beiden *Vāyu*-Prinzipien *Prāṇa* und *Vyāna* und ihrer Vermittlerrolle zwischen *Sādhaka*- und *Bhrājaka pitta* zu geben.
3. Versuchen Sie, das Phänomen der bedingungslosen Kapitulation: „Hände hoch!" in Zusammenhang mit der Lehre von den Lungen-Marmas zusammenzubringen. Geben Sie Beispiele aus dem Alltag, in denen dieses Phänomen auch zum Ausdruck kommt, z.B. daß man in hoffnungslosen Situationen die Hände über dem Kopf zusammenschlägt.
   - Inwiefern ist das Nachdenken über solche Phänomene noch Yoga?

### Praktische Übungen

1. Versuchen Sie, die folgenden Übungen durchzuführen, indem Sie
   a) die Schulterblätter hinten gegen die Wirbelsäule zusammenpressen und diese Stellung während der ganzen Übungen so halten;
   b) den Mund leicht offenhalten, die Zunge am Unterkiefer anlehnen und dennoch durch die Nase atmen.

   Beobachten Sie dabei das Gefühl in der Lunge und in den 20 verschiedenen *Sandhi-Marmas.*

   Verwenden Sie die folgende Darstellung des *Vīrābhadrāsana* als Illustration eines solchen Beobachtungsvorgangs. Versuchen Sie ähnliche Merkmale von Bewegungen einzelner Körperpartien in den anderen Stellungen festzustellen, die zum befreienden Gesamt-Gefühl führen. Wichtig ist bei allen *Āsanas,* daß die beanspruchten Gelenke so „sitzen" wie das Knie- und Ellbogengelenk in der bereits beschriebenen Baumstellung (vgl. Kap. 4, S. 69).

   Legen Sie bei *Vīrābhadrāsana* ein Handtuch auf den waagrechten Oberschenkel des gebogenen Beins und achten Sie darauf, daß es während der Übung durch eine korrekte Stellung des Kniegelenks und des Beckens nicht herunterfällt.

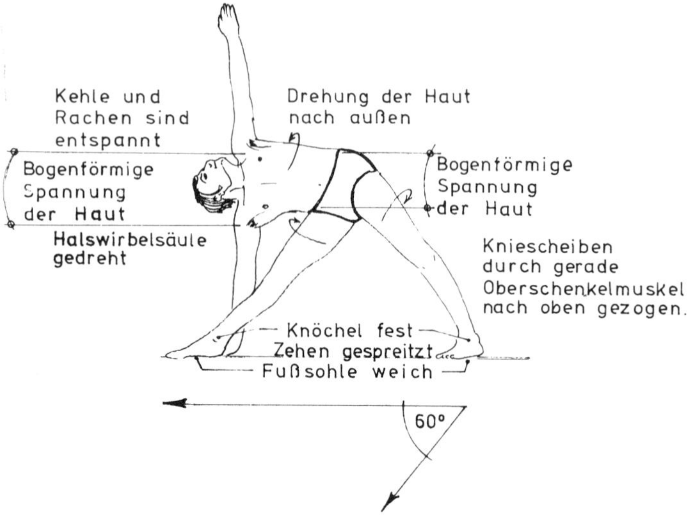


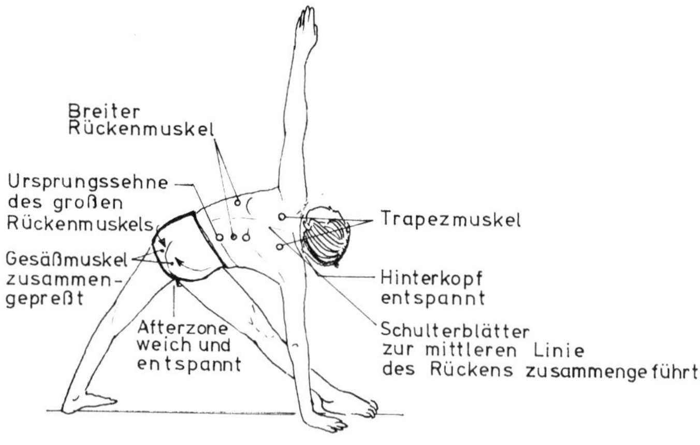


2. Die *Marmas* bilden ein Nachrichtennetz. Bei Partnerübungen muß derjenige, der Hilfestellung leistet, genauso sensibel in genau jenen Stellen des Körpers agieren, wie er erwartet, daß sein Partner in der Haltung reagiert.

   Sehen Sie als Beispiel die Partnerübungen im Kopfstand und im Schulterstand an (vgl. S. 142/143) und stellen Sie folgendes zuerst fest:

   a) Die 10 Lungen-*Marmas* des Kopfes gilt es durch Lockerung der Muskeln des Gesichts, des Halses und Genicks sensibel und leistungsfähig zu machen.

      – Wie kommt dies zum Ausdruck in den Handlungen der beiden Partner?

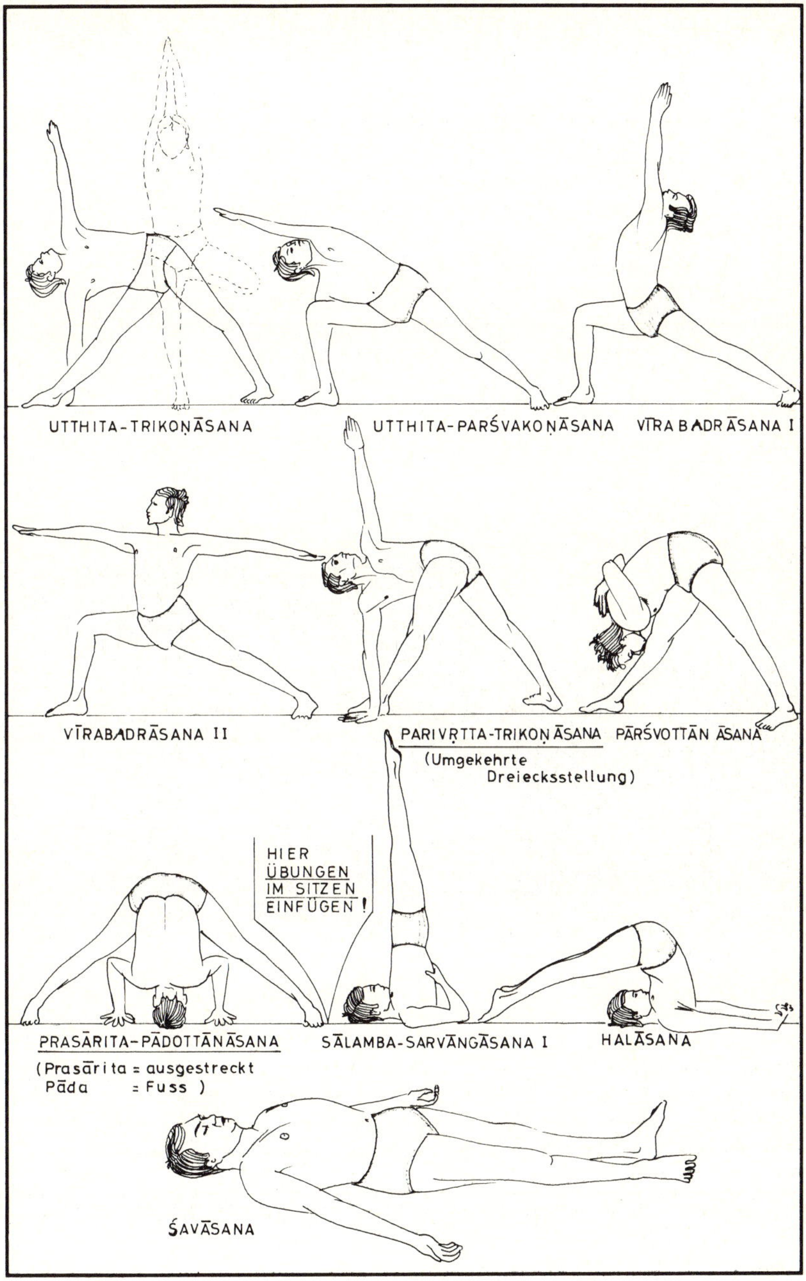
UTTHITA-TRIKOṆĀSANA
UTTHITA-PARŚVAKOṆĀSANA
VĪRABADRĀSANA I
VĪRABADRĀSANA II
PARIVṚTTA-TRIKOṆĀSANA
(Umgekehrte Dreiecksstellung)
PĀRŚVOTTĀN ĀSANA
HIER ÜBUNGEN IM SITZEN EINFÜGEN!
PRASĀRITA-PĀDOTTĀNĀSANA
(Prasārita = ausgestreckt
Pāda = Fuss)
SĀLAMBA-SARVĀNGĀSANA I
HALĀSANA
ŚAVĀSANA

b) Die 10 weiteren Lungen-*Marmas* an den Armen und Beinen der beiden Partner berühren einander in der Umkehrung, d.h. Ellbogen und Handgelenke umfassen Knie und Knöchel des Kopfstehenden und umgekehrt.

Überlegen Sie, daß das „bequeme Sitzen" in einer solchen Haltung *(Āsana)* nur möglich ist, wenn man sich wirklich in die „Arme des Partners" fallen lassen kann.

— Was bedeutet dies für den, der Hilfestellung leistet?

— Muß er nicht, wenn er die Hüftgelenke des anderen an den Hüften bearbeiten möchte, selbst eine innere Haltung an jenen Stellen verwirklichen, die dem anderen vermittelt, daß er dem Hilfestellung Leistenden „in den Schoß" fallen darf?

— Wie bringt er Festigkeit in seinen eigenen Knien, Knöcheln, Ellbogen und Handgelenken zum Ausdruck?

— Muß er nicht den Übenden an den Beinen stark nach oben ziehen, damit die Last nicht voll auf den Kopf fällt? (kopflastig!)

Versuchen Sie, wenn Sie Partnerübungen dieser Art miteinander durchführen, ähnlich vorzugehen. Lassen Sie sich von Lehrern, die in der Methode geschult wurden, erklären, wo die Verkrampfungen bei Ihnen wie bei Ihrem Partner auftreten und nehmen Sie diese Hinweise als Impulse auch zur Korrektur Ihres Verhaltens im Alltag an.

**Kopfstand**

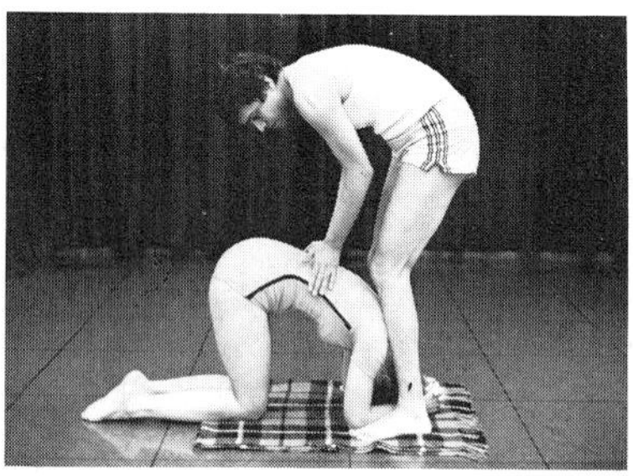

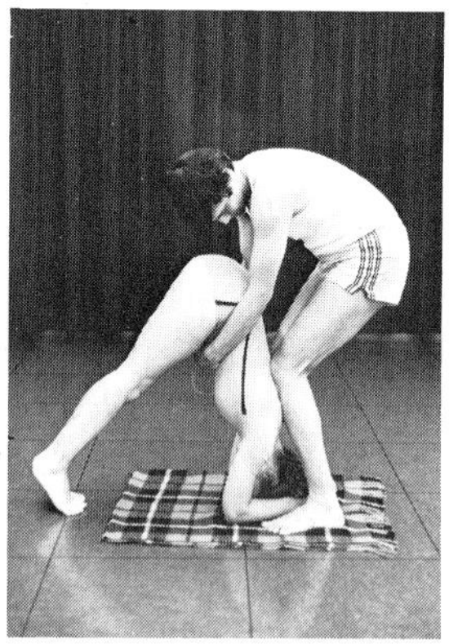

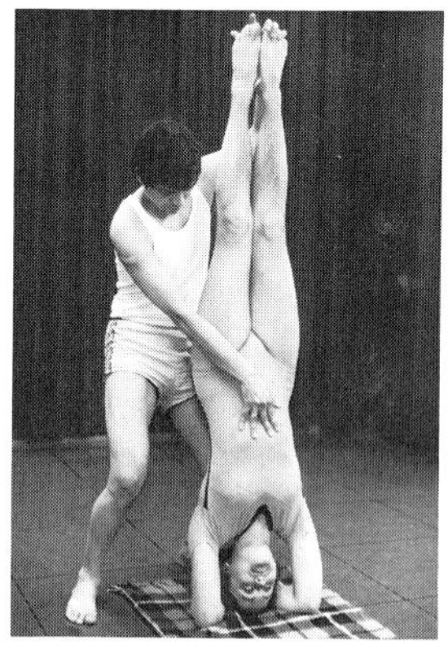

**Kurze Hinweise:** Wenn man Angst hat, im Kopfstand nach hinten zu fallen, strafft man den Trapezmuskel und die Großrückenmuskeln. Der Rücken wird hart und bucklig, das Genick eingeknickt, die Schultern fallen zum Boden. Gewinnt man jedoch Stärke im Brust- und Schulterbereich durch die Befreiung der Lungen — dem dient nicht zuletzt der Druck beider Knie des Partners im Rücken —, so verlängert sich dadurch die Halswirbelsäule, die Schultern tragen die Hauptlast des Körpers, und der mechanische Druck auf den Kopf, bedingt durch das Gewicht des Körpers, läßt nach. Damit ist nicht gesagt, daß der Blutdruck ebenfalls nachlassen wird. Auf diesen Zusammenhang kommen wir später. Hier soll nur das Augenmerk auf die Beobachtung der richtigen Gewichtsverteilung auf die Schädelnähte gerichtet werden.

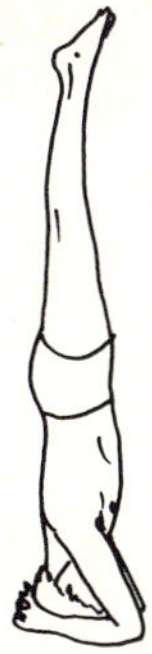

richtig

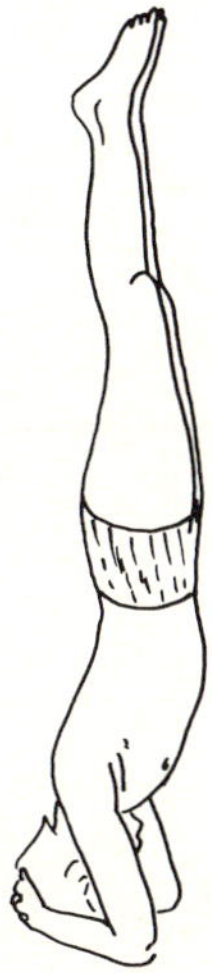

falsch

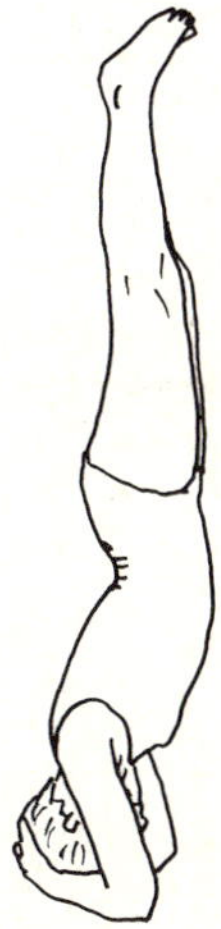

falsch

**Schulterstand**

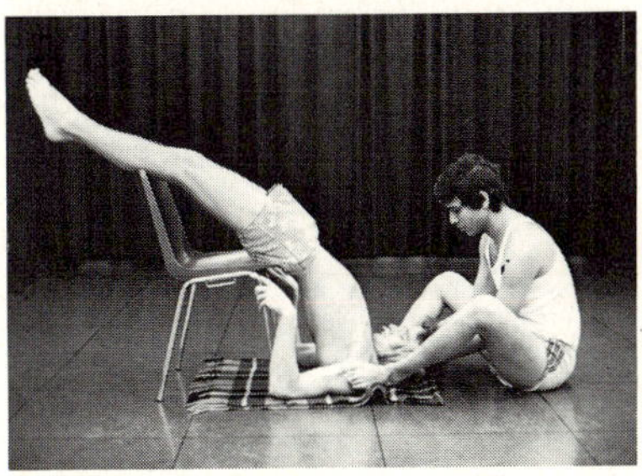

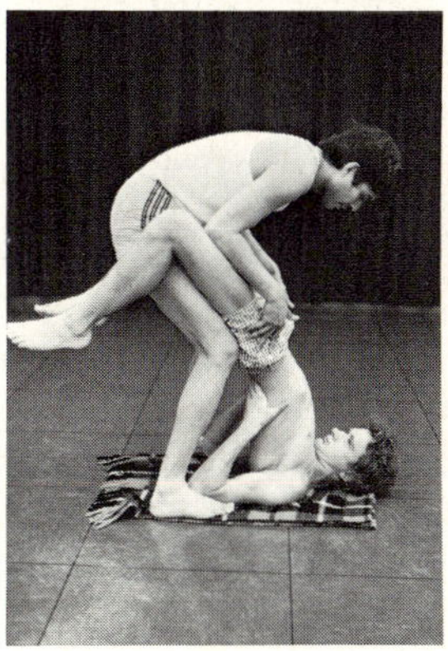

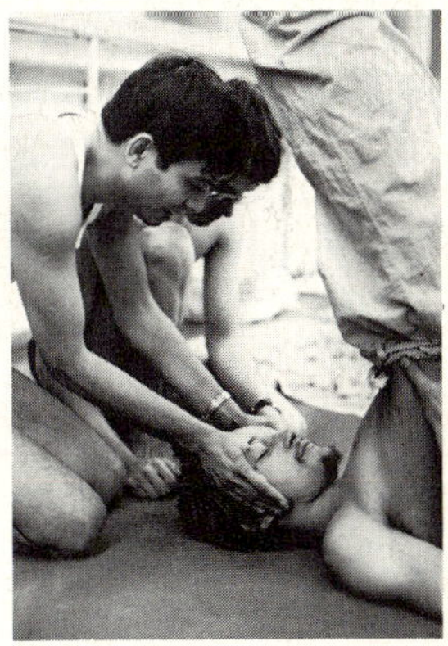

# 10 Beziehungssysteme: Konsum und Streß, Stoffwechsel und Leber

### Lernziele

1. Konsumverhalten in Zusammenhang mit dem Verdauungsvorgang erfahren lernen.
2. Die beiden „Verdauungsfeuer" kennenlernen.
3. Die Leber als wichtiges Körperorgan und als Schnittpunkt vieler Funktionen kennenlernen.
4. Die *Marmas* der Leber erfahren lernen.

### Zur Orientierung

### Reflex und Reflexion im Bereich der Verdauung

1. „Sich etwas einzuverleiben, wie beispielsweise beim Essen und Trinken, ist eine archaische Form des Besitzens. Der Säugling neigt in einer bestimmten Phase seiner Entwicklung dazu, Dinge, die er haben möchte, in den Mund zu stecken. ... Es gibt jedoch auch eine symbolische und magische Einverleibung. Wenn ich glaube, mir das Inbild eines Gottes, eines Vaters oder eines Tieres einverleibt zu haben, kann es mir weder weggenommen, noch von mir ausgeschieden werden. ... Der Konsumideologie liegt der Wunsch zugrunde, die ganze Welt zu verschlingen, der Konsument ist der ewige Säugling, der nach der Flasche schreit."
(Aus: E. FROMM, *Haben oder Sein, die seelischen Grundlagen einer neuen Gesellschaft)*
2. „Erwerben, Besitzen und Gewinnmachen sind die geheiligten und unveräußerlichen Rechte des Individuums in der Industriegesellschaft. ... Diese Form des Eigentums wird Privateigentum genannt, weil sie andere von dessen Gebrauch und Genuß ausschließt (von lat. privare = berauben) und mich zu seinem Besitzer, seinem einzigen Herrn macht."
(Quelle wie 1.)
3. In Zusammenhang mit dieser „Reflexion" über das Wort „haben" könnte man folgende Beobachtungen aus der Verhaltensforschung zu den unbewußt ablaufenden Reflexen, die der Mensch noch aus seiner Entwicklungsgeschichte mit sich herumträgt, hinzufügen. Der Mensch scheint noch von seinem Aufenthalt in der Wildnis her diese Reflexe des Raubtieres beibehalten zu haben. Der Verhaltensforscher EIBL-EIBESFELD schreibt dazu:

„Es fiel uns erst bei der Ansicht von Zeitrafferfilmen auf, daß einzeln Essende mit großer Regelmäßigkeit nach Aufnahme eines Bissens aufblicken und umherschauen, ein Verhaltensmuster, das genau dem Sichern anderer Säuger und den Vögeln entspricht."
(Aus: *Neue Anthropologie,* Band 2)

Doch sind diese Reflexe bei wirklicher Gefahr mit Reaktionen gekoppelt, die F. VESTER sehr plastisch darstellt:

4. „Sehen wir uns den vorgeschichtlichen Menschen und seinen Streßmechanismus in der freien Wildbahn einmal näher an. Versuchen wir uns vorzustellen, wie er vor zehntausend, ja schon vor hunderttausend Jahren vor seiner Feuerstelle liegt, sich von der Jagd ausruht. Plötzlich hört er ein Knacken, spürt er den Schatten eines sich nähernden Raubtieres. Ohne zu denken, reagiert jetzt sein Körper automatisch mit einer momentanen Energiemobilisierung. Denn jedes Denken, jede Überlegung wäre Zeitvergeudung: eine Erklärung für die mit Streß gekoppelten Denkblockaden. Der Wahrnehmungsimpuls läuft dafür in seinem Gehirn sofort in eine Region des Zwischenhirns, wo er Angst signalisiert. Von dort geht die Erregung weiter über den Sympathikusnerv und aktiviert schlagartig die Nebenniere. Das Nebennierenmark schüttet daraufhin in den Kreislauf die Hormone Adrenalin und Noradrenalin aus... Die Hormone haben seinen Herzschlag beschleunigt, den Blutdruck erhöht, den Kreislauf schlagartig verändert.

   Zucker- und Fettreserven werden angezapft, gehen an seine Muskeln, wo sie wie eine Traubenzuckerspritze wirken und sozusagen Vollgas geben. Über die Hirnanhangdrüse, die Hypophyse, und den von ihr ausgeschütteten Botenstoff ACTH ist inzwischen ein weiteres Hormon aus der Nebenniere abgerufen worden: Hydrocortison.

   Verdauungsprozesse wie auch Sexualfunktionen werden jetzt ausgeschaltet, so daß alle Energie ungeteilt auf die Begegnung mit der Gefahr gerichtet werden kann."

**Zur Diskussion**

1. Konsumverhalten als sublimierter Eßvorgang ist nicht nur vom Aspekt des hilflosen Säuglings zu betrachten.
   - Ist es für Sie vorstellbar, daß im menschlichen Konsumverhalten ein guter Prozentsatz Raubtierverhalten steckt?
   - Reflexion über unser Verhalten vermag wohl nichts auszurichten, wenn die Reflexe selbst den Denkprozeß auszuschalten vermögen. Glauben Sie, daß man lernen kann, mit den eigenen „Raubtier-Reflexen" umzugehen, und daß die unangenehmen Folgen des Konsumverhaltens heute vermieden werden können?
   - Haben Sie an Mitmenschen schon die Beobachtung gemacht, daß sie sich in bestimmten Situationen wie „Raubtiere" verhalten?
   - Welche Assoziation vermittelt Ihnen der Begriff „Börsen-Hai"?
2. Sie beobachten Herr und Hund in einer Gartenwirtschaft: Herrchen hat vor sich das Menü stehen, ißt und schaut gelegentlich kurz zu seinen Tischnachbarn hinüber. Sein Hund sitzt

neben ihm vor einer Fleischschüssel, schlingt jeweils hastig einige Brocken hinunter und beobachtet zwischendurch wiederholt seine Umgebung.

– Überlegen Sie, ob der zugrundeliegende Egoismus des Konsumverhaltens eingebettet ist in eine Reihe von Reflexen, die „Mißtrauen bevorzugen" zum Zwecke der „Sicherung der eigenen Beute".

– Glauben Sie, daß sich das Gefühl für die eigene Identität von diesen Reflexen lossagen kann, ohne grundlegend gefährdet zu werden?

– Ist die „Umsicht" als Reflex des Allein-Essenden möglicherweise ein latenter Kampfreflex, der im Augenblick der Gefahr zur Ausschaltung des Vorgangs der Nahrungsaufnahme und Verdauung führt? Glauben Sie, daß Menschen, die immer allein essen, den Hunger nach Leben verlieren können?

3. Vom Aspekt des Eßvorgangs her scheinen zwei Reflexe im Spiel zu sein: einerseits die Reflexe, die mit der Nahrungsaufnahme verbunden sind (Schluckreflex usw.) und andererseits die mit der Sicherung und Verteidigung der Nahrung zusammenhängenden Reflexe.

   – Ist es vorstellbar, daß Aversion oder sogar Aggression und Konsumverhalten zwei Seiten des gleichen Triebes sind?

## 10.1 Hauptvorgänge der Verdauung

Mit *Pācaka pitta* wird das „Feuer des Körpers" bezeichnet, das die brauchbaren von den unbrauchbaren Stoffen in der Nahrung trennt. Diese Bezeichnung kennzeichnet ferner den Zustand des wachsenden Appetits und damit das Bedürfnis und den Wunsch, spezifische Substanzen aufzunehmen, die nicht nur „Nahrung für den Körper", sondern auch „für den Geist" sein können.

Schließlich kennzeichnet dieses Prinzip auch jenes Feuer, das das Leben schlechthin weiterträgt. *Pācaka pitta* stellt sozusagen das „lebenstragende Fluidum" *Rasa* dar, in dem ein Mensch körperlich und geistig geboren wird.

Dieses Feuer wird schon sehr früh in der indischen Geistesgeschichte mit der Sonne in Verbindung gebracht. Man fühlt die Wirkung der Sonne im Innern des Bauchraums. Dort werden die reflexartigen Reaktionen auf das Licht, auf den Wechsel von Tag und Nacht, Sommer und Monsunperiode gefühlsmäßig registriert. Daran knüpft die Reflexion des Menschen des vorindustriellen Zeitalters. Manche Texte aus jener Zeit sind nicht ohne diesen Hintergrund zu verstehen.

**Beispiel**

In einem altindischen Text der *Chāndogya-Upaniṣad* (ca. 7.Jh. v.Chr.) wird das für den Inder typische Erlebnis der heißen Jahreszeit und der darauf folgenden Regenperiode in Verbindung mit der Nahrung geschildert:

„Die Glut fürwahr ist größer als das Wasser. Denn diese ist es, welche, indem sie den Wind zurückhält, den Weltraum erhitzt; dann sagen sie: Es ist drückend heiß, glühend heiß, gewiß wird es Regen geben. Die Glut ist es, welche dies zuerst ankündigt und sodann das Wasser strömen läßt.

... Das Wasser fürwahr ist größer als die Nahrung. Darum, wenn es nicht reichlich regnet, so werden die Lebensgeister verstört, denn man denkt, daß die Nahrung zu knapp werden wird, regnet es aber reichlich, so werden die Lebensgeister freudig, denn man denkt, daß es viel Nahrung geben wird.

... Die Nahrung fürwahr ist größer als die Kraft. Darum, wenn einer selbst zehn (Tage und) Nächte nicht ißt, so bleibt er wohl zwar am Leben, aber er wird zu einem Nichtsehenden, Nichthörenden, Nichtdenkenden, Nichtlernenden, Nichtschaffenden, Nichterkennenden..."

Ungefähr zweitausend Jahre nach der Entstehung der *Chāndogya-Upaniṣad* schreibt der indische Yogi GHERAṆḌA:

„In der Gegend der Nabelwurzel (unterhalb des Nabels) werden die Einflüsse der Sonne empfunden, in der Gegend der Gaumenwurzel die des Mondes. Der Saft des Lebens *(Āmṛta* [sprich: Amrita] = der Nicht-Todessaft) wird von jener Sonne (Feuer in der Nabelwurzel) verschlungen und der Mensch verfällt dem Tode. Der Vorgang, in welchem eine Umkehrung dieser reflexartigen Erlebnisse zustandekommt, nämlich in welchen die Glut unten sich mit (der Kühle des/) dem Mond verbindet und umgekehrt nennt man *Viparitakaranī Mudrā.*"

Darauf folgen in seiner Schrift nicht Tabellen und Vorschriften über die Regulierung der Diät, sondern eine kurze Unterweisung über den Kopfstand. Der Zusammenhang ist für denjenigen ungewohnt, der in der Nahrung des Menschen lediglich eine Art von Treibstoff sieht und nicht das, was direkt durch einen Drang gesucht und erbeutet wird.

Die eigentliche Bedeutung des Textes liegt versteckt in der Anspielung auf Glut und Wasser, die beide zum Entstehen des „Lebensfluidums" *(Rasa)* beitragen. Die Glut des Geschlechtstriebes eines Menschen wird temperiert durch die Kühle der Begegnung mit dem Partner. Doch die Wahrnehmung der eigenen Sexualität ist nicht möglich in einer Atmosphäre des Kampfes, der Angst und der Aggression. Die deutsche Sprache enthält genügend Metaphern, die verraten, daß dieser Zusammenhang auch im mitteleuropäischen Bereich durchaus intuitiv wahrgenommen wurde, wenn auch ideologische Einseitigkeiten bislang verhinderten, daraus eine tragfähige Psychosomatik zu entwickeln.

**Beispiel**

„Hans Castorp litt grausam unter diesem Vorfall zwei Tage lang; denn nichts geschah unterdessen, was Balsam für seine brennende Wunde gewesen wäre. Warum dieser Blick? Warum ihm ihre Verachtung in des dreifaltigen Gottes Namen? Sah sie ihn an wie ... einen gewöhnlichen Kerl, der herumging und lachte und sich den Bauch vollschlug und Geld verdiente... Der dritte Tag brachte die zarte Erlösung, brachte sie gleich in der Frühe. Es war ein herrlicher Herbstmorgen, sonnig und frisch mit grausilbrig übersponnenen Wiesen, Sonne und abnehmender Mond standen gleichzeitig ziemlich hoch am reinen Himmel... Den jungen Hans Castorp belebte der schöne Morgen. Auch hatten in der Depression seine Seelenkräfte sich heimlich ausgeruht, und klar leuchtete vor seinem Geist die Gewißheit, daß der Augenblick gekommen war, da der Bann, der auf ihm gelegen, gebrochen werden sollte."
(Aus: THOMAS MANN, *Der Zauberberg)*

Durch den Umgang mit der Rechtsprechung sind wir es gewohnt, zwischen Liebes- und Lebensgemeinschaft zu unterscheiden, auch sind wir uns der Problematik der Störungen bewußt, die aus disharmonischen Beziehungen in der Lebensgemeinschaft entstehen. Wo andere als Gründe der Zuneigung und Liebe Menschen in einer Lebensgemeinschaft zusammenhalten, sei es in der Arbeitswelt oder in der Ehe, ist das Fluidum des Lebens nicht mehr vorhanden. Destruktion, Verfall, Brutalität und Kampf sind das Ergebnis. Unser Leben ist nicht parzelliert, so gern man sich dies auch vormachen möchte. Das Lebensfluidum der Familie und der Berufssphäre schneiden sich jeweils für jedes Individuum der Gesellschaft in jenem Feuer, *Pācaka pitta,* dessen Überdauern von ihm allein zu verantworten ist. Flieht der Mensch und mit ihm die Gemeinschaft vor der Verantwortung, die Lebensatmosphäre zu erhalten, und kapituliert er vor der Zersplitterung des Lebens durch jenes zerstörerische Raubtierverhalten der Industriegesellschaft, dann ist die Katastrophe für die Menschheit vorhersehbar.

**Beispiel**

Aufstieg und Fall eines Architekten, dem das Ideal einer Kommune vorschwebte, die er baulich mit Hilfe eines Großindustriellen verwirklichen wollte. Ein langweiliges Wohnviertel wurde in eine lebendige Kommune umgewandelt. Man traf sich in Sauna und Schwimmbad, hatte auch bei der Arbeit hautnahen Kontakt, die Familien waren in das Geschehen einbezogen. In dieser Phase entdeckt der Architekt die Wüste: Er schwärmt von der Weite der Sahara, der Freiheit zwischen wolkenlosem Himmel und endlosen Sanddünen. Eine Manie und unstillbare Sehnsucht ergreift ihn, seine Person verändert sich. Er verliert das Interesse an seinen Mitmenschen, seinem Werk, seiner Familie und an sich selbst. Nach der Trennung von seiner Frau und beginnendem Alkoholismus verliert er seinen Posten als Architekt. Um die große Befreiung zu erfahren, schließt er sich einer Saharaexpedition an. Hingerissen von tollkühnen Gedanken verliert er auf einer abschüssigen Wüstenstraße die Gewalt über seinen Wagen und zerschellt im Abgrund.

Sinnbild: Die Wüste der Gefühle in der Fülle der Konsumgüter wollte er durch die Fülle des Gefühls in der Einsamkeit der Sahara ersetzen. Doch in beiden Fällen war der Ansatz künstlich. Die Betonwüste brachte ebensowenig Leben in die Kommune, trotz aller Annehmlichkeiten, wie die Sahara den menschlichen Hunger nach Freiheit durch ihre Stille befriedigen konnte.

## Das Feuer der Aggression

Das Prinzip, das den Menschen zu aggressivem Verhalten treibt, um schädigende Einflüsse von vornherein auszuschalten, wird in der Yoga-Sprache *Rañjaka pitta* genannt. Es erhitzt sozusagen das Lebensfluidum, färbt es rot. Wir sagen auch in der Umgangssprache: Ich sehe rot. Während sich *Pācaka pitta* unterhalb des Nabels bemerkbar macht, ist die Empfindung für dieses Feuer oberhalb des Nabels lokalisiert.

Redewendungen wie ,,Milchgesicht'' und ,,fade Persönlichkeit'' deuten auf ein Fehlen dieses ,,Feuers'' (Rañjaka pitta) in der betroffenen Person. ,,Ungewöhnliche Schärfe'', ,,gepfefferte Predigt'' und ähnliche Ausdrucksweisen rücken wiederum den Zusammenhang zwischen Geschmack und aggressivem Benehmen ins Bewußtsein. Das Fehlen an der ,,Würze des Lebens'', dieser Vollblütigkeit der menschlichen Begegnung, kann oft zu tiefgreifenden Störungen führen. Man will dann u.U. sogar Blut sehen und wird zum Kriminellen.

**Beispiel**

Eine Häufung von friedlichen Symbolen einerseits und andererseits die zerstörerische Wut von Jugendlichen, die in der eintönigen Umgebung ihrer großstädtischen Gesellschaft aufwachsen – das ist die Thematik von Stanley KUBRICKs Film *Uhrwerk Orange.* Erlebnishungrig suchen die Jugendlichen ,,gepfefferte Abwechslung''. Doch sie sehen nur Milchbars und alte Damen, die friedlich vor Sexualsymbolen Yoga betreiben; sie sehen Schriftsteller, die sich in ihrem ,,Heim'' gemütlich zwischen Büchern verkriechen. Die Musik von Beethoven mit ihren Pianos und Fortes wirkt auf die Jugendlichen ebenso aufpeitschend wie der Kontrast, den sie zwischen ihrem eigenen Lebenshunger und der sich ihnen in diesen Symbolen präsentierenden Umwelt spüren. Jedesmal entlädt sich die Spannung in Streit und Blutvergießen.

Es war und ist zum Teil heute noch das Bestreben mancher Abwandlungen des Yoga im Westen, das Feuer der Aggression durch Verzicht auf „gewürzte Auseinandersetzungen" mit den Mitmenschen seiner Umgebung zu löschen. Dieses Vorhaben ist gefährlich. In der Erziehung von Kindern und Jugendlichen angewendet, kann es zu seltsamen Blüten der Gewalt führen, die kein Erzieher gern als Ergebnis seiner Methode ansehen würde. *Rañjaka pitta* ist nicht mehr und nicht weniger als jedes andere Feuer unseres menschlichen Wesens zu kultivieren. Das allein befreit von Übertreibungen.

## 10.2 Weitere Verbindungen zwischen den fünf Pittas

Das Netz der Verbindungsstraßen zwischen den fünf erläuterten *Pittas* kann nun erweitert werden. Die Grafik auf Seite 150 zeigt weitere Verknüpfungen zwischen den *Pitta*- und *Vāyu*-Prinzipien.

Die Grafik basiert auf empirischen Beobachtungen. Wenn der Mensch gesund ist, bevorzugt er die fünf angegebenen Verbindungsstraßen *(Vāyus)* zwischen den *Pittas.* Weitere mögliche Verbindungswege treten zum Beispiel im Falle von Krankheit auf und führen, wenn man sie benutzt, zum Zusammenbruch des innerkörperlichen Nachrichtenverkehrs an den „Straßenkreuzungen". Das Ergebnis dieses Vorgangs wurde bereits als *Kopa* (Wallungszustand) bezeichnet.

### Die in der Tabelle verwendeten Begriffe

**Apāna vāyu** *(apa* = weg von, *āna* = Atmung): Dieses Prinzip ermöglicht die Gestaltung des Lebensfluidums *Rasa* durch das Fernhalten von schädlichen Stoffen einerseits und das Pflegen notwendiger Beziehungen andererseits. Daher wird er zusammen mit der Ausscheidungsfunktion des Darms und des Urogenitaltraktes zusammengebracht. *Apāna vāyu* stellt die Summe aller im Bereich des unteren Bauchraums und des Oberschenkels vorhandenen möglichen Reflexe dar.

**Udāna vāyu** *(ud* = auf, *āna* = Atmung): Dieser Begriff kennzeichnet das Prinzip des Aufbruchs.

**Beispiel**

Man löst sich von den Eltern, um eine neue Lebensgemeinschaft zu gründen. Man bricht die Gemeinschaft mit Menschen, wenn sie einengend wird. Sich erbrechen ist auch eine Ausdrucksform für das Sichfreimachen von der Einengung des Lebensraumes.

**Samāna vāyu** *(sam* = zusammen, *āna* = Atmung): Das Zusammenleben in einer harmonischen Atmosphäre ist nur möglich, wenn Aggression und Hingabe sich bei den betroffenen Individuen der Gruppe die Waage halten. *Samāna vāyu* ist das Prinzip, das ein derartiges harmonisches Zusammenleben trotz gelegentlicher Konflikte möglich macht. Es ist die Summe aller „Annäherungs- und Aggressionsreflexe", die von den Individuen einer Gemeinschaft, die zusammenlebt, verspürt werden. Eine Lebensgemeinschaft, in der es nie Spannungen gäbe, wäre langweilig. Dauerspannungen sind andererseits unerträglich.

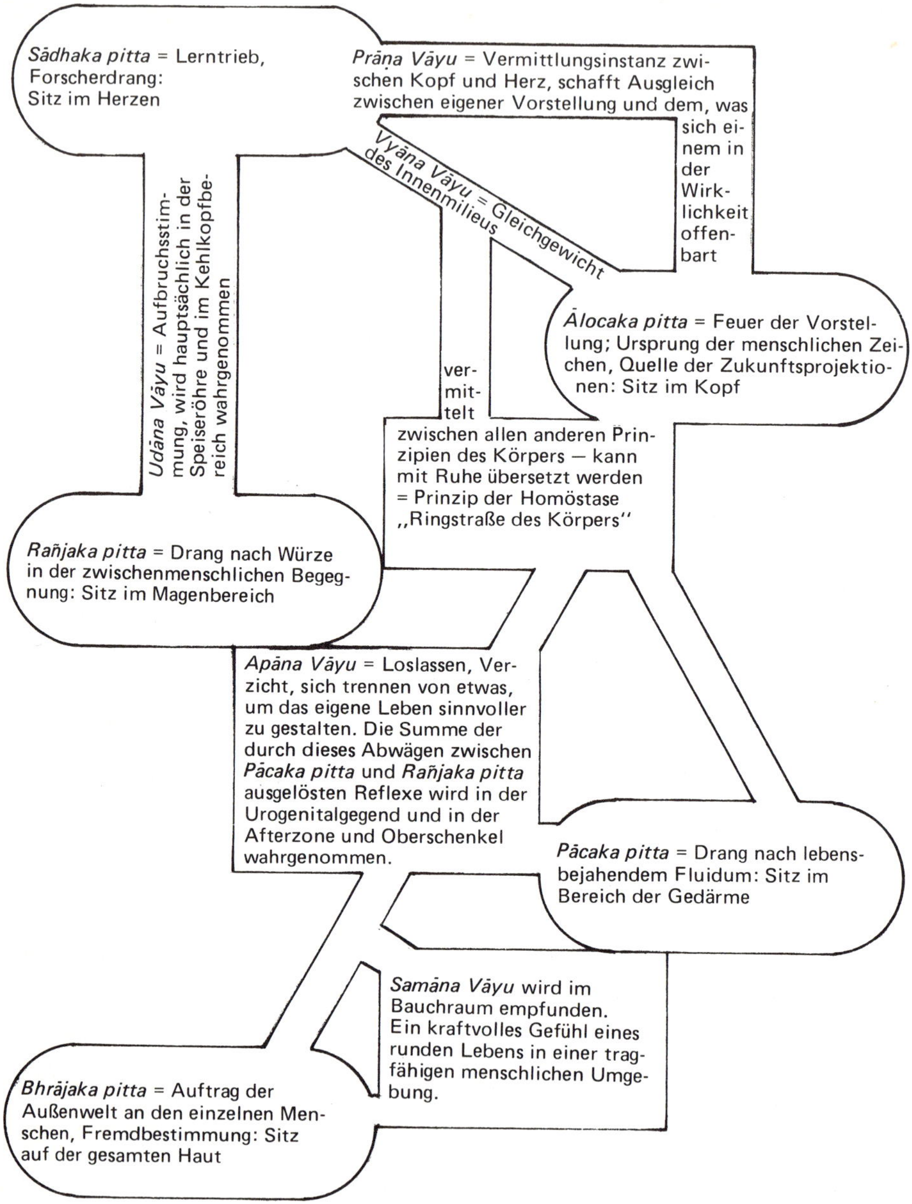
Sādhaka pitta = Lerntrieb, Forscherdrang: Sitz im Herzen
Prāṇa Vāyu = Vermittlungsinstanz zwischen Kopf und Herz, schafft Ausgleich zwischen eigener Vorstellung und dem, was sich einem in der Wirklichkeit offenbart
Vyāna Vāyu = Gleichgewicht des Innenmilieus
Udāna Vāyu = Aufbruchsstimmung, wird hauptsächlich in der Speiseröhre und im Kehlkopfbereich wahrgenommen
Ālocaka pitta = Feuer der Vorstellung; Ursprung der menschlichen Zeichen, Quelle der Zukunftsprojektionen: Sitz im Kopf
vermittelt zwischen allen anderen Prinzipien des Körpers — kann mit Ruhe übersetzt werden = Prinzip der Homöstase „Ringstraße des Körpers"
Rañjaka pitta = Drang nach Würze in der zwischenmenschlichen Begegnung: Sitz im Magenbereich
Apāna Vāyu = Loslassen, Verzicht, sich trennen von etwas, um das eigene Leben sinnvoller zu gestalten. Die Summe der durch dieses Abwägen zwischen Pācaka pitta und Rañjaka pitta ausgelösten Reflexe wird in der Urogenitalgegend und in der Afterzone und Oberschenkel wahrgenommen.
Pācaka pitta = Drang nach lebensbejahendem Fluidum: Sitz im Bereich der Gedärme
Samāna Vāyu wird im Bauchraum empfunden. Ein kraftvolles Gefühl eines runden Lebens in einer tragfähigen menschlichen Umgebung.
Bhrājaka pitta = Auftrag der Außenwelt an den einzelnen Menschen, Fremdbestimmung: Sitz auf der gesamten Haut

### Aufgabe

Versuchen Sie, die folgenden Beispiele für die drei genannten *Vāyus* im Sinne der Störung ihrer Vermittlungsfunktion zwischen den *Pittas* zu erläutern:

*Apāna vāyu:* Alles, was dieser Mensch sieht, muß er gleich haben.
*Udāna vāyu:* Der Junge hat kein Sitzfleisch.
*Samāna vāyu:* Er erzählt wieder unausgegorene (unverdaute) Dinge.

## 10.3 Die Leber als Schnittpunkt von Apāna- und Samāna vāyu

Neben Herz und Lunge gibt es noch drei weitere innere Organe (Stoffwechselorgane), die als wichtige Schnittpunkte von *Vāyus* erscheinen: Leber, Milz und Nieren (mit Nebennieren).

Schwieriger als bei Lunge und Herz (letzteres vgl. Kap. 13) ist die sprachliche Beschreibung der Verbindung zwischen den in den schmerzempfindlichen Stellen *(Marmas)* sitzenden Reflexen und den genannten Stoffwechselorganen. Die altindische Medizin kannte jedoch schon die Zusammenhänge zwischen verschiedenen *Marmas* und den inneren Organen aufgrund der Beobachtung von Krankheitsverläufen. Jahrhundertelange systematische Forschung führte schließlich dazu, daß Ärzte und Yogis die Muster der Verbindungen zwischen den unbewußt ablaufenden Reflexen der inneren Organe im Falle von Krankheit und den bewußt wahrnehmbaren Schmerzen reflexiv, d.h. intellektuell, nachvollziehen konnten.

Man fand zum Beispiel heraus, daß im Falle vieler Erkrankungen, bei denen besondere Schmerzen in den Sehnen und Bändern empfunden wurden *(Snāyu)*, Asymmetrien zwischen Phantasie *(Ālocaka pitta)*, Vorstellung von sich selbst, Aggressionstrieb, Einschätzung der Gefahr *(Rañjaka pitta)* und dem Lebensappetit, Selbsterhaltungstrieb *(Pācaka pitta)* gegeben waren.

Bei diesen Asymmetrien handelt es sich um die Fehlorganisation der Straßen *Apāna-* und *Samāna vāyu* und der Straßenkreuzung selbst, der Leber (= *Yakṛt;* sprich: Jakrit).

**Beispiel**

Ein Auszug aus einem altindischen Medizin-Text lautet:

„Nicht nur übermäßige Speise führt zu Verdauungslosigkeit, sondern auch unangenehme, verstopfende, sauer gewordene, rohe, schwere, rauhe, (über-)kalte, unreine, erhitzende, saftlose oder übermäßig mit Wasser begossene Speise wird nicht verdaut; desgleichen die nicht, die ein von Kummer, Zorn, Hunger usw. Gepeinigter genießt.“

### Aufgaben

1. Versuchen Sie, diesen Text im Sinne des Spiels von *Pācaka-*, *Rañjaka-* und *Ālocaka pitta* sowie *Apāna-* und *Samāna vāyu* zu erläutern. Dreierlei Feldgestaltungsinstanzen sind in diesem Beispiel angesprochen:
   - übermäßige Speise → Überforderung von *Pācaka pitta*
   - unangenehme, verstopfende Speise usw. → Überforderung von *Rañjaka pitta*
   - Kummer, Zorn usw. → Überforderung von *Ālocaka pitta*

   Überlegen Sie, wie sich die Verbindungswege *Apāna-* und *Samāna vāyu* im jeweiligen Fall ausbilden.

2. Welche Reflexe bei Verdauungsstörungen haben Sie schon selbst erfahren? Kennen Sie weitere neben Brechreiz, Durchfall usw.? Ist Ihnen schon einmal der „Appetit" vergangen? Wann?
3. In der Umgangssprache werden häufig Reflexe in Zusammenhang mit Verdauungsstörungen verwendet: Es kommt mir alles hoch, er schluckt alles herunter, er kann nichts bei sich behalten, er hat „Schiß" vor der Prüfung usw.
   – Versuchen Sie, diese sprachlichen Ausdrücke im Sinne des Widerstreits der Feldgestaltungsinstanzen *Ālocaka-, Rañjaka-* und *Pācaka pitta* zu erklären.

### 10.3.1 Die 23 Marmas der Leber

Die in den Sehnen und Bändern *(Snāyus)* liegenden 23 *Marmas* werden als die besonders empfindlichen Wach- und Warnposten der Leber bezeichnet. Die folgende Grafik zeigt ihre Lage sowie ihre umgangssprachliche und yoga-medizinische Bezeichnung. Entsprechend der Symmetrie des Körpers treten die *Marmas* bis auf die der Blasengegend jeweils paarweise auf:

23 *Snāyu-Marmas* = *Marmas* der Leber

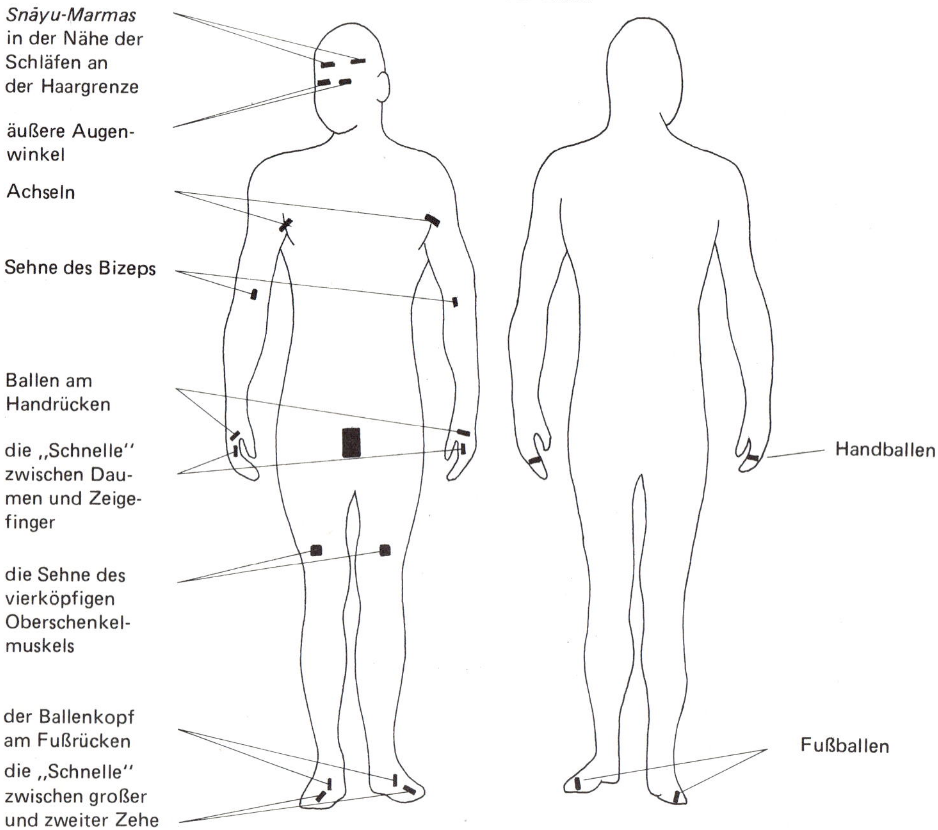

**Aufgaben der Leber**

Über die einzelnen Funktionen der Leber wissen wir heute sehr viel mehr als die altindischen Mediziner:

Die Leber ist das zentrale Stoffwechselorgan und die größte Drüse des menschlichen Körpers. Sie wiegt bei einem Erwachsenen etwa 1,5 Kilogramm, hat eine gewölbte Oberseite, die der Form des Zwerchfells angepaßt ist, und eine gehöhlte Unterseite, in die sich die Eingeweide des Oberbauches einschmiegen.

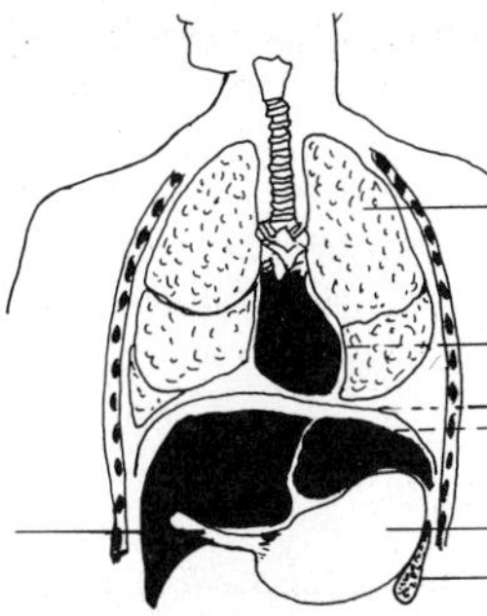

**Die Lage der inneren Organe in der vorderen Hälfte des Bauchraumes**

Die Leber ist ein äußerst komplexes und leistungsfähiges Organ. Ihre Leistungen sind nicht unmittelbar, wie zum Beispiel der Herzschlag, spürbar. Die in ihr eingebettete Gallenblase bildet die für die Fettverdauung wesentliche Gallenflüssigkeit. Durch die Pfortader empfängt die Leber das gesamte Darmblut, das die aufgeschlossenen Nahrungsstoffe enthält, noch bevor es in den Körperkreislauf gelangt. Sie vollbringt eine Fülle verschiedener Leistungen des Zwischen- und Endstoffwechsels. Beim Umsatz der Eiweißkörper ist sie entscheidend beteiligt. Sie vermag aus den Endprodukten des Stickstoffhaushalts Harnstoff zu bilden und auszuscheiden und hat somit entgiftende Funktion. In geringem Maße speichert sie Fett, in ausgedehntem Maße baut sie die tierische Stärke (Glykogen) auf und speichert sie (Zuckerstoffwechsel). Sie wirkt bei der Zusammensetzung und Bildung des Bluts mit. Die Leber hat einen autonomen Arbeitsrhythmus: Die Gallenabsonderung ruht während der Zeit der Aufnahme und Verarbeitung der vom Darm aufgenommenen Stoffe; beim Abklingen dieser Phase setzt die Gallenabsonderung ein – dadurch die eigenartige Gliederung der Leber im Aufbau der Läppchen, die die verschiedenen Vorgänge räumlich und zeitlich voneinander trennen.

Die Komplexität dieser Vorgänge entzieht sich einer direkten Beobachtung der Leber im Alltag. Während wir unsere Puls- und Atemfrequenz direkt in Momenten des Streß, der Angst, der Entspannung und Freude beobachten können, müssen wir langfristige und regelmäßige Beobachtungen unserer Müdigkeitsrhythmen, Schlafgewohnheiten, Schwankungen unseres Appetits usw. vornehmen, wenn wir die Tätigkeit der Leber in unserem Körper in Zusammenhang mit unserem täglichen Befinden registrieren wollen.

Trotzdem spielt die Leber mit ihren Funktionen, wenn auch unterschwellig, eine Rolle in unserem Alltag, zum Beispiel wenn wir

- aus der Mimik und Gestik eines Mitmenschen schließen, „daß ihm eine Laus über die Leber gelaufen ist", „ihm die Galle hochkommt", „er sauer ist" usw.,
- daß „ihm etwas nicht schmeckt", „er an einem Problem kaut", „er nicht loslassen kann", daß eine Person einen „galligen Blick" hat usw.

### Kombinationstraining

Versuchen Sie, die oben genannten Aussagen in einen Zusammenhang mit den 23 *Snāyu-Marmas* der Leber zu bringen. Versetzen Sie sich in die in den Beispielen angesprochenen Situationen und überlegen Sie, welche äußeren und inneren Faktoren zusammenwirken, um bestimmte Reflexe der Leber-*Marmas* hervorzurufen.

### Zusammenfassung

1. Die Verdauungsvorgänge werden in Yoga nicht nur in Verbindung mit der Nahrungsaufnahme gesehen, sondern auch in Zusammenhang mit Konsum, d.h. Erwerben, Besitzen, Gewinnstreben. Damit verbunden sind reflexartige Reaktionen, wie Streß, der in Erscheinung tritt, wenn die Konsumwünsche nicht zu erfüllen sind, Aggressionen und auch Aversionen als Ursache des gleichen Triebes. Wichtig sind die Prinzipien *Pācaka pitta,* ein „Feuer des Körpers", das brauchbare und unbrauchbare Stoffe in der Nahrung trennt und *Rañjaka pitta,* das Menschen zu aggressivem Verhalten treibt, um schädigende Einflüsse von außen fernzuhalten. Zwischen diesen Prinzipien laufen Verbindungsstraßen *(Vāyus),* die im Falle von Krankheit blockiert sind und dann unausgewogene Zustände hervorrufen.
2. Das zentrale Stoffwechselorgan des Menschen ist die Leber. Sie bildet einen wichtigen Schnittpunkt von zwei *Vāyus (Apāna* und *Samāna).* Die Existenz der Leber wird im Alltag nicht unmittelbar wahrgenommen. Nur längerfristige Beobachtungen zeigen, wie die Leistungen der Leber auf das Befinden des Menschen wirken. Mit der Leber stehen 23 *Marmas*, Schmerzpunkte vorwiegend in den Bändern und Sehnen, in Verbindung. An diesen Stellen zeigen sich tieferliegende Asymmetrien und Blockaden. Die Ursachen hierfür können vielfältig sein: Streß, Nahrungsmißbrauch (Alkohol, fettes, schweres Essen usw.), Verletzungen. Umgangssprachliche Redewendungen lassen darauf schließen, daß die Funktion der Leber sozusagen entwicklungsgeschichtlich jedem Menschen unbewußt bekannt ist und er sein Verhalten darauf einstellen möchte. Eine Bewußtmachung der Zusammenhänge kann helfen, die Leber als Sitz wichtiger Funktionen zu sehen und durch Yoga-Übungen zu erfahren.

## 10.4 Zur Übung

### Aufgaben

1. Wie schätzen Sie unsere moderne Einstellung zur Nahrung ein?
   - Ist sie so ursprünglich und direkt lebensorientiert wie die des Menschen des vorindustriellen Zeitalters?

- Welche Einstellung haben Sie zur Ernährung? Leben Sie ernährungsbewußt und argumentieren Sie sozusagen „biochemisch" im Hinblick auf das Für und Wider der Reformkost, vegetarischer Ernährungsweise usw.?

2. Für den modernen Menschen ist das Vorhandensein von Essen selbstverständlich, er fragt lediglich, ob es schmeckt, ob es einigermaßen preiswert ist, er wählt vielleicht aus. Die Menschen früherer Kulturkreise erbaten ihre Nahrung von der Gottheit und dankten dafür.
   - Was hat sich grundlegend geändert – die Beziehung des Menschen zur Gottheit oder zur Natur und damit zur eigenen Nahrung?
   - Hat Ihnen trockenes Brot und schlichtes Wasser schon einmal köstlich geschmeckt? In welcher Situation fand dies statt und warum erinnern Sie sich an diese Empfindung?

3. Ringkämpfer in Indien schlagen sich auf die Oberschenkel und spannen die Bizeps der Oberarme, wenn sie einander den Kampf erklären. Diese beiden kräftigen Muskelpartien scheinen im Bewußtsein des Menschen eine bevorzugte Stellung einzunehmen. Mit den Oberschenkelmuskeln strecken wir das Bein, mit dem Bizeps beugen wir den Arm.
   - Können Sie Haltungen in Ihrem oder im Leben Ihrer Bekannten mit der Tätigkeit dieser Muskeln (Strecken und Beugen) in Verbindung bringen?
   - Man spricht von Menschen mit einem **unbeugsamen Willen** oder Menschen, die durch die Last ihres Schicksals **gebeugt wurden.** Wenn man vor Angst erschrickt, läßt man gewöhnlich die Knie steif werden und die Dinge, die man möglicherweise in der Hand hält, fallen. Das Training in der Umkehrung dieser Reflexe der Arme und Beine kann verwendet werden, um erhöhte Wachsamkeit vor Überraschungen zu erreichen. Man geht dann in die Knie mit kampfbereit geballten Fäusten. Versuchen Sie, diese Übung mit einem Partner, der Sie der Übung halber angreift, auf einer Matte durchzuführen und notieren Sie Ihre Empfindungen.

4. Bei manchen Menschen sagt man: „Der muß seine Finger überall im Spiel haben. Er kann davon nicht lassen." Bei anderen sagt man: „Sie sollten sich nicht so gehenlassen."
   - Setzen Sie sich auf den Boden und versuchen Sie, sich auf Ihre Ellenbogen und Knie zu konzentrieren. Sie sollten solange üben, bis Sie das Gefühl haben, diese beiden Extremitäten zu erfahren. Je öfter Sie diese Übung durchführen, desto näher werden Sie dem Erlebnis der Mitte, jenseits der Übertreibungen, kommen. In diese Situation des Beobachtens und Testens paßt der Begriff *Āsana* hinein.

## Praktische Übungen

1. Sehnen und Bänder gehören zusammen mit den Knochen im wesentlichen zum Halteapparat des Körpers. Sie bestimmen Richtung und Freiheit der Bewegungen der einzelnen Gliedmaßen. Der Test der Sehnen und Bänder des Körpers während der *Āsanas* erfordert ihre vollständige Dehnung bis zu jenem Punkt, an dem sie kräftig Widerstand leisten.

   Es gibt zweierlei Arten, die *Snāyu-Marmas* (Sehnen und Bänder) zu sensibilisieren bzw. zu testen:

   a) Man beansprucht sie durch eine Fülle von Bewegungen in alle Richtungen.

   b) Man holt durch maximale Dehnung die höchste Spannung heraus.

   - zu a): Betrachten Sie die sogenannten explosiven Stellungen, die man in rascher Folge abwickelt (Folge A).
   - zu b): Beobachten Sie selbst an Ihren 23 *Snāyu-Marmas* die Empfindungen bei Durchführung der Folge B. Lassen Sie sich durch einen Partner oder Ihren Lehrer auf Feinheiten der Bewegungen aufmerksam machen.

## Folge A – Explosive Stellungen

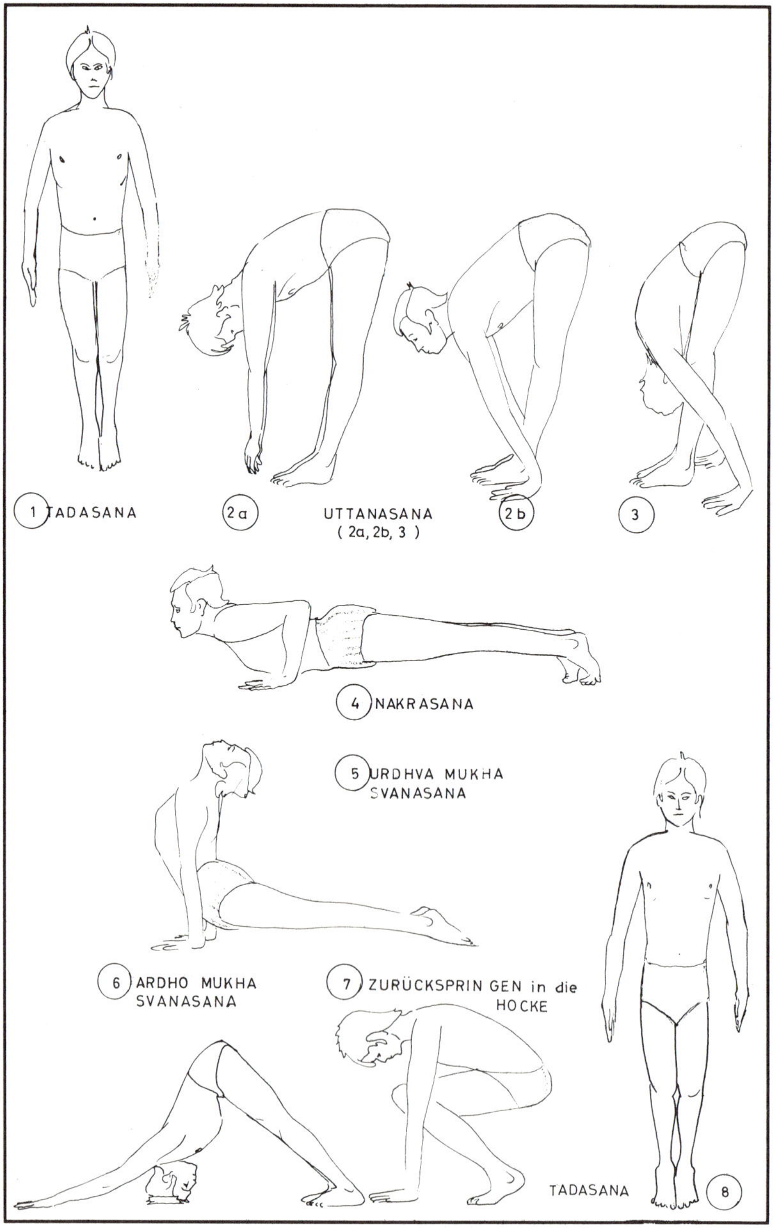

## Folge B – Dehnungsübungen

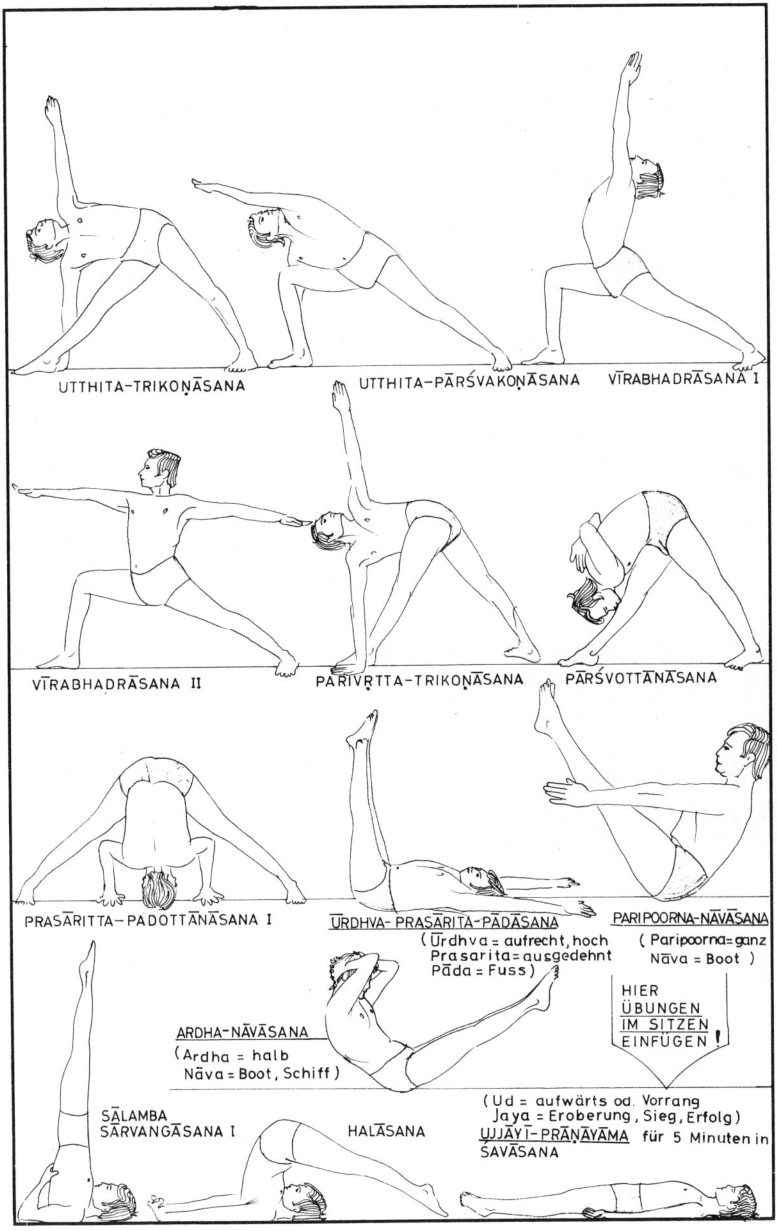

2. Gehen Sie mit geschlossenen Augen durch den Raum und versuchen Sie, nach 10 Minuten zu sehen, ob die Richtung Ihrer Bewegungen mit Ihren Vorstellungen übereinstimmt. Denken Sie an den Ausgleich zwischen Leber und Lunge, Sehnen, Bändern und Gelenken. Beobachten Sie die Tiefe Ihrer Atmung, wenn Sie Leichtigkeit in den Gelenken spüren. Achten Sie auf die Festigkeit in Ihren Gelenken, wenn Sie die Schmerzfreiheit der Sehnen wahrnehmen. Stellen Sie die Zusammenhänge zwischen *Ālocaka-, Rañjaka-* und *Pācaka pitta* bei sich selbst auf diese Weise fest.

3. Legen Sie sich mit dem Rücken auf den Boden, heben Sie die geschlossenen gestreckten Beine mehrfach rasch vom Boden ab, ohne den Boden wieder zu berühren, bis Ihre Bauchmuskeln so schmerzen, daß Sie das Gefühl haben, an der Grenze Ihrer Leistungsfähigkeit angekommen zu sein. Empfinden Sie den aufkommenden Nervenkitzel und versuchen Sie, wie Sie sich auf diese Weise von Verkrampfungen, die durch *Pācaka pitta* bestimmt sind, freimachen können. Führen Sie eine Variation dieser Übung durch, indem Sie die abgehobenen gestreckten Beine mehrfach in der Luft kreuzen. Empfinden Sie auf diese Weise das zentrale *Marma* unter den *Snāyu-Marmas,* die Blase. Vergegenwärtigen Sie sich auch Situationen, in denen sich diese Gegend bei Ihnen verkrampft bzw. Sie die Kontrolle über sie verlieren.

4. Wiederholen Sie an dieser Stelle noch einmal sämtliche Übungen, die stehend durchgeführt werden sollen. Verfeinern Sie diese *Āsanas* in Verbindung mit der Konzentration auf die Ellbogen- und Kniegelenke. Besonders aufschlußreich sind die in Kap. 4 bei der Baumstellung verlangten Haltungen.

5. Praktische Übungen zum Kopfstand; sie dienen der allgemeinen Stärkung des Rückens für den Kopfstand.

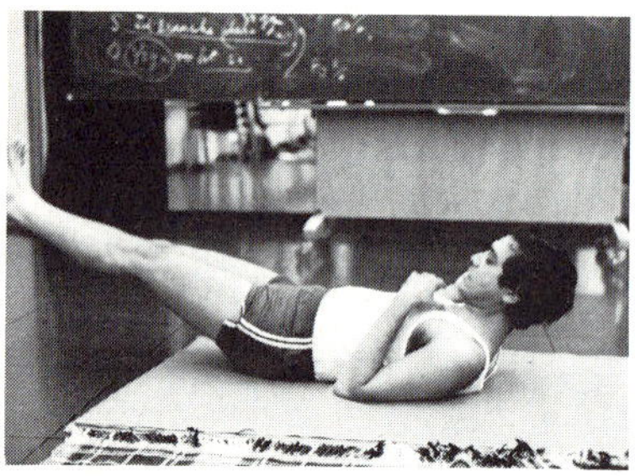

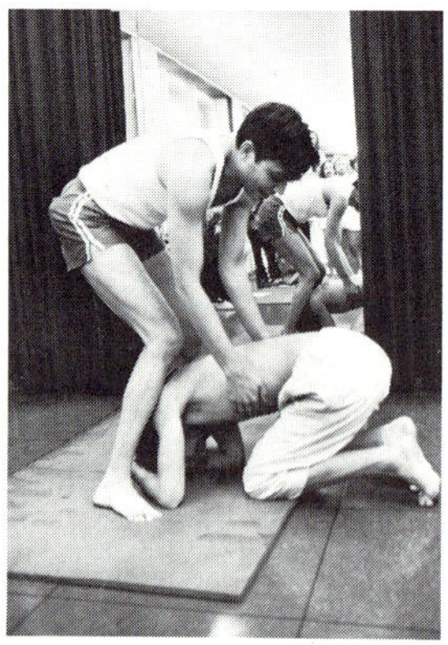

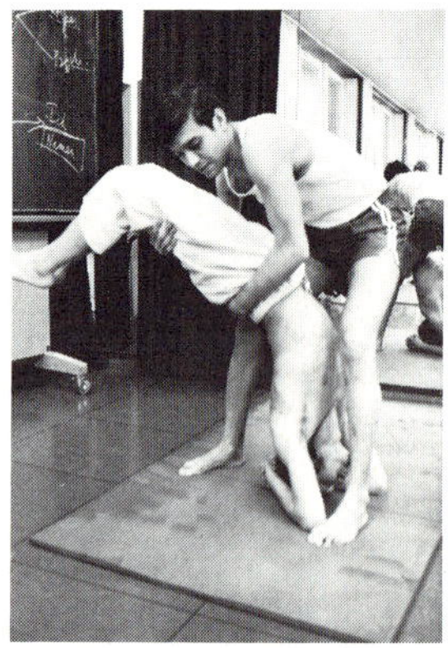

# 11 Weitere Organfunktionen: Milz und Niere

**Lernziele**

1. Die Funktion der Organe Leber, Milz, Lunge und Nieren in bezug auf den Auf- und Abbau der roten Blutkörperchen kennenlernen.
2. Die Aufgabe von Milz und Nieren mit Hilfe der Prinzipien *Apāna-*, *Udāna-* und *Samāna vāyu* analysieren können.
3. Die *Marmas* der Milz und der Nieren kennen.
4. Die *Marmas* der Milz und der Nieren im Kopf- und Schulterstand testen lernen.

**Zur Orientierung**

1. Die Organe Milz, Leber, Lunge und Nieren stehen untereinander in einem regen Funktionsaustausch. Jedes Organ übernimmt zwar autonome Aufgaben, wird aber nur im Gesamtzusammenhang innerhalb des menschlichen Körpers voll wirksam. Sowohl unser momentaner Empfindungsstatus als auch die mittel- und langfristige Körperdisposition hängt von dem Funktionszustand dieser Organe wesentlich ab. Die folgende Darstellung zeigt das Zusammenspiel in Zusammenhang mit der Muskeltätigkeit.
2. Milz, Lunge, Leber und Nieren können in Zusammenhang mit den Tätigkeiten der Muskeln und Knochen dargestellt werden. Die Muskeln sind durch Sehnen mit den Knochen verbunden. Der Sauerstoffverbrauch in den Muskeln kann durch anstrengende Tätigkeit gesteigert werden. Dies kann zu einem kräftigen Reiz zur Neubildung von roten Blutkörperchen im Knochenmark führen.
3. Die Muskel-*Marmas* werden der Milz zugeordnet, die Knochen-*Marmas* den Nieren. Die folgenden Abbildungen zeigen ihre Lage.

**Marmas der Milz**

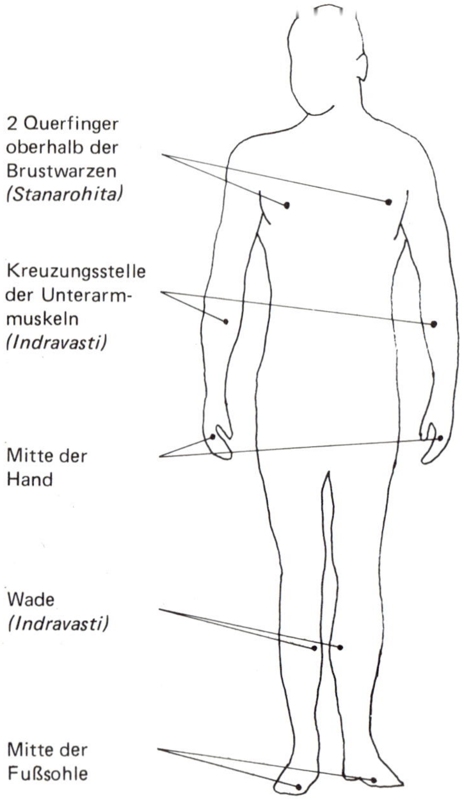


**Marmas der Niere**

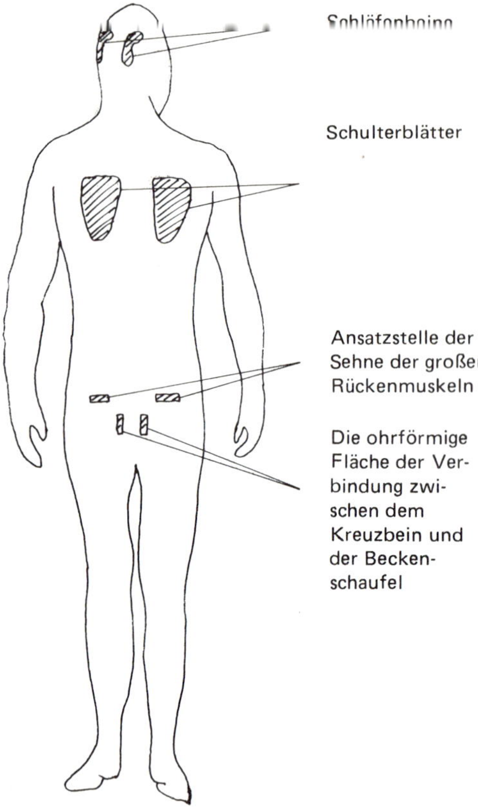


Die Milz liegt in der linken Seite des Oberbauches innerhalb der Bauchhöhle zwischen der neunten und elften Rippe (vgl. Abb. auf S. 153). Sie wiegt beim Erwachsenen etwa 200 Gramm und ist durch Bänder an das Zwerchfell und den Magen angeheftet. Ihre wesentlichen Grundfunktionen betreffen einerseits die Blutspeicherung und andererseits den Stoffumsatz. Die Milz als Blut-Depot hat folgende Funktion: Wenn z.B. die Sauerstoffspannung im Blut absinkt, wird ein Reiz ausgelöst, der über das Nervensystem zur Kontraktion der glatten Muskulatur der Milzkapsel führt. Das Blut-Depot wird dann entleert, um einen Ausgleich herbeizuführen. Die Milz hat also Einfluß auf die Menge des umlaufenden Blutes. Eine weitere Mitwirkung der Milz ergibt sich bei der chemischen Zusammensetzung des Bluts: Bei Gewebeerkrankungen wird die Milz z.B. über den Blutstrom belastet und mit Entgiftungsfunktionen betraut.

Die Nieren haben eine bohnenförmige Gestalt und liegen außerhalb der Bauchhöhle rechts und links neben der Wirbelsäule an der hinteren Rumpfwand. Unterhalb des Zwerchfells werden sie jeweils von der zwölften Rippe schräg überkreuzt. Die Nieren sind kompliziert aufgebaute Organe, in denen sich die Harnbildung vollzieht. Die Nieren werden täglich von ca. 1.500 Liter Blut durchströmt, das dabei entgiftet wird.

**Die Lage der Nieren (von hinten)**

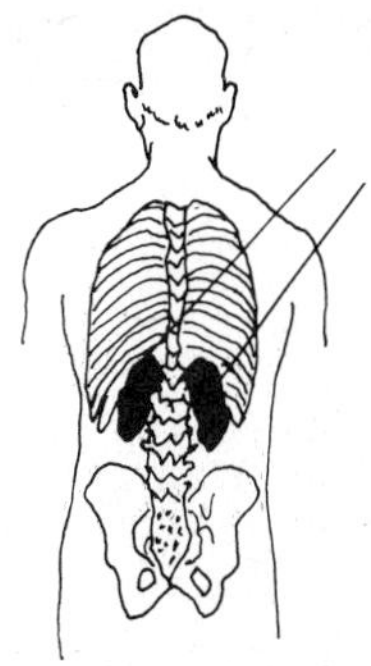

**Zur Diskussion**

1. Die regulierende Tätigkeit der Milz und der Nieren steht in Zusammenhang mit der Produktion von roten Blutkörperchen. Ihr Anteil im Blut (44 % des Blutvolumens) ist ein wichtiges diagnostisches Merkmal. Anämische oder „blutarme" Menschen haben weniger rote Blutkörperchen als „vollblütige". Diese Unterschiede können durch die Ernährungsweise, aber auch durch die Funktionstüchtigkeit der Milz oder der Nieren bedingt sein.
   - Überlegen Sie: Sollten Menschen mit einem verminderten Anteil roter Blutkörperchen unbedingt Sport oder Muskelarbeit leisten?
   - Menschen mit roten Wangen vermitteln einen äußerlich gesunden Eindruck. Sind bleiche Menschen demnach „blutleer"? Kann dieser äußere Eindruck irreführen?
2. Die Wörter „blutleer" oder „vollblütig" beziehen sich in der Umgangssprache nicht auf die Tätigkeit des Herzens, sondern auf die Qualität des Blutes. Es ist der indirekte Hinweis auf die Tätigkeit der Milz und der Nieren.
   - Könnten Sie weitere Beispiele aus dem alltäglichen Sprachgebrauch liefern? (z.B. „saftige Predigt", „voller Geschmack", „kräftiges Rot" usw.)
   - Die altchinesische Medizin sah die Milz als Organ der Vorstellungskraft. Das englische Wort „spleen" bedeutet „Milz", hat aber auch folgende Nebenbedeutungen: „üble Laune, Ärger", ferner „Melancholie" sowie „Tick, verrückte Angewohnheit, seltsame Eigenart, Verschrobenheit". Entsprechend meint spleenig: „schrullig, verrückt, überspannt, mürrisch, griesgrämig". Glauben Sie, daß Mitteleuropäer weniger genau beobachten als Asiaten? Wieso wird hier wie dort Vorstellungskraft bzw. Spleen mit dem Organ Milz in Verbindung gebracht?
3. Die Zuteilung der Knochen-*Marmas* zum Funktionskreis der Nieren und der Muskel-*Marmas* zum Funktionskreis der Milz ist mit der modernen Erkenntnis des Auf- und Abbaus der roten Blutkörperchen zu erklären. Diese funktionieren auch als wichtige Nachrichtenvermittler im Körper.
   - Rote Blutkörperchen als Informationsträger? Wann sagt ein Mensch, daß ihm etwas „an die Nieren geht"?

– Wann geht jemandem etwas „unter die Haut" und ein Schrei „durch Mark und Bein"?
– Was assoziieren Sie mit dem Wort „Muskelprotz"?

## 11.1 Die Milz als Schnittpunkt zwischen Apāna- und Udāna vāyu

Mit dem Begriff *Udāna vāyu* wird die Vermittlungsinstanz zwischen *Sādhaka-* und *Rañjaka pitta* als „Straße des Aufbruchs" bezeichnet. Angetrieben von der im Herzen verspürten Sehnsucht *(Sādhaka pitta)* macht sich der Mensch auf den Weg, um das Ziel zu erreichen. Er hält alles von sich fern, was störend wirken könnte *(Rañjaka pitta). Apāna vāyu* ist die „Straße der Ausscheidung", die indirekt zwischen dem „Feuer des Kopfes" *(Ālocaka pitta)* und dem der Verdauung *(Pācaka pitta)* vermittelt. Ihr Kreuzungspunkt ist die Milz. Sie reguliert sozusagen die Stärke der Aufbruchsstimmung und bremst die Aufnahme von Stoffen.

**Beispiel**

Kinder können scheinbar unermüdlich ihre Muskeln betätigen. Sie laufen, springen und hüpfen den ganzen Tag. Man kann sie jedoch kaum zu einer „geistigen Arbeit" bewegen. Sie scheinen kein „Sitzfleisch" zu haben. Auf der anderen Seite gibt es geistig Tätige, die den ganzen Tag lesen, schreiben und bewegungslos arbeiten. Ein kleiner Spaziergang bringt sie allerdings zum Schwitzen.

– Welche Feldgestaltungsinstanzen sind hier im Konflikt? Warum spricht man von „Sitzfleisch" im ersten Fall und von „Verknöcherung, Fachidiotie" usw. im anderen? Ist die Sprache Ausdruck tiefer liegender Einsichten in die Funktionen der inneren Organe?

**Aufgabe**

Versuchen Sie, die beiden im Beispiel genannten Menschentypen im Sinne der Funktionen von *Apāna-* und *Udāna vāyu* zu analysieren. Klassifizieren Sie sie im Sinne von blutarm oder vollblütig.

– Was vermuten Sie – haben unsere modernen Zivilisationskrankheiten wie Kreislaufstörungen usw. ihre Ursachen in unseren Sitzgewohnheiten? Oder hängen sie mit der Unausgeglichenheit unserer Zielsetzungen und Motive zusammen?

### Kombinationsspiel zwischen den Organen

Zur Verdeutlichung bietet sich der Vergleich mit dem *Schachspiel* an. Ausgangslage ist die Situation des Menschen, der sich der Forderung seiner Bedürfnisse, Wünsche, Abneigungen – wir nennen sie insgesamt **Motive** – gegenübersieht. Die gegensätzlichen („Schmerz" bereitenden Motive) streiten und ringen miteinander. Die **Pitta-Theorie** des Yoga enthält „Regeln", wie man das Ungleichgewicht der Bedürfnisse in Gleichklang bringt. Die Wirkungsbereiche der *Pittas* lassen sich mit den Schachfiguren vergleichen. Der Bewegungsradius einer Schachfigur ist durch ihre Form festgelegt. Abhängig vom Verlauf des Spiels kann ein Zug auf ein anderes Feld die Gesamtsituation nachhaltig verändern. Jeder Spieler versucht, dem vordrängenden Gegner auszuweichen, die zu knebeln, sich auf jeden Fall dessen Bedürfnis zu siegen, zu widersetzen. Das „Schachspiel" der *Pittas* funktioniert ähnlich: Jeder *Pitta* (Bedürfnisbereich) versucht andere „in Schach zu halten", indem er die verschiedenen Möglichkeiten des Eintritts eines Ungleichgewichts durch ein vorsichtiges Manöver einkalkuliert. Yoga will dieses unbewußte Spiel, das häufig zum dramatischen „Verlust der Mitte" (des „Königs") führt, auf die bewußte Ebene heben, so daß der Mensch in die Eigendynamik dieses Spiels eingreifen kann.

Sie sahen, daß *Prāna vāyu* zwischen *Ālocaka-* und *Sakhaka pitta* vermittelt, während *Vyāna vāyu* zwischen *Bhrājaka pitta* und allen anderen *Pittas* Verbindungen herstellt. Verglichen mit dem Schachspiel könnte *Prāna vāyu* eine Spielbewegung darstellen, die die Gesamtkonfiguration, also die Lage aller anderen Figuren im Feld, nachhaltig verändert: Betroffen wäre das weitverzweigte Funktionsnetz von *Vyāna vāyu.*

Die **Lunge als zentrale Schaltstelle** und Ausgangspunkt für „Spielbewegungen" haben Sie kennengelernt. Sie ist eine „Straßenkreuzung", die *Prāna-* und *Vyāna vāyu* miteinander verbindet. Im Schachspiel ist es der König, dessen Existenz letztlich jede Spielbewegung beeinflußt. Je nach Aktionsgrad (Rang) der weiteren *Pittas* (Schach: Türme, Pferde, Läufer) kann das Gleichgewicht zwischen *Udāna vāyu* und *Apāna vāyu* durch das Ungleichgewicht zwischen *Prāṇa-* und *Vyāna vāyu* gestört werden. Auch in diesen *Vāyus* werden Bewegungen ausgelöst, die wiederum in anderen Organen registriert werden und die Kraft der Motive ändern.

Der Vergleich mit dem strategischen Spiel soll das Gefühl für die Beachtung der Kräfteverhältnisse bewußt machen und die Technik des Yoga-Übenden beeinflußen, wenn er **nach Prüfung** der jeweiligen Situation in seinem Inneren die **bewußte Gegensteuerung** einleitet. Das feine Spiel der Regulation der Lunge durch die Milz oder umgekehrt ist möglich durch den Ausgleich der Tätigkeiten der einzelnen betroffenen *Pittas.* Das gleiche gilt für die Tätigkeit der Leber. Um mehr Eindeutigkeit zu erreichen, sollten die *Marmas* der Lunge, der Milz und der Leber gleichzeitig getestet werden, was auch aufgrund ihrer „mechanischen" Koppelung sogar möglich ist. Die Gelenk-*Marmas* bzw. *Marmas* der Lunge sind mit Drehpunkten zu vergleichen, die Muskeln mit Kraftlinien und die Sehnen mit Trägheitsmomenten, die es zu überwinden gilt.

Die einzelnen Yoga-Haltungen oder *Āsanas* bringen diese *Marmas* gekonnt ins Spiel. Der Drehpunkt kann in den verschiedenen Stellungen jeweils verändert werden (vgl. Kap. 4). Beim Kopfstand z.B. befindet sich der Drehpunkt im Kopf- und Schulterbereich, bei der Bootstellung im Gesäß- und Beckenbereich.

## 11.2 Die Nieren als Schnittpunkt zwischen Samāna- und Udāna vāyu

Zu den Tätigkeiten der Nieren gehört auch die Produktion der Nebennierenhormone (Aktivierungssubstanzen) des Körpers, die für den reibungslosen Ablauf einer ganzen Reihe von Körperprozessen unerläßlich sind. Die produzierten Substanzen sind an der Zusammensetzung des Blutes beteiligt. Gehirn und Nieren bilden in dieser Hinsicht einen besonderen Regelkreis. Meldungen aus dem Gehirn (Hypophyse, Zwischenhirn usw.) gelangen entweder auf hormonellem Weg (Aktivierungssubstanzen im Blut) oder über die Nervenbahn (Sympathicus-Nerv) zu den Nieren und Nebennieren, die ihrerseits Substanzen ins Blut freisetzen, die für die Aktivierung verschiedener Organe notwendig sind.

Wenn Sie mit einem Lehrbuch der Anatomie vergleichen, werden Sie feststellen, daß die *Marmas* der Nieren gleichzeitig die Ansatzstellen für die wichtigsten Muskeln des Körpers sind. Die gesamte Rückenmuskulatur, alle Halsmuskeln und Muskeln, die in die Arme und Beine führen, laufen hier zusammen. Zwischen Niere und Kopf gibt es ferner wichtige Nerven- und Blutgefäßverbindungen, die durch die Schläfenbeine in den Schädel führen. Der Test der Schmerzempfindlichkeit der Nieren-*Marmas* gibt Auskunft über die eigentliche „Lebenssubstanz" des Menschen jenseits von Fremdbestimmungen *(Bhrājaka pitta).* Es geht einem „an die Nieren", wenn diese Faktoren in der äußersten Not ausgeschaltet werden müssen, um die eigene Identität zu retten. Dann trifft es einen wirklich.

Analysieren wir den Vorgang genauer:

Aus dem Diagramm auf S. 150 können Sie ersehen, daß *Samāna Vāyu* zwischen *Bhrājaka pitta* und *Pācaka pitta* vermittelt, während *Udāna vāyu* zwischen *Sādhaka pitta* und *Rañjaka pitta* den Ausgleich schafft. Zwischen den beiden *Vāyus* gibt es **keine direkte Vermittlungsinstanz.** Doch sehen wir die einzelnen *Pittas* genauer an. Im Fall eines Übergewichts von *Bhrājaka pitta* hat der Betroffene den Eindruck, er habe zuviel auf sich geladen. Er kann die Aufträge nicht bewältigen. Sie überfordern sein „Verdauungsvermögen". *Pācaka pitta* ist in Gefahr, verdrängt zu werden. Es greift seinerseits auf *Rañjaka pitta* zurück. Dieses Feuer der Aggression wird verdrängt von seiner normalen Betätigung nach außen und kehrt sich nach innen in den Bereich des *Sādhaka pitta*. Niedergeschlagenheit ist das Ergebnis; der Lerntrieb und die Aufbruchstimmung schwinden.

Der Wallungszustand *Kopa* hat folgenden Verlauf genommen:

*Bhrājaka pitta* → *Samāna vāyu* → *Pācaka pitta* → *Apāna vāyu* →
*Rañjaka pitta* → *Udāna vāyu* → *Sādhaka pitta*

Blättern Sie zurück auf S. 150, um sich diesen Verlauf bildhaft vergegenwärtigen zu können.

Um den *Chāyā* oder Gleichgewichtszustand zwischen *Udāna vāyu* und *Samāna vāyu* wieder herzustellen, muß man sich der „Schleuse" *Apāna vāyu* bedienen.

Aus dem Diagramm auf S. 150 ist ersichtlich, daß die Verdrängung einzelner *Pittas* über die Verbindungsstraßen verhindert werden kann. Dies gelingt durch die Herstellung des Gleichgewichts zwischen den verschiedenen *Pittas.*

Die dazu notwendige Technik wird mit *Prāṇāyāma* bezeichnet *(Prāṇāyāma* = 4. Yoga-Stufe, vgl. Kap. 1).

### Die Rolle der Atmung (Prāṇa)

Die Yoga-Körperhaltungen *(Āsanas)* haben Sie als **Mittel zum Test des allgemeinen und speziellen Körperzustands** kennengelernt. In gleicher Weise kann auch die Atmung zum **Test der Bedürfnissituation** (also Prüfung des Zustands der *Pittas)* eingesetzt werden, wobei der fortgeschrittene Yoga-Schüler beide Verfahren kombiniert verwenden kann. Die Atmung stellt ein relativ genaues Barometer der unterschiedlichen seelisch-körperlichen Situation dar. Sie kennen die Zustände der flachen, hektischen, schweren, tiefen Atmung, die mit noch weiteren Varianten an einem einzigen Tag auftreten können. Im Rahmen dieses Kurses ist eine Vertiefung in die Möglichkeiten der Atemtechnik nicht vorgesehen, nur sollte die Tatsache bekannt sein, daß *Āsanas* und *Prāṇāyāma* das Ziel verfolgen, den Gleichgewichtszustand aller Bedürfnisse, die im Zustand des Ungleichgewichts „Schmerz" bereiten, herzustellen.

Das folgende Ablaufdiagramm zeigt noch einmal schematisch das Vorgehen, auf welchem Wege das **ideale Ziel des absoluten Gleichgewichts** erreicht werden kann. Ein **ideales** Ziel deshalb, weil der Zustand vollkommener Harmonie, also **Einklang aller Bedürfnisse,** wohl nur von den wenigsten verwirklicht werden kann. Die groben und deshalb gut sichtbaren Mißverhältnisse lassen sich verhältnismäßig leicht korrigieren, mit weiterer Verfeinerung jedoch sind die schmerzbereitenden Ungleichgewichte und ihre Ursachen schwieriger zu finden und auszubalancieren. Die wohltuenden Erfolge, die sich nach der ersten Übungsphase einstellen können, befriedigen vielleicht schon. Sie können aber auch zu dem Wunsch führen, den „Weg zur Vollkommenheit" weiter zu beschreiten, indem immer feinere Methoden eingesetzt werden. Das folgende Diagramm zeigt das übende Vorgehen und die schrittweise Komplizierung der an diesem Prozeß beteiligten Faktoren.

**Ablaufdiagramm**

**Vom Ungleichgewicht zum Gleichgewicht – Vom Schmerz zum Nichtschmerz**

| | |
|---|---|
| *Vorausgesetzte Technik* | Beherrschung grundsätzlicher Yoga-Haltungen *(Āsanas).* Kenntnis der Atemtechnik *(Prānāyāma).* Beide Techniken können einzeln oder kombiniert zum Test der Bedürfnislage *(Pittas)* des Menschen im Hinblick auf Mißverhältnisse (Schmerzen) eingesetzt werden. |
| *Problemstellung* | Die Bedürfnisbereiche *(Pittas)* überlagern sich. Einzeltest ist subjektiv nicht möglich. Die Ursache des Schmerzes ist noch verdeckt. |
| *Lösungsverfahren* | Test der widerstreitenden Bedürfnisse über die *Vāyus* (Leitungsbahnen, die Informationen aus den Störherden der Bedürfnisse vermitteln). Test der *Vāyus* durch Körperhaltungen *(Āsanas)* und Atemtechnik *(Prānāyāma).* |
| *Testergebnis* | Information über Schmerz oder Nichtschmerz. |

| | |
|---|---|
| *Folgerung* | Entscheidung, eine Veränderung der Reflexe (Bedürfnisse erzeugen Reflexe) durch Reflexion herbeizuführen. |
| *Stufen auf dem Weg zum Ziel* | Ungleichgewicht (Kopa) soll zum Gleichgewicht (Chāyā) geführt werden.<br>1. Schrittweises Herstellen des Gleichgewichts in den inneren Organen: Milz, Niere, Lunge, Leber und Herz (einzeln bearbeiten, komplizierte Übungsstufe).<br>2. Jedes Organ ist in sich und alle untereinander im Gleichgewicht (sehr komplizierte Übungsstufe).<br>3. Es tritt kein Schmerz mehr auf: idealer Zustand. |

*Prāṇa* bedeutet auch das Atmen im Sinne der äußeren Atmung (Ein-, Aus-, Zwischenatmen). Mithilfe der Kontrolle der drei Prozesse der äußeren Atmung erkannten die Yogis die Möglichkeit der Beeinflussung der *Pittas.*

**Beispiel: Milz im Gleichgewichtszustand**

Hier sind folgende *Vāyus* und *Pittas* beteiligt:

*Udāna vāyu* (positive Aufbruchstimmung) als Schnittpunkt zwischen *Sādhaka-* (Lernbegierde) und *Rañjaka pitta* (Aggression/Aversion) sowie *Apāna vāyu* (positiver Verzicht) als Schnittpunkt zwischen *Rañjaka-* (Aggression/Aversion) und *Pācaka pitta* (Besitzstreben). Der Gleichgewichtszustand tritt ein, wenn *Udāna-* und *Apāna vāyu* in einem ausgeglichenen Verhältnis zueinander stehen.

**Beispiel: Niere im Gleichgewichtszustand**

Hier sind folgende *Vāyus* und *Pittas* beteiligt:

*Udāna vāyu* (positive Aufbruchstimmung) als Schnittpunkt zwischen *Sādhaka-* (Lernbegierde) und *Rañjaka pitta* (Aggression/Aversion) sowie *Samāna vāyu* (Stoffwechselvorgang) als Schnittpunkt zwischen *Bhrājaka-* (Forderungen von außen) und *Pācaka pitta* (Besitzstreben). Der Gleichgewichtszustand tritt ein, wenn *Udāna-* und *Samāna vāyu* in einem ausgeglichenen Verhältnis zueinander stehen.

Der tägliche Test der Atmung in *Prāṇāyāma* bedient sich des obengenannten Ausgleichsmechanismus.

Den Gleichgewichtszustand zwischen Milz und Nieren kann man mit Hilfe der jeweiligen *Marmas* während der *Āsanas* oder mit Hilfe der Atembewegungen während *Prāṇāyāma* testen. Die Knochen-*Marmas* und der Knochenbau des Körpers z.B. im *Chāyā*-Zustand fühlen sich von den Kraftlinien der Muskeln nicht überfordert. Der Mensch, für den dies zutrifft, fühlt sich in der Lage, das zu verwirklichen, was seine Umwelt von ihm verlangt und gleichzeitig das von sich fernzuhalten, was ihn gefährden würde. Er steht in reger Kommunikation mit seiner Umwelt, ohne Störungen zu empfinden.

Die *Āsanas* bedienen sich der *Marmas,* um das Gleichgewicht der inneren Organe zu testen, *Marmas* sind gleichzeitig Schnittpunkte von *Vāyus. Prāṇāyāma* bedient sich dagegen mit Hilfe der Atmung der *Vāyus,* um auf deren „Fahrbahnen" oder „Kanälen der Empfindung" *(Nāḍis)* direkt an die *Pittas* heranzukommen. Es leuchtet daher ein, daß zuerst die *Marmas* funktionstüchtig sein müssen (die Ampeln müssen den Verkehr einwandfrei regeln), ehe man mit Hilfe von *Prāṇāyāma* am innerkörperlichen „Verkehr" teilnimmt.

Aus diesem Grunde werden die Muskeln, Knochen, Sehnen, Gelenke usw. in den Körperübungen zunächst einem harten Training unterzogen, damit man später auf einem festen Fundament die Atemschulung aufbauen kann.

Kopf- und Schulterstand, Brücke und Vorwärtsbeugungen des Körpers, Schnelligkeitstraining und langsame Dehnungen dienen dem Zweck der vollen Ausschöpfung der Signalanlagen der *Marmas.* Jeder Übende kann erfahren, daß ein Gefühl der Stärke und Beschwingtheit im Halteapparat des Körpers – also im Rückenbereich – mit einem leichten, heiteren und bejahendem Gefühl im Kopf einhergeht.

Wir wenden uns im Zusammenhang mit den Fleisch-/Muskel- und Knochen-*Marmas* zwei wichtigen *Āsanas* zu, deren Testweise Sie schon anhand der Darstellung der *Sandhi-* und *Snāyu-Marmas* in Kapitel 10 kennengelernt haben.

Kopf- und Schulterstand haben besondere Wirkungen auf die Regulation des Blutflusses, wenn sie in der Form ausgeführt werden, wie sie im folgenden beschrieben wird. Mit diesen Körper- und Konzentrationsübungen wird sozusagen die „Substanz" des Menschen getestet, d.h. seine Fähigkeit, sich auf extreme Zustände durch Umstellung des Ablaufs der Vorgänge in den inneren Organen einzustellen. Wissenschaftliche Untersuchungen über die Wirkungen von Kopf- und Schulterstand zeigen, daß die Durchblutung der Finger, der Blutdruck in den Adern der Arme, die Ionenkonzentration von Natrium und Kalium im Urin, die Frequenz der Atmung usw. für diese Haltungen spezifische Muster aufzeigen, die in dieser Form sonst nicht auftreten. Genauer noch: Diese Muster wurden nur dann beobachtet, wenn die für den gleichzeitigen Test der Nieren, der Milz, der Lungen und des Herzens vorgesehene Nachricht in der dafür erforderlichen Weise eingegeben wurde (vgl. dazu Kapitel 15).

Dies erst ist der Test der zugrundeliegenden Reflexe, die von diesen Stellen aus einsetzen und als Endergebnis zu den beobachteten Veränderungsformen der oben genannten physiologischen Größen führen.

Man kann mit anderen Worten nicht „irgendwie auf dem Kopf stehen" und glauben, daß die *Marmas* spezifische Nachrichten vermitteln. Die Knochen-*Marmas* der Nieren müssen dabei wie feste Drehpunkte verwendet werden, während die Muskel-*Marmas* wie elastische Züge in leichter ausgleichender Spannung ansetzen.

## 11.3 Kopf- und Schulterstand

Blenden wir auf die Kapitel 4 und 10 (Übungen) zurück. In *Zur Orientierung* sehen Sie die Schutzhaltung des Menschen mit den über den Kopf erhobenen Händen. Vergleichen Sie damit das folgende Foto. Der Partner, der Hilfestellung leistet, arbeitet genau gegen jenen Angst- und Schutzreflex, der sich bei dem Übenden wahrscheinlich einstellt. Dieser könnte sich im Rücken verkrampfen, also aus Angst vor dem Fallen ins Ungewisse einen Buckel machen. Er sieht nicht das, was hinter ihm ist, und fürchtet möglicherweise Verletzungen. In dieser Situation kann ihm Reflexion und die Überlegung helfen, daß die ganze Angelegenheit ja ungefährlich ist. Erst dann, wenn er die Schulterblätter selbständig so fest gegen die Wirbelsäule pressen kann, daß ihm die Statik des Rumpfes das Gefühl der Stärke vermittelt, spürt er die Entlastung und Leichtigkeit im Kopf.

Die Abbildungen der Kopfstandfolge als Partnerübung zeigen Ihnen, wie behutsam und präzis die Korrekturen durch den Partner in den Körper eingegeben werden. Das leichte Kippen des Beckens nach hinten (vgl. Abb. S. 96) trägt auch dazu bei. Die Muskel-*Marmas* der Arme und der Beine sind nicht verkrampft.

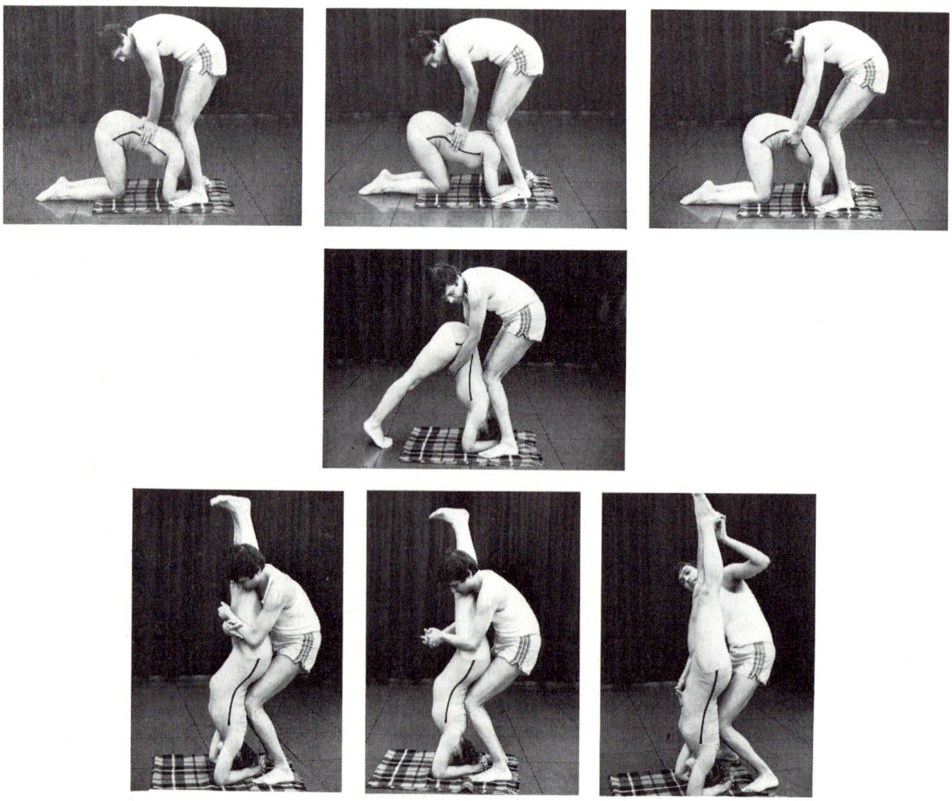

Das gleiche Spiel erfolgt im Schulterstand. Doch ist hier der Reflex des Beckens wichtig. Wenn wir müde sind, schützen wir uns vor Anstrengung, indem wir uns hinsetzen. Diese Tendenz stellt sich auch ein, wenn wir versuchen, länger im Schulterstand zu verweilen. Gegen diese Neigung greift der Partner ein. Die Endhaltung des Schulterstandes hat folgende wichtige Merkmale:

- lockerer Unterkiefer
- völlig entspannter Hals
- Schulterblätter stark gegen die Wirbelsäule gepreßt. Der Partner drückt mit den Füßen gegen die Ellbogen des Übenden.
- Oberarme entspannt und parallel zueinander auf dem Boden
- Becken vorgeschoben
- Bauch- und Rückenmuskulatur trotz Spannung nicht hart und verkrampft

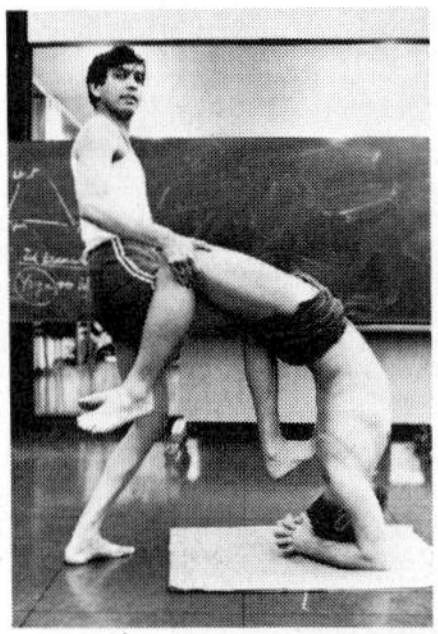
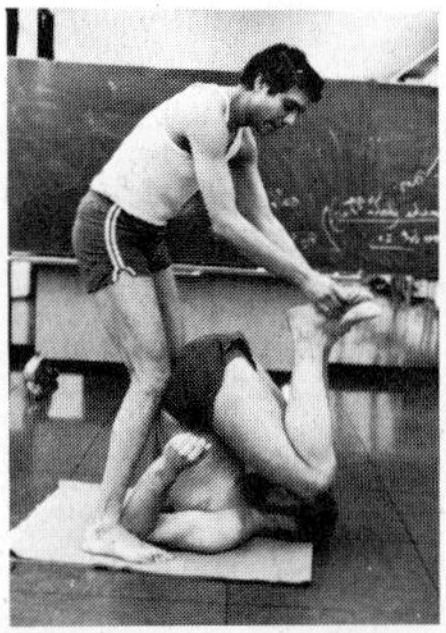
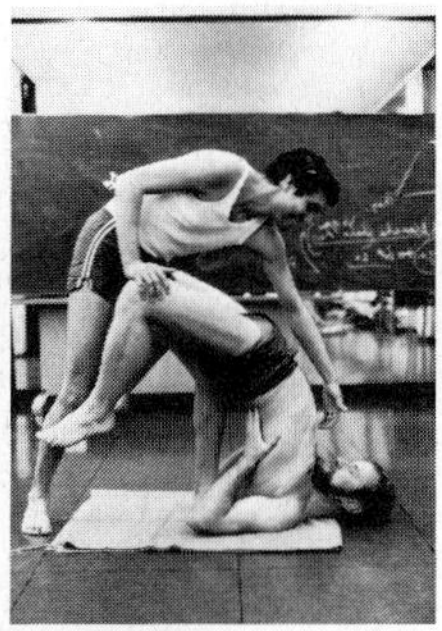
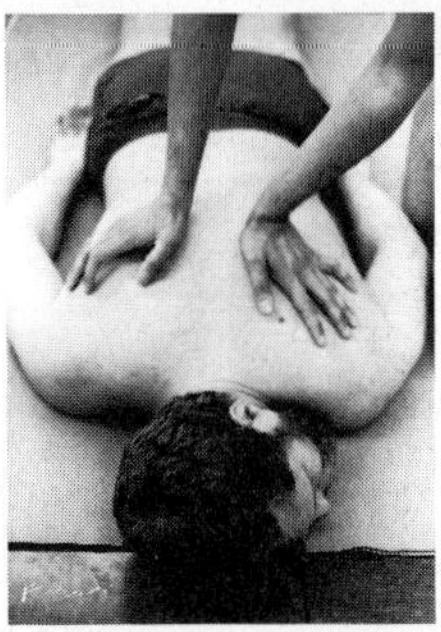
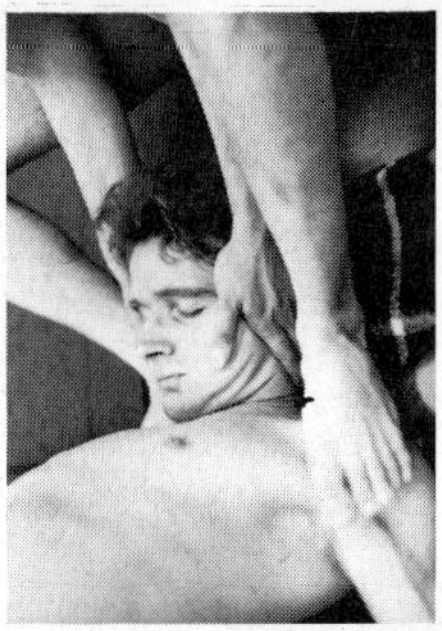
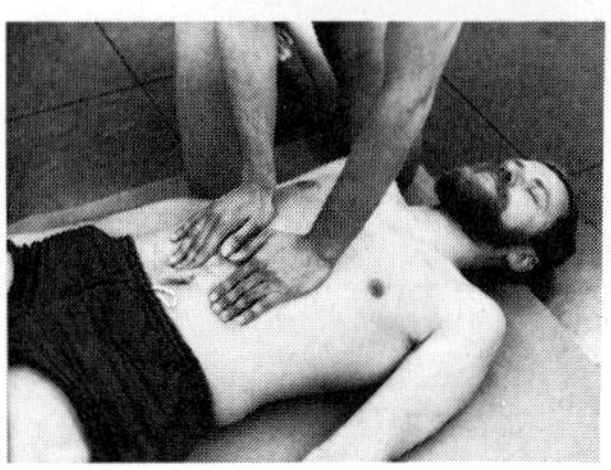
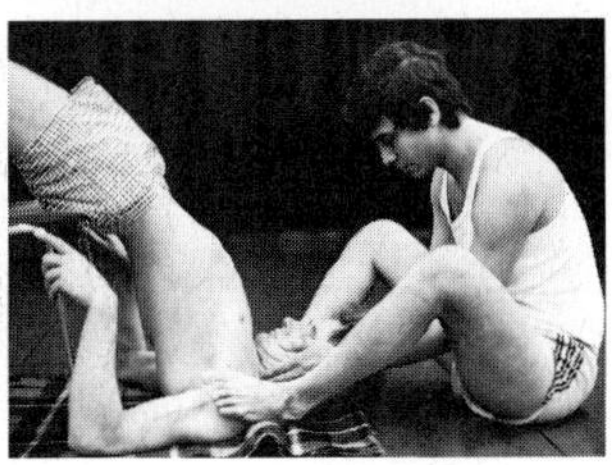

### Zusammenfassung

1. Neben Lunge und Leber sind Milz und Nieren wichtige Körperorgane, die zahlreiche Funktionen erfüllen. Diese Organe sind über den Blutkreislauf in Verbindung und ergänzen sich auf vielfältige Weise. Während die Milz blutbildende Substanzen freisetzt, besteht die Hauptfunktion der Niere in der Harnbildung als Entgiftungsprozeß des Blutes. Die darüber hinaus mit der Niere gekoppelten Nebennieren sind für die Regulationen des Hormonhaushalts im Blut von größter Bedeutung. **Nieren und Milz** sind wichtige **Regulationsorgane**, deren Tätigkeit nicht unmittelbar, jedoch in ihrer Gesamtwirkung spürbar werden. Beide Organe tragen in Verbindung mit den anderen zum jeweiligen ,,Stimmungsbild" des Körpers bei. Die Ergebnisse empirischer Beobachtungen schon aus früherer Zeit zeigen, daß die Tätigkeit von Milz und Nieren durchaus empfunden wird.
2. Milz und Nieren haben ihre spezifischen *Marmas* im Bereich der Muskeln und Knochen. Der Test der Schmerzempfindlichkeit kann über die Haltungen im Kopf- und Schulterstand erfolgen. Durch die Umkehrung des Körpers und damit aller Organe können im spannungsfreien Zustand Nachrichten in die *Vāyus* gegeben werden, die über die Meldeinstanzen im Blut an das Gehirn und auf gleichem Wege zurück in die *Marmas* gemeldet werden.

## 11.4 Zur Übung

### Aufgaben

1. Führen Sie die Ihnen bekannten Yoga-Übungen im Stehen und Sitzen genauer unter dem Aspekt der Knochen-, Muskel-, *Snāyu-* und *Sandhi-Marmas* aus. Beobachten Sie dabei, welche *Marma*-Gruppe Ihnen die eigentlichen Schwierigkeiten bereitet.
   - Sind es die Gelenke oder die Sehnen oder die Muskeln und Knochen?
   - Kann man ohne weiteres feststellen, welches Organ der jeweiligen *Marma*-Gruppe nicht funktioniert?
   - Ist das betreffende Organ hier als lokales Gebilde im Körper (z.B. Leber) oder als Schnittpunkt einer Reihe von innerkörperlichen Prozessen gemeint? Versuchen Sie, den Unterschied in der Betrachtungsweise herauszufinden. Sie können z.B. nicht sagen, daß die Leber nicht in Ordnung sei, wenn Sie nicht präzisieren können, was in der Leber, welche Funktionen nicht in Ordnung sind. Diese Funktionen werden anhand der *Vāyu-* und *Pitta*-Prinzipien gesichtet.
2. Fertigen Sie einen Stunden- oder Tagesplan an, in dem Sie aufzeichnen, zu welchen Tageszeiten Sie ermüden und an welchen Stellen *(Marmas)* des Körpers diese Müdigkeit spürbar wird. Machen Sie einen Wochenplan unter denselben Gesichtspunkten.
   - An welchen Tagen arbeiten Sie mit mehr Elan als an anderen? Hängt es vom Wetter ab? Oder auch einfach vom Wochentag? (Mittwochs z.B. erhöhter Blutdruck und starke Darmtätigkeit, weil Sie Ihren regelmäßigen Vortrag beim Chef haben.)

3. Beobachten Sie Ihre Ernährung:

– Wie ernähren Sie sich allgemein – bevorzugte Gerichte, Getränke, Menge, Zeiten usw.

– Haben Sie Ihre Ernährungsgewohnheiten mit dem Beginn von Yoga-Übungen geändert? Stellten Sie dabei fest, daß gewisse *Marma*-Schmerzen mit bestimmten Ernährungsgewohnheiten zusammenhängen? Wenn ja, dann sollten Sie Substanzen, die Sie eindeutig für ungünstig oder schädlich halten, vermeiden: Übernehmen Sie dabei keine „Ernährungsrezepte" (von der Null-Diät bis zur Trenn-Kost), sondern gleichen Sie Ihre Ernährung den eigenen Schmerz-/Nicht-Schmerz-Erfahrungen an.

## Praktische Übungen

1. Betrachten Sie das Knie- und Ellbogengelenk einmal als Fixpunkt (Drehpunkt) und einmal als beweglichen Punkt. Heben Sie das eine Bein vom Boden und schwingen Sie den Unterschenkel nach vorn und zurück. Setzen Sie dann die Füße fest auf den Boden. Dann biegen und strecken Sie die Knie.

– Welche der Ihnen bekannten *Marmas* sollten bei diesen Bewegungen angesprochen werden?

– Von welchen haben Sie die Schmerz-/Nichtschmerz-Meldungen tatsächlich wahrgenommen?

– Könnten Sie nach diesen Erfahrungen eine Selbstanalyse vornehmen, den Schmerz einkreisen und den Fehler in Ihrer eigenen Motiv- oder Feldgestaltung finden?

2. **Vorübungen zum Kopfstand**

Knien Sie sich in der Nähe einer Wand auf den Boden und formen Sie mit den Unterarmen ein Dreieck (vgl. Abb.). Die Finger sind fest ineinander verschränkt, die Daumen gekreuzt, die Handgelenke liegen zusammen. In das von den Armen gebildete Dreieck senkt man den Kopf, ohne mit ihm den Boden zu berühren. Dann strafft man den Schultergürtel und fixiert ihn, so daß sich der ganze Körper wie um einen Stab, der durch die Schultern läuft, drehen läßt. Dann strecken und biegen Sie die Knie mehrmals, bis der Körper das Gefühl der Geschmeidigkeit bekommt. Erst wenn Sie das Gefühl der Stärke im Rückgrat gewonnen haben, können Sie näher an die Wand gehen; der Rücken nähert sich damit allmählich der Wand.

Um die Beckenmuskulatur zu stärken, kann man sich gegen eine Wand knien und die Hände nach hinten auf die Fersen legen. Man setzt sich dann auf die Fersen, ohne etwas im Schultergürtel zu verändern, und hebt sich einige Male hintereinander, bis man in den Oberschenkeln ermüdet.

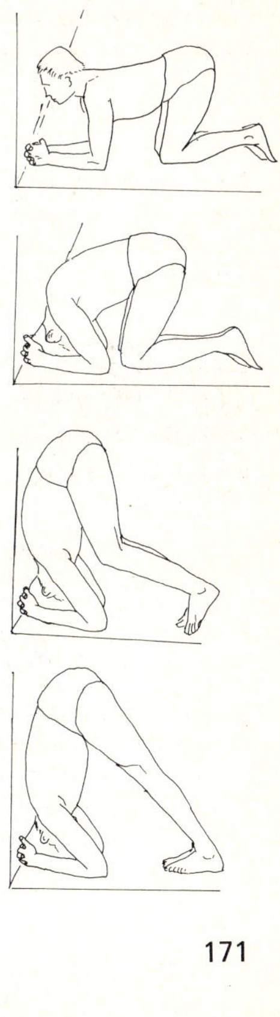

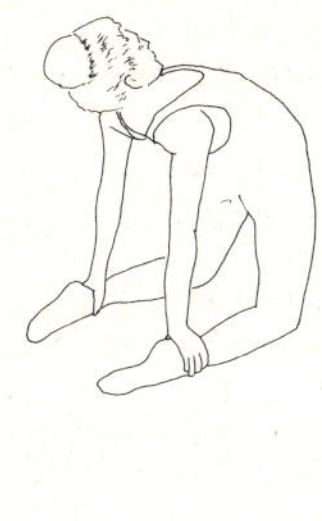

### 3. **Vorübungen zum Schulterstand**

Legen Sie sich auf den Rücken. Legen Sie die Hände und Ellbogen fest neben den Körper und pressen Sie die Schulterblätter gegen die Wirbelsäule. Aus dieser Haltung können Sie versuchen, einen Purzelbaum rückwärts zu machen. Beachten Sie, daß die Dehnung der Halswirbelsäule sehr wichtig ist. Ruckartiges Rollen auf die Schultern oder rückwärts auf die Knie ist zu vermeiden. Erst wenn sich die ganze Wirbelsäule geschmeidig und locker fühlt, kann man den Schulterstand ausführen und in dieser Stellung einige Zeit verharren.

Zur Vorbereitung können Sie sich auf einen Stuhl lehnen (vgl. S. 143). Der Unterkiefer soll dabei locker hängen, und Sie atmen durch die Nase bei offenem Mund.

Versuchen Sie, den Schulterstand mehrmals aus der liegenden Haltung in rascher Folge durchzuführen. Benutzen Sie dazu unbedingt eine weiche feste Unterlage.

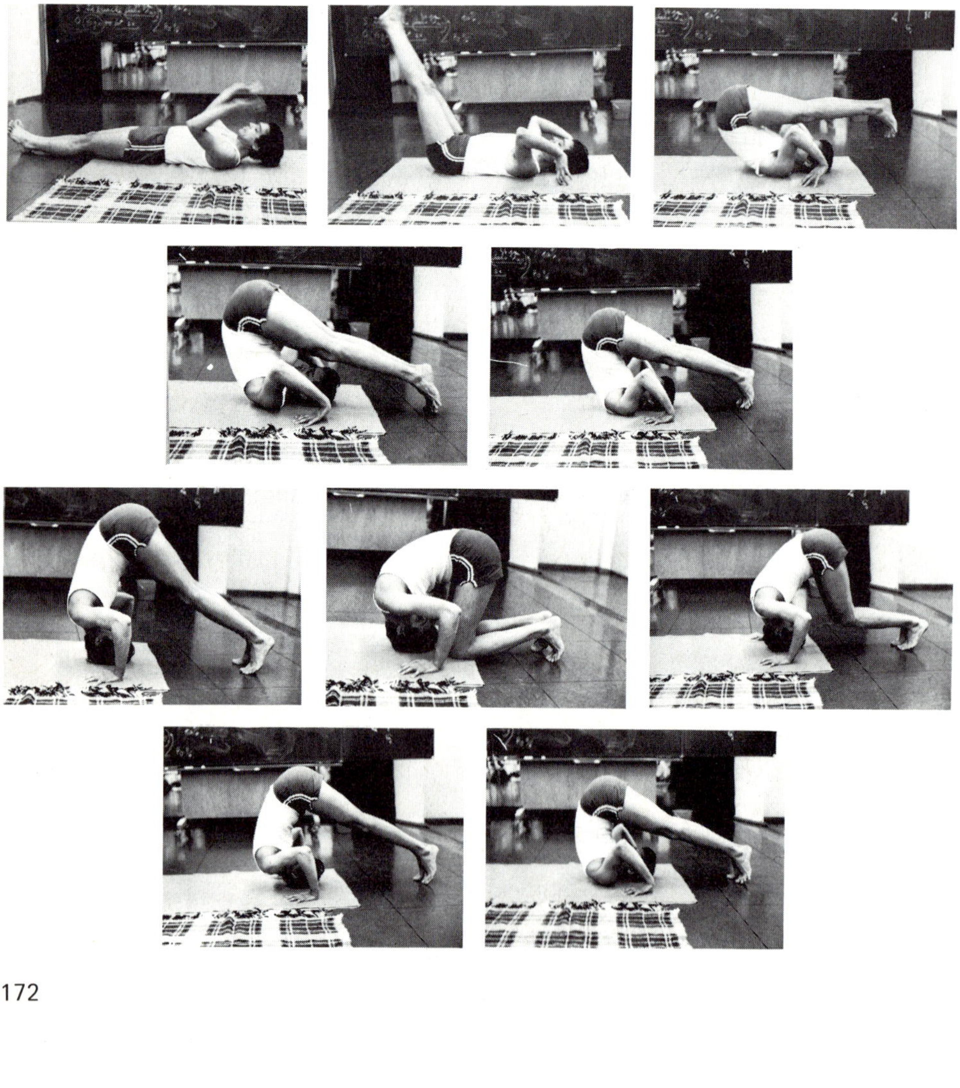

4. **Zur Lockerung der Bauch- und Rückenmuskeln**

Legen Sie sich auf den Rücken und heben Sie die gestreckten Beine langsam, bis sie zum Boden einen Winkel von 45 Grad bilden. Dann heben Sie die Beine noch stärker (90 Grad) und kehren wieder zum 45-Grad-Winkel zurück. Üben Sie so lange, bis die Bauchdecke ermüdet.

# 12 Das Herz als Zentraleinheit des Körpers

**Lernziele**

1. Das Herz als zentralen Mechanismus des innerkörperlichen Regulationssystems erfahren lernen.
2. Die besonders empfindlichen Blutgefäße oder Herz-*Marmas (Śirās;* sprich: Schiras) der menschlichen Anatomie kennenlernen.
3. Die Einteilung der *Śirā-Marmas* nach Funktionen kennenlernen.
4. Die Sondergruppe der Gefäß-*Marmas* kennenlernen.

**Zur Orientierung**

1. Warmblüter, sog. eigen- oder gleichwarme (homöotherme) Tiere (Vögel und Säugetiere), besitzen im Gegensatz zu den wechselwarmen (sog. Kaltblütern; z.B. Reptilien, Lurche) eine von der Außentemperatur unabhängige, gleichbleibende Körperwärme. Ihr „Wärmehaushalt" ist dadurch bestimmt, daß die von der Eigenleistung (Ruhe oder Bewegung) abhängige Wärmeproduktion und die von der Außentemperatur abhängige Wärmeabgabe aufeinander abgestimmt sind. Verschiedene Mittel der Wärmeregulation halten die Körpertemperatur gleichmäßig. Diese Selbstregulierung ist ein dynamischer Vorgang, der die Übertragung der großen Schwankungen der Umwelt auf den Organismus abfängt, mildert und die „innere Umwelt" nur noch in geringen Toleranzen mitschwingen läßt. Der Mensch kann zum Beispiel trockene Hitze mit Temperaturen bis zu 128° C überleben, ohne daß ein Ansteigen der Körpertemperatur über Normal (37° C) zu verzeichnen wäre. In der finnischen Sauna kann man dieses Phänomen selbst erfahren. Schwankungen der Bluttemperatur jedoch um nur wenige Grade (Fieberzustand/Unterkühlung) schaffen eine lebensbedrohende Situation. Soweit man heute weiß, sind unter allen Säugetieren nur Kamele in der Lage, ohne Einschränkung ihrer körperlichen Leistungsfähigkeit Schwankungen der Bluttemperatur von sechs bis sieben Grad zu ertragen, was bei anderen warmblütigen Lebewesen also auch dem Menschen, tödliche Fieberzustände hervorrufen würde.
2. Im Laufe der Entwicklungsgeschichte der Säugetiere von marinen Lebewesen zu landbewohnenden Wirbeltieren fand unter anderem ein Anpassungsprozeß der an die konstanten Umweltbedingungen der Tiefsee gewohnten Lebewesen zu einer von jahreszeitlichen

Schwankungen geprägten Festlandatmosphäre statt. Gegen die von außen einwirkenden Schwankungen galt es, eine unempfindliche, abgeschirmte Innenwelt zu schaffen. Es entwickelte sich das selbstregulierende Wärmesystem der Säugetiere. Jede lebende Zelle des Säugers wird von Lymphflüssigkeit umspült, einer wäßrigen Substanz, die durch die Zufuhr von Salz, Proteinen, Zucker, Sauerstoff und anderen Stoffen aus den Blutgefäßen konstant gehalten wird. Dieses „Bad", in welchem die Zellen sich befinden, kopiert die konstanten Bedingungen des Meeres und kann daher als internalisierte Umwelt oder als „Innenmeer" angesehen werden. Die Säugetiere tragen ihre Tiefsee in sich.

3. Weil chemische Reaktionen in einer erhöhten Temperatur schneller ablaufen, entwickelte sich der Mechanismus der Erhaltung eines inneren Milieus (Homöostase). Dazu trug die Wärme des im Körper ständig kreisenden Blutes bei. Die Regulation der Temperatur innerhalb der ertragbaren Grenzen für die relativ instabilen organischen Moleküle erfolgt über ein kleines Gebilde an der Hirnbasis, dem Hypothalamus. Sogenannte Kaltblüter regulieren ihren Wärmehaushalt mechanisch durch abwechselndes „Aufheizen" in der Sonne und anschließendes Abkühlen im Schatten oder im Wasser (z.B. Krokodile).

4. Das Blut bewegt sich in einem Kanalsystem, das im Laufe seiner Entwicklungsgeschichte an einer Stelle, dem Herzen, die Fähigkeit zur rhythmischen Kontraktion und dadurch zu Pumpleistungen erwarb. Nebenstehend eine Darstellung des Blutkreislaufs.

5. Die Wärmeregulation bildet bei Warmblütern ein geschlossenes System. Einzelne Zellen können sich nicht an bestimmte Umweltbedingungen direkt anpassen. Als Bestandteil der Gesamtzellmasse bleiben sie jedoch flexibel, und zwar im Rahmen der Schwankungsbreite, die das regulierende System zuläßt. Diese im Gesamtzusammenhang mögliche Restflexibilität äußert sich z.B. in den zahlreichen Reflexen unseres Verhaltens, die zur Erhaltung des psychischen wie physischen lebensbejahenden Innenmilieus erforderlich sind.

Der Blutkreislauf des Menschen

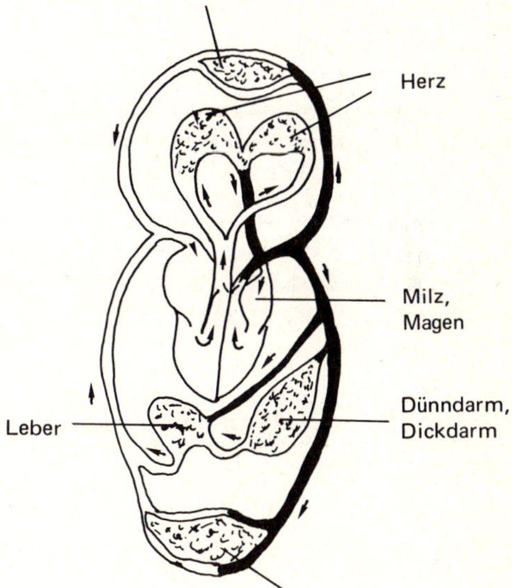

6. Eine entscheidende Rolle in diesem Kreislaufsystem spielen die Herz-*Marmas* als wichtigste *Marma*-Gruppe. Die nebenstehenden Abbildungen kennzeichnen ihre Positionen.

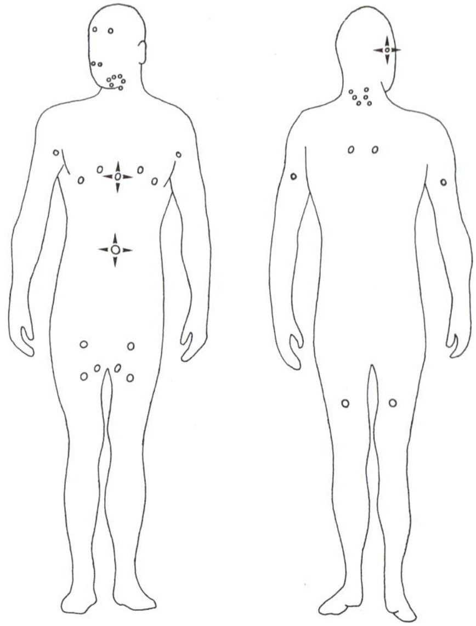

**Zur Diskussion**

1. Das „Gedächtnis der einzelnen Zellen unseres Körpers" speichert die Erfahrungen von Jahrmillionen im sogenannten Genotyp (vgl. S. 198). Diese „Erinnerung" an vergangene Erfahrungen verbietet es geradezu, uns völlig gegensätzlich zu diesem „gespeicherten Wissen" zu verhalten.
   - Glauben Sie, daß ein Mensch durch extremes Verhalten (z.B. langes Fasten oder sich großen Temperaturschwankungen aussetzen) zu einer bewußten Erfahrung dieser entwicklungsgeschichtlichen Erfahrungen gelangen kann?
   - Ist es denkbar, daß die Mystiker derartige harte Praktiken zu diesem Zweck auf sich nehmen?
2. Ohne intakten Stoffwechsel können die Nervenzellen unseres Körpers nicht funktionieren. Ohne das Herz ist ein solcher Stoffwechsel nicht möglich. Dem Herz fällt daher eine wichtige Rolle im Netz der Nachrichtenverarbeitung zwischen Innen- und Außenwelt zu.
   - Wie ordnen Sie das Herz in der Betrachtung Ihres Körpers ein?
   - Wie äußert sich das Herz als Mittler zwischen Innen- und Außenwelt?
   - Welche Beispiele liefert der Alltag für die Tätigkeit des Herzens?
3. Der Begriff „Herz" wird in vielerlei Varianten verwendet, in seiner organischen Funktion, aber auch in übertragenem Sinne.
   - Welche verschiedenen Bedeutungszusammenhänge gibt es für Sie, wenn von „Herz"

die Rede ist? Zum Beispiel „Großstadt mit Herz", „sie ist ein Herzchen", „ein Herz und eine Seele", „herzhafter Appetit", „er faßt sich ein Herz", „Herzinfarkt"?

4. Die Tätigkeit des Herzens und sein Funktionszustand können mit speziellen Geräten gemessen werden. Im EKG (Elektrokardiogramm) werden die Herzströme in Kurven sichtbar gemacht.
   - Bietet das EKG die exakte Entsprechung für das, was man dabei fühlt?
   - Ist es immer Angst, wenn man einen hohen Puls hat, oder kann erhöhter Herzschlag auch mit Freude zusammenhängen?

## 12.1 Lymphe und Blut in der altindischen Medizin

Das indische Wort für das tragende lebenserhaltende Fluidum sowohl des inneren als auch des äußeren Milieus ist *Rasa.* Der Bedeutungsinhalt ist nicht nur vergleichbar mit der Lymphe, die die Zellen unseres Körpers umgibt, sondern erfaßt darüber hinaus die durch den eigenen Geschmack erfaßbare Essenz jeder Nahrung, die für die Erhaltung des innerkörperlichen Gesamtmilieus vom Appetit instinktiv gesucht wird. Appetit in diesem Sinne ist der Schnittpunkt von Konstitution, Erziehung, Schwankungen des Wetters, der Jahreszeiten und des innerkörperlichen Haushalts, der endogenen Rhythmen – also ein sehr komplexer Regler unseres Verhaltens, der nicht nur mit dem Eßvorgang in Erscheinung tritt. Es gibt auch einen intellektuellen und einen emotionalen Appetit, die zu befriedigen genauso wichtig ist wie die rein körperlichen Bedürfnisse nach Nahrungsaufnahme.

Das Blut steht in direktem Austausch mit der Umwelt. Insofern ist es ein hochsensibler Fühler für die innerkörperlichen physischen und psychischen wie für die außerkörperlichen „Milieuschwankungen", auf die man durch sein Verhalten Einfluß nehmen kann. Die Zufuhr von Sauerstoff und anderen wichtigen Substanzen zu den einzelnen Teilen des Körpers und der Abtransport von Schlacken aus dem Körper geschieht in der Hauptsache durch das Blut. Auch der Transport der Hormone, der Aktivierungssubstanzen des Körpers, die für unsere Stimmungen und Launen im wesentlichen verantwortlich sind, geschieht durch das Blut, ebenso wie die Versorgung des Nervensystems mit den für sein Funktionieren wichtigen Stoffen usw.

In der Yoga-Tradition war das Blutkreislaufsystem schon sehr früh bekannt. Das Herz wurde als Treffpunkt aller *Vāyus* des Körpers als jenes Organ angesehen, dem die wichtigste Bedeutung bei der Herstellung des Gleichgewichts der einzelnen Feldgestaltungsinstanzen untereinander zukam. Das Herz wird als größtes *Marma* des Körpers bezeichnet. In ihm werden die *Feedback*-Mechanismen *Sattva* (Realität), *Rajas* (Dunstkreis der Leidenschaft) und *Tamas* (Irrtum) registriert. Erst aus der Beobachtung seiner Aktivitäten ist eine Annäherung an den eigentlichen Verlauf der Zeit und ein größerer Gewinn an Wirklichkeitsnähe möglich. Während der Sitz des Blutes in den Organen Leber und Milz lokalisiert wird, ist das Herz der Ort, an dem die Nachrichten des Blutes registriert werden.

Das Herz ist dann auch der Ort, an dem der Schmerz seinen eigentlichen intuitiv erfaßbaren Sitz als Grenze schaffende Instanz der jeweils eigenen Welt hat. Das Herz als funktionelles Gebilde mit dem Hypothalamus als Regulationszentrum der Blutwärme ist dadurch auch in der Lage, „psychische Wärme oder Kälte" als Schmerz zu registrieren.

Die Nervenfasern für Temperatur und für Schmerz scheinen nicht zufällig die gleiche Leitungsgeschwindigkeit zu haben (Aδ-Fasern: 12 bis 30 m/sec). Heute weiß man, daß dem Hypothalamus eine besondere Rolle bei der Regulation der Emotionalität zukommt.

Reizversuche mit Tieren zeigen, daß die Regulation verschiedener wichtiger Reaktionen wie Eßlust, Atmung, Kreislauf, Flucht und Aggression sowie die Sexualität von den intakten Verbindungen dieses Zentrums mit dem übrigen Gehirn abhängt. Die direkte subjektive Beobachtung der Aktivität dieser wichtigen Gehirnregion ist nicht möglich, doch ihre Äußerungen in den Zuständen des Kreislaufsystems und in den mit ihm gekoppelten Vorgängen in den Feldern der Wahrnehmung ist unmittelbar festzustellen. Das Training des „Herzens" in Yoga zielt damit indirekt auf die Schulung der Empfindung über die Zentren im Zwischenhirn.

## 12.2 Die funktionelle Anatomie der Blutgefäße

Die besonders empfindlichen Blutgefäße oder **Herz-Marmas** werden von den Yogis *Śirās* genannt, um jenen oben erwähnten Zusammenhang zwischen den Steuerungszentren des Zwischenhirns und dem Blutkreislauf zu verdeutlichen. *Śirā* ist verwandt mit dem Sanskrit-Wort für Kopf = *Śirsa.* Die höchste Stufe der Verknüpfung zwischen bewußter Reflexion und unbewußten Reflexen besteht in der Zurückführung der Meldungen von den Herz-*Marmas* zu ihren Ursachen in den Steuerungszentren im Gehirn. Während es sich im Falle der anderen *Marmas* um den Test der anatomischen Gebilde handelt, die in ihrer Form und Funktion mehr oder weniger direkt mit Hilfe von Bewegungen erfahrbar werden, ist dies im Falle der *Śirās* nicht möglich. Die Wirkweisen der Knochen-, *Sandhi-* und *Snāyu-Marmas* können bereits durch Beobachtung der anatomischen Formen empfunden werden. Bei bestimmten Haltungen können die von ihnen ausgehenden Meldungen an den Kopf beobachtet werden. Hierbei handelt es sich um die Bewußtmachung des *Feedback*-Mechanismus vor allem in den Reaktionen anderer auf das eigene Verhalten. Dieses *Feedback* kommt von der Wirklichkeit der Außenwelt. Im Falle der Meldungen der Blutgefäße kommt jedoch dieses *Feedback* aus dem Milieu der Innenwelt. Die *Marmas* von Lunge, Milz, Leber und Nieren beanspruchen überwiegend die Sensumotorik des Körpers und damit jenen Anteil des Nervensystems, den man in der Physiologie das animalische oder Zentral-Nervensystem nennt. Die *Marmas* des Herzens bedienen sich dagegen des sog. autonomen Nervensystems (= Vegetativum). Es ist natürlich leichter, die Reflexe des animalischen, mehr bewußten Nervensystems zu kontrollieren und zu steuern. Der Sport bedient sich hauptsächlich dieses Anteils des Nervensystems. Fast jeder uns in der westlichen Welt bekannte Lernvorgang arbeitet damit. Daher auch die Bezeichnung des anderen Teils als autonomes (selbständiges) Nervensystem. Die europäisierte

Welt hat keine umfassende systematische Schulung der Reflexe aus diesem Bereich entwikkelt. In Asien wurde dagegen erkannt, daß die Steuerung der Reflexe des autonomen Nervensystems in Einklang mit der Steuerung der Reflexe des animalischen Nervensystems steht. Erst die Kombination bringt die ganze Erkenntnis über das eigene Selbst und den Dialog mit der Umwelt. Nach heutigem Kenntnisstand hat das autonome Nervensystem drei ineinandergreifende Organisationsstufen:

1. **Das periphere oder intramurale Endnetz:** Damit sind die Endfasern der Nerven gemeint, die in die Wand der Organe und in die Wände der einzelnen Blutgefäße eingebettet sind. Wird zum Beispiel ein Blutgefäß in einer Stelle des Körpers gedehnt, dann kann sich das Gefäßstück mit Hilfe dieser Nerven allein zusammenziehen (kontrahieren).
2. **Das spinotegmentale System:** Hiermit werden die vom Hirnstamm bzw. Rückenmark ausgehenden zu und von den Organen führenden Leitungsbahnen bezeichnet, die das intramurale System mit den Zentral- oder animalischen nervösen Zentren verbinden. Dieses System, das allgemein grob-anatomisch in die zwei Nervenstränge des Sympathikus und des Parasympathikus zerfällt, ist der Tätigkeit des Intramuralnetzes (innerhalb der Gefäße und der Organe) vorgeschaltet. Während der Sympathikus-Nervenstrang eher für das Sammeln innerer Energie für Flucht- und Kampfaktivitäten zuständig ist, gehen vom Parasympathikus gegenteilige Reaktionen aus.
3. **Das Zwischenhirn:** Dieses oberste Zentrum des vegetativen Nervensystems – und zwar vor allem das in der Fachsprache **Hypothalamus** genannte – schafft die Verbindung zwischen dem animalischen (unseren willkürlichen Handlungen zugänglichen Teil des Nervensystems) und den Hormondrüsen sowie dem Rest des vegetativen Nervensystems.

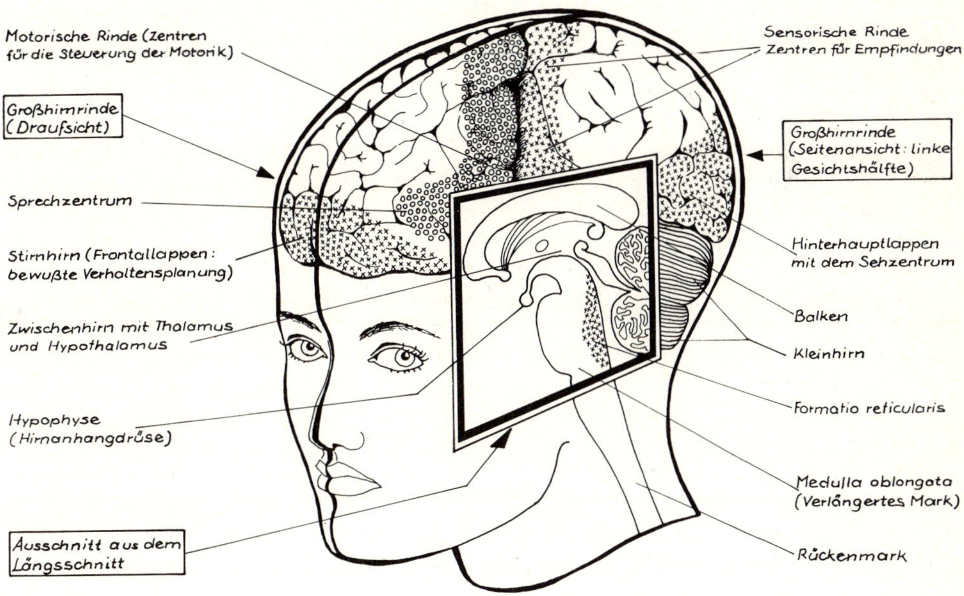

**Definition**

Die **Herz-Marmas** sind die feinsten Instanzen der Beobachtung der Nähe zur Wirklichkeit. Diese Stellen vermögen die subtilsten Meldungen der Übereinstimmung oder Nichtübereinstimmung zwischen Innen- und Außenwelt zu registrieren. Unter einem Herz-*Marma* versteht man demnach besonders empfindliche Blutgefäße, die das individuell faßbare Endergebnis des Spiels zwischen den drei Organisationsstufen an die bewußte Wahrnehmung (= Reflexion) melden.

Sämtliche Sinneswahrnehmungen erhalten über das sog. limbische System des Gehirns, in dem der Hypothalamus eine besondere Rolle spielt, über das rein Objektive hinaus eine emotionale Färbung. Insbesondere ist die Verbindung der Riechzellen mit diesem System bekannt. Dieser Zusammenhang spielt eine wichtige Rolle in der Beobachtung der Herz-*Marmas.*

**Beispiel**

Verbissenheit im Verhalten eines Menschen kann sich in einer Reihe von Verspannungen in den Muskeln des Gesichts, Halses, Genicks niederschlagen. Diese Muskeln drosseln anscheinend in einem Rückkoppelungsvorgang auch die Kehle und vermitteln der Nase Atemnot. Man kann in solchen Zuständen beobachten, daß die Nasenflügel leicht geschwollen sind und schmerzempfindlich auf Druck reagieren. Die Atmung selbst hat einen trockenen heiseren „Ton" und wirkt gepreßt und nicht tief und entspannt. Nach der Tiefe ihres Schlafs befragt, offenbaren Teilnehmer an Yoga-Seminaren, die in dieser Weise atmen, daß sie in einer derartigen Verfassung unruhig schlafen, mit den Zähnen knirschen, gequält schnarchen, sprechen und Bewegungen ausführen, die sie am nächsten Tag nur als diffuse Regungen in Erinnerung haben. Einige leiden unter chronischen Verwachsungen an der Nasenschleimhaut. Diese Symptome führen die meisten Betroffenen jedoch nicht auf tiefer liegende psychische Spannungen zurück.

Die Yoga-Atemtechnik legt großen Wert auf die permanente Befreiung der Nasenflügel (Herz-*Marmas)* von „jener inneren Schwellung". Die Atmung soll einen tiefen resonanten Ton in der Magengrube erzeugen, weich und entspannt durch die Kehle fließen und alle Bereiche des Körpers mitschwingen lassen. Eine solche Atemtiefe und innere Freiheit ist nicht möglich, solange man in einem emotionalen Konflikt lebt.

## 12.3 Die Herz-Marmas

Man unterscheidet zwei Organisationsstufen der subjektiven Wahrnehmung von Blutgefäßen, die in den altindischen Texten mit dem Namen *Śirā-Marmas* bekannt sind:

### 1. Stufe: Zentrale Schaltstellen

– *Hṛdaya* (sprich: Hridaja): Darunter ist nicht nur das Herz als Pumpe zu verstehen, sondern das ganze Herz-Nervennetz, das die komplexe Tätigkeit des Herzens und des Blutkreislaufs reguliert.

– *Nābi:* die Nabelgegend. Hier sind sämtliche Funktionen des Eingeweide-Kreislaufs und das

Nervennetz des Solarplexus (Sonnengeflecht des sympathischen Nervensystems im Oberbauch) erfaßt.

– *Sthāpani:* die Mitte der Stirn als höchste Koordinationsstelle, in der als Ergebnis Regulationen des Zwischenhirns für die bewußten Handlungen wahrgenommen werden.

### 2. Stufe: Stellen mit linearen Verbindungen

Die folgende Aufzählung linearer Verbindungen erfolgt aus Gründen der Vollständigkeit. Die komplette Einbeziehung dieser Stellen in Ihr Übungsprogramm ist auf dieser Übungsstufe noch nicht möglich. Die Gliederung soll Ihnen lediglich eine Vorstellung von der Verteilung im Körper geben:

### Die 37 Marmas des Blutkreislaufsystems

**Vorderseite**

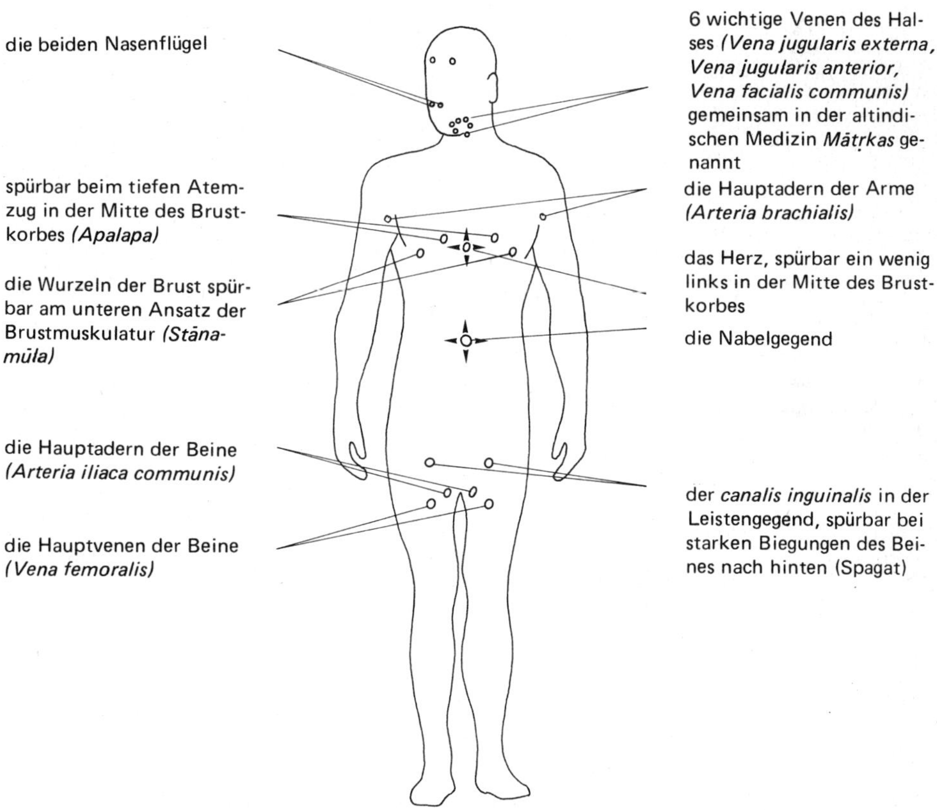

## Rückseite

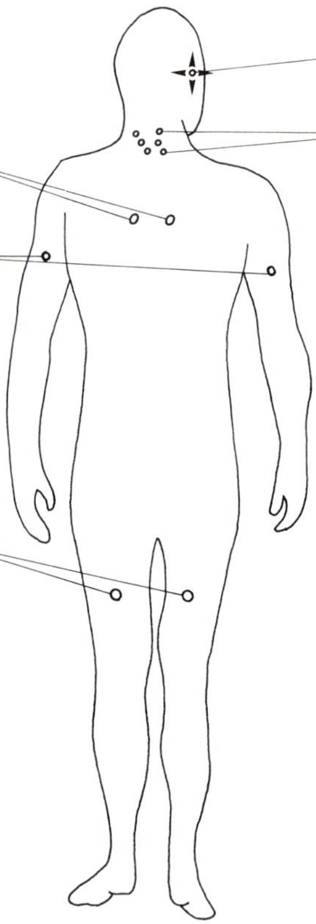


In den altindischen Medizin-Texten wird noch eine dritte Kategorie von Gefäßen als eigene *Marma*-Gruppe erwähnt:

– die Afterzone *(Mamsa)*

– zwei *Snāyu-Marmas* am unteren Ende der Ohren *(Vidhura)*

– zwei *Śirā-Marmas* in den Hauptbronchialästen *(Apastambha)*

– vier *Śirā-Marmas* am Gaumen als empfindliche Bezugsstellen der Sinnesorgane Augen, Ohren, Zunge und Nase

Auch diese *Marmas* sollen nicht auswendig gelernt werden, sie sollen von Ihnen erfahren werden, wobei die Tätigkeit der Riechzellen besondere Möglichkeiten dafür bietet. Die Nasenflügel *(Phanas)* kann man leicht abtasten und die Tätigkeit der Blutgefäße des Kopfes und des Halses bei fortschreitender Ausschaltung der unteren, oberen und mittleren Atembahn durch das Empfindungsfeld der Nase beobachten. Diesen Vorgang nennt man *Nādi Śoddhana* (sprich: Schoddana) *Prāṇāyāma.* Eine praktische Einführung erfolgt im Übungsteil.

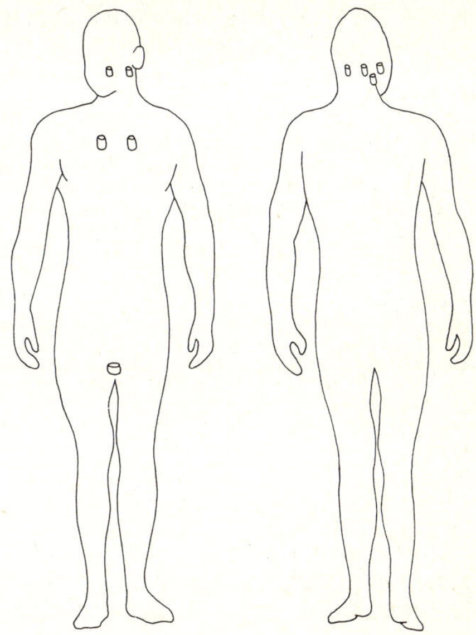

Vorderansicht Rückenansicht

**Zusammenfassung**

1. In der Entwicklungsgeschichte des Menschen hat sich als charakteristisches Merkmal die **automatische Wärmeregulation der Körpertemperatur** im Verhältnis zu den Umweltschwankungen ausgebildet. Dieser Mechanismus ist äußerst sensibel und seine Wirkweise nicht direkt wahrnehmbar. Die zentrale Regulation der Temperatur innerhalb geringer Toleranzen erfolgt über den Hypothalamus, einem kleinen Teil des Zwischenhirns an der Hirnbasis.
2. Der Blutkreislauf kann als **Nachrichtensystem** angesehen werden, das Botschaften und Meldungen zwischen den Organen und dem Nervensystem transportiert. Die Erhaltung eines ausgeglichenen inneren Milieus wird über dieses Verbindungssystem aufrechterhalten. Der Blutkreislauf spielt gleichzeitig eine **Mittlerrolle** im Austausch zwischen der Innen- und Außenwelt eines Subjekts. Das Zentralorgan des Blutkreislaufs ist das Herz, das mechanisch die Funktion einer Pumpe übernimmt, darüber hinaus aber Sitz einer Reihe von *Marmas* ist, die mit dem Gesamtorganismus in Verbindung stehen. Ein Test der Herz-*Marmas* schafft indirekt Verbindungen zu den Zentren im Zwischenhirn und nimmt dessen „Empfindungen" wahr. Dieser Vorgang ist schwierig zu verstehen und verlangt medizinisches Grundwissen.
3. Die Regulationsursache des „emotionalen Geschehens" im Herzen liegt in den im Zwischenhirn befindlichen Zentren, vornehmlich im Thalamus und Hypothalamus.

Diese Ursachen werden vom Subjekt nicht direkt erfaßt. Der menschliche Lernvorgang als bewußte Wahrnehmung unbewußt ablaufender Reaktionen auf das Umweltgeschehen orientiert sich jedoch an dem, was im physischen Herzen spürbar wird. Die Äußerungen unseres Herzens können bewußt von uns selbst kontrolliert werden, wenn wir uns ihrer *Feedback*-Mechanismen bedienen, d.h. unser Gesamtverhalten mit den verschiedenen Veränderungen des Pulsschlags und des Zustands unserer Venen und Adern in den Händen und Füßen zusammen beobachten. Aus dieser Beobachtung heraus läßt sich Ursache und Wirkung erkennen und entsprechend dieser Erkenntnis das Verhalten ändern.

4. Da Temperaturempfindlichkeit und Schmerz auf Fasern mit derselben Leitungsgeschwindigkeit mitgeteilt werden, registriert man Äußerungen dieses Mechanismus, wie z.B. psychische Wärme oder Kälte als „Herzschmerz". Thalamus und Hypothalamus (vgl. S. 40) im Zwischenhirn sind zuständig für solche Äußerungen. Angstzustände, kalte Hände und Füße, Herzflattern, Schweißausbrüche, Kopfschmerzen und eine Reihe weiterer Reaktionen sind oft die Antwort des Menschen auf das Geschehen in seiner Umwelt. Um derartige Reaktionen mit Hilfe von Yoga genauer an der Wirklichkeit zu orientieren und daraus Erkenntnisse für künftiges Verhalten und eventuelle Verhaltensänderungen zu erhalten, ist ein Training des Zwischenhirns und damit der Emotionen erforderlich. Dieses Training bedient sich der Beobachtung des Herz-*Marmas.*

## 12.4 Zur Übung

### Aufgaben

1. Warum ist es leichter, Muskeln zu trainieren als Blutgefäße? Man nennt doch das Herz auch einen großen Muskel?
2. Worin besteht in diesem Sinne der eigentliche Unterschied zwischen Yoga und Sport?
3. Schildern Sie die beiden Funktionen des Blutkreislaufs als Nachrichtennetz.
   - Welche Rolle spielt das Blut in der Wärmeregulierung des Körpers?
   - Wie stellt sich die Verbindung zwischen Kreislaufsystem und Emotionen dar?
4. Blutkreislauf und Nervensystem stehen miteinander in Verbindung. Zwischenhirn und Herz sind zentrale Regulationsstellen.
   - Versuchen Sie, die Verknüpfungen zwischen diesen Systemen aufzuzeigen und überlegen Sie, wie die an sich nicht direkt erfaßbaren Ergebnisse bestimmter Reaktionen des Nervensystems trotzdem empfunden werden können.
   - Wie wird ein aus der Umwelt kommender Impuls vom Kreislauf- und Nervensystem des Körpers aufgenommen, verarbeitet und als Reaktion sichtbar? Versuchen Sie, ein Beispiel zu geben.
5. Zu den Eigenheiten menschlicher Gemeinschaft gehört, daß bestimmte Mitglieder aufgrund von Überzeugung ihre Mitmenschen zu beliebigen Ideen, Einstellungen, Verhaltensweisen gewinnen wollen oder müssen.

– Ideologen bedienen sich dabei nur des animalischen Nervensystems, Fanatiker und Anführer versuchen dagegen die Herzen ihrer Zuhörer „zu entflammen".

– Haben auch Sie schon das Nervensystem Ihrer Mitmenschen erreicht? Welche Fähigkeit oder Eigenschaft kam dabei zum Tragen (Rhetorik, starke Persönlichkeit, Herzensgüte, Intelligenz usw.)?

– Ist die „Schulung" des Herzens ein Weg, um Irrwege zu vermeiden? Demonstrieren Sie, wie dies vor sich gehen könnte.

6. Welcher eigentliche Faktor im menschlichen Organismus stellt sich gegen zu große Umstellungen der Lebensgewohnheiten?

   – Wem würden Sie demnach eher Chancen auf langfristige Erfolge geben? Der langsam eingeleiteten, regelmäßig sich aufbauenden Veränderung oder dem plötzlichen Umbruch?

   – Wie würden Sie plötzliche Sprünge in der Entwicklungsgeschichte erklären? Was könnte ein plötzlicher Sprung in der Evolutionsgeschichte des Menschen sein?

## Praktische Übungen

1. **Vorbemerkung:** Als **Wurzel** der Augen, Zunge, Nase und Ohren werden hier ihre jeweiligen Zentrierungs- oder Koordinationspunkte für die Empfindung verstanden. Es sind jene Stellen im Innern des Kopfes, die sich ausgehend von den Empfindungen der Augen, Ohren, Nase und der beiden Seiten der Zunge, für das wahrnehmende Subjekt koordinieren lassen. Die Augen werden auf ihre Wurzel hin koordiniert und durch ein leichtes Schielen regungslos unter den Augenlidern festgehalten. Dabei werden sie als subjektiv wahrnehmende Gebilde empfunden. Die Wahrnehmung der Sinne des Kopfes verlagert sich nach hinten. Man erlebt mehr mit den Ohren, dehnt sie sozusagen rechts und links zu den äußersten wahrnehmbaren Geräuschen unseres hörbaren Horizonts und spürt ein Schaudern über das Rückenmark von der Mitte des Hinterkopfes ausgehend hinunterlaufen. Diese Übung nennt man *Śitali* (sprich: Schitali) oder die Kühlung des Kopfes.

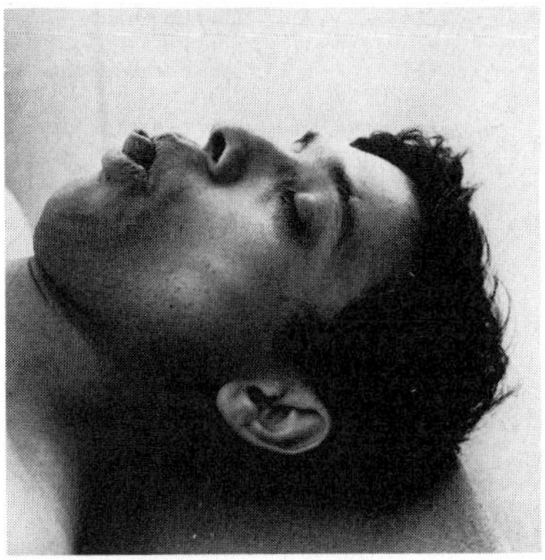

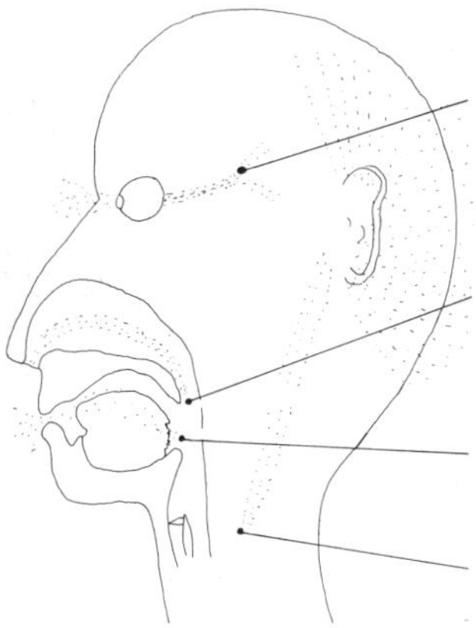

Die Koordinationsstelle der Augen wird in der Mitte des Kopfes in der Querlinie von Schläfe zu Schläfe wahrgenommen.

Die Koordinationsstelle der Nase wird in der Nähe des Zäpfchens (Uvula) wahrgenommen.

Die Koordinationsstelle der Ohren wird in der Nähe des Kehlkopfes (Larynx) empfunden.

Die Wurzel der Zunge wird dann wahrgenommen, wenn die Zunge völlig regungslos wird.

– Beobachten Sie im Sitzen oder Liegen die Wurzel der Zunge und erweitern Sie konstant Ihren Hals. Schieben Sie die Spitze der Zunge durch die rundgeformten Lippen wie auf der Abb. und beachten Sie, daß die beiden Kanten die Oberlippen symmetrisch berühren. Die Rundung der unteren Fläche der Zunge muß rechts und links die untere Lippe berühren. Die Atmung saugt man durch die Zunge ein. Man atmet durch die Nase aus.

2. **Vorbemerkung:** Bei den Übungen im Kopf- und Schulterstand ist es sehr wichtig, auf die Elastizität der Herz-*Marmas* in der Gegend des Kopfes und Halses zu achten. Menschen, die unter starkem Streß stehen, können folgende Erscheinung beobachten:

   a) Zu Beginn der Übungen tritt ein „verschwommenes Gefühl" im Kopf auf. Die Bewegungen können nicht gut koordiniert werden. Die Augen brennen, die Nase ist trocken, der Hals verspannt, Rumpf, Beine, Arme sind schlapp.

   b) Beim Fortschreiten der Übungen stellen sich Kopfschmerzen ein. Gleichzeitig stellt sich jedoch ein besseres Gefühl im Rumpf, Beinen und Armen ein.

   Nach dem derzeitigen Stand der Forschung läßt sich diese Erscheinung auf eine Verspannung der kleinen Blutgefäße des Kopfes zurückführen. Durch die Verengung dieser Gefäße während der Streßperiode werden die Gehirnzellen mangelhaft mit Sauerstoff versorgt. Dies führt zum „Erlebnis der fehlenden Konzentration" bzw. Koordination der Bewegungen der Augen, Rumpf, Beine usw. Man hat sogar das Gefühl, daß die Augen doppelt sehen wollen. Man muß sich anstrengen, um genau sehen zu können. Im Kopfstand wird der arterielle Blutdruck erhöht. Es kommt höchstwahrscheinlich zu einem Stau in den großen Blutgefäßen und man hat das Gefühl, daß Adern im Kopf platzen können. Durch die schlagartige Erweiterung der großen Kopfschlagadern werden auch die an ihren Wänden befindlichen Schmerznerven gereizt. Daher die Kopfschmerzen, die dann die Betroffenen zur Bettruhe zwingen, mit der Folge, daß Verspannung und Streß bei gleichzeitiger Erweiterung der kleinen peripheren Blutgefäße beseitigt werden.

Um schmerzhafte Erscheinungen von vornherein zu vermeiden, wird empfohlen, den Körper zunächst durch kräftige Bewegungen zum Schwitzen zu bringen und gleichzeitig auf die Zentrierung von Augen, Nase, Zunge und Ohren zu achten. Es ist auch wichtig, über Ängste zu sprechen, die das bekannte Gefühl des „Knödels im Hals" verursachen und ähnliches mehr. Mit einem Menschen, den man „nicht riechen" kann, soll man auch keine Partnerübungen machen, ohne zuvor über diese Begebenheit zu sprechen. Der Einstieg in den richtigen Kopfstand ist ein langwieriger Prozeß.

— Legen Sie sich flach auf den Boden. Pressen Sie die Hals- und Lendenwirbelsäule fest gegen den Boden und dehnen Sie die Arme und Beine soweit wie möglich nach unten. Verharren Sie 15 Minuten in dieser Lage und beobachten Sie Ihre Atmung. Wiederholen Sie diese Übung regelmäßig jeden Tag.

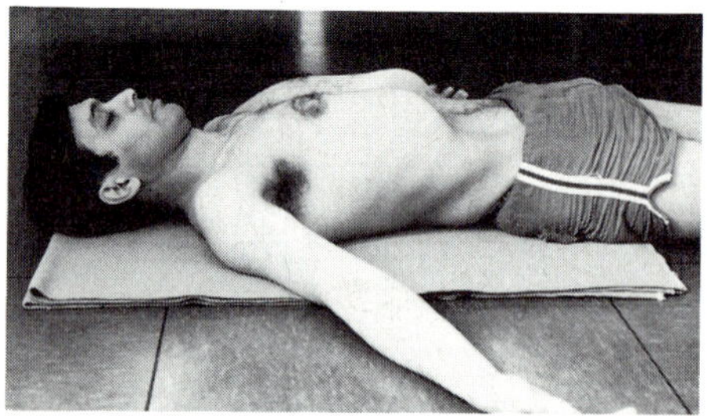

— Um die Herz-*Marmas* des Bauchraums im Bereich der Nabelgegend bearbeiten zu können, empfiehlt sich folgende Übung: Man legt sich auf den Boden, atmet aus und zieht die Bauchdecke stark nach innen und das Zwerchfell nach oben. Nach der Übung lockert man die Bauchdecke wieder und kehrt entspannt in die Ausgangslage zurück. Erst dann atmet man wieder ein. Im Bereich des Halses und Kopfes sollte weder Druck, noch Verkrampfung oder Muskelspannung zu spüren sein.

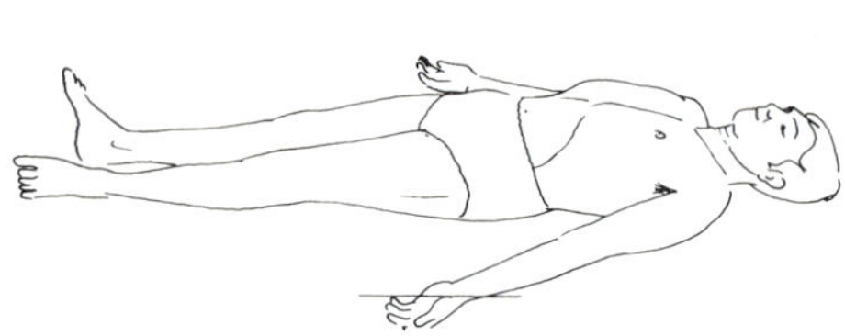

**Reinigung der Empfindungswege von Nase, Zunge, Ohren und Augen mit Hilfe von „Wasserreizen"**
***(Vārisāra Dhauti)***

Es sei hier bemerkt, daß die Reinigung der Empfindungswege (z.B. Nase, Zunge oder After) nichts mit Wasserspülungen zu tun hat. Es handelt sich in den Haṭha-Yoga-Texten um Techniken der Bewußtmachung tieferliegender Reflexe dieser Sinnesorgane und Körpergegenden mit Hilfe von „Wasserreizen".

**1. Übung**

Setzen Sie sich auf den Boden und halten Sie eine mittelgroße Schüssel voll kalten oder lauwarmen Wassers unter Ihr Kinn. Legen Sie ein Handtuch griffbereit in Ihre Nähe. Atmen Sie ein, dann halten Sie die Luft an und legen Sie das Gesicht mit geschlossenen Augen leicht ins Wasser, bis Sie das Gefühl haben, daß die Schleimhaut der Nase benetzt wird. Atmen Sie wieder aus, wenn Sie den Kopf aus dem Wasser geholt haben. Bei Erkältung wie bei Kopfschmerzen können lindernde Zutaten ins Wasser gegeben werden. Doch ist es ratsam, das alles mit einem fachkundigen Yoga-Lehrer abzusprechen. Es ist wichtig, den Schluckreflex, der bei der Berührung des Gesichtes mit dem Wasser einsetzt, erst bei geschlossenen Augen langsam in den Griff zu bekommen, dann auch, wenn man mit offenen Augen das Gesicht ins Wasser taucht.

Beobachten Sie, daß Sie auf diese Weise die Reflexe, die mit der Tätigkeit der Augen, der Nase und der Zunge als ein Komplex zusammengeschaltet waren, wieder auseinandernehmen und jeden für sich langsam wieder selbständig erleben lernen.

Anfangs wird diese wie die folgenden Übungen möglicherweise Konzentrationsschwäche hervorrufen. Unmittelbar nach solchen Übungen ist es daher nicht zu empfehlen, sich eine Tätigkeit vorzunehmen, die schnelle Reaktionen erfordert. Auch sollten nach solchen Übungen keine anstrengenden Übungen im Stehen, Kopfstände oder Bogenübungen ausgeführt werden. Die Sitzübungen und der Schulterstand haben sich dagegen nach den erwähnten Reinigungen als sehr wohltuend erwiesen. Mindestens eine halbe Stunde nach den Wasseranwendungen sollte man nichts essen oder trinken, um die Effekte im Innern deutlicher erleben zu können.

**2. Übung**

Führen Sie diese Übung am Waschbecken aus. Spitzen Sie Ihren Mund und schieben Sie Ihre Zunge durch die rundgeformten Lippen wie auf Abb. S. 185. Saugen Sie mit Hilfe der Zunge Wasser aus der Schüssel, die Sie in Ihren Händen halten, ein. Halten Sie das Wasser so tief unten in der Kehle, wie Sie können. Versuchen Sie jenen Wendepunkt der Empfindungen anzupeilen, an dem der Schluckreflex gerade einsetzt. Dann spucken Sie das Wasser ins Waschbecken. Üben Sie solange, bis Zunge, Mund und Rachen sich weich, lebendig und geschmeidig fühlen. Dehnen Sie die Zunge durch die gerundeten Lippen von Mal zu Mal so weit nach vorn, wie Sie können. Atmen Sie dabei gleichmäßig durch die Nase.

**3. Übung**

Vorbereitung wie bei Übung 1. Atmen Sie aus. Halten Sie dann an und ziehen Sie das Zwerchfell nach oben und saugen Sie die Bauchdecke nach innen. Dann neigen Sie Ihren Kopf mit offenen Augen zur Wasseroberfläche und versuchen Sie, den Schluckreflex zurückzuhalten, der einsetzt, wenn Gesicht und Augen das Wasser berühren.

Diese 3 Hauptübungen sollen hier als Anregung aufgefaßt werden. Es lassen sich auf diese Weise eine Reihe von Kombinationen erstellen, wenn das Grundprinzip der „Wasserreize" verstanden worden ist. Es empfiehlt sich aber, bei auftretenden Komplikationen während dieser Übungen unbedingt einen fachkundigen Yoga-Lehrer zu Rate zu ziehen.

**Vorschlag für einen Wochenplan**

Täglich nach dem Aufstehen und der Morgentoilette: Reinigung der Empfindungen der Nase, der Augen, Zunge, der Ohren usw. wie eben beschrieben. Danach Übungen im Sitzen wie auf S. 28.

Vor dem Mittagessen oder jenachdem, wie man Zeit hat:

**Montag**
(allein) Übungen im Stehen wie auf S. 140 ff.
Vorübungen zum Kopfstand wie auf S. 171, Schulterstand.

**Dienstag**
(allein) Übungen im Stehen wie Montag, Stärkung der Bauchmuskulatur wie auf S. 185. Vorübungen zum Kopfstand wie Montag, Sitzübungen wie auf S. 28, 29, Schulterstand.

**Mittwoch**
(möglichst mit Partner) wie Montag. Verstärkung der Übungen zum Kopf- und Schulterstand.

**Donnerstag**
(möglichst mit Partner) wie Dienstag. Verstärkung der Dehnübungen im Sitzen.

**Freitag**
wie Montag mit Betonung der Stärkung der mit Hilfe des Partners erfahrenen schwachen Stellen.

**Samstag**
wie Dienstag mit Betonung der Stärkung der mit Hilfe des Partners erfahrenen schwachen Stellen.

**Sonntag**
Ruhe!

# 13 Wege zur Selbstanalyse

**Lernziele**

1. Den *Kapha*-Zustand eines Menschen kennen und als Regulationsinstanz zwischen *Pitta* und *Vāyu* sehen lernen.
2. Die fünf Erfahrungsbereiche der Kategorie *Kapha* kennen und ihre Wirkweisen verstehen.
3. Die Ausprägung des menschlichen Charakters auf *Kapha*-Typen zurückführen können und erkennen, daß Fremd- oder Selbstanalyse nur auf dem Hintergrund der gesamten *Kapha*-Erscheinung möglich ist.
4. Erfahren, daß die Übungen zum *Lotos*sitz die Schau nach innen, die Konturen der eigenen Persönlichkeit und ihre Verhaltensweise sichtbar machen können.

**Zur Orientierung**

1.

... und bestätigen hiermit, daß Fräulein Sabine Müller während der Zeit ihrer Tätigkeit in unserer Firma fleißig, pünktlich und zielstrebig war und im Umgang mit ihren Kollegen stets liebenswürdig, hilfsbereit und freundlich war. Fräulein Müller, die sich stets engagiert zeigte, verläßt uns auf eigenen Wunsch.

... und deshalb meine ich, aufgrund meiner Ausbildung und bisherigen Berufserfahrung die von Ihnen angebotene Chefsekretärinnen-Stelle gut ausfüllen zu können. Ich möchte noch erwähnen, daß ich über die von Ihnen geforderte Kontaktfreudigkeit, Sicherheit im Umgang mit Menschen und - wie meine Umgebung bestätigt - "Ausstrahlung" verfüge, die für die besonderen Aufgaben im Rahmen der angebotenen Position wünschenswert sind. Ich meine auch, in Fragen des persönlichen Geschmacks, Allgemeinbildung und Sachkenntnis angemessen für die Aufgaben vorbereitet zu sein ...

2. *Kapha* ist die Kategorie subjektiver Wahrnehmung, die einem Menschen das Ausbalancieren seiner Wünsche ermöglicht. Im *Kapha*-Zustand ist man weder hin- und hergerissen, noch ,,verbrennt man innerlich vor Engagement", sondern bewahrt mit Treue zur Wahrheit und Begeisterungsvermögen seine innere Substanz und Gediegenheit.

   In den altindischen Medizintexten wird der *Kapha*-Zustand eines Menschen folgendermaßen geschildert:

   ,,Der durch *Kapha* geprägte Mensch ist von mild-freundlichem Wesen. Seine Gelenke und Knochen treten nicht stark hervor und seine Haut ist glatt und schmiegsam. Er ist nicht übertrieben in seinem Appetit, nicht heftig in seinen Empfindungen, mit Einsicht begabt, **wahrhaftig und verläßlich.** Reich an Lebenskraft und Leidenschaft ist er dennoch pflichtbewußt. Er neigt wenig zu Zorn und Neid, hat einen breiten Horizont, ist aufrichtig, klug und ein zuverlässiger Freund."

3. Das Herz ist der Ort, an dem die *Guṇas* ihren Sitz haben. Wir haben gesehen, daß im *Kapha*-Zustand die Realität sozusagen relativiert wird – alles kann im nächsten Augenblick anders sein. Der Mangel an *Kapha* führt dagegen zum Festhalten am Ist-Zustand. Zur Verdeutlichung der Kategorie *Kapha* kann vielleicht beitragen, wenn man einige Typen von Herzkranken betrachtet.

Typ 1: Patienten mit **Schlaganfall** können in der Regel eine solide Ausbildung nachweisen, die jedoch im Berufsleben häufig nicht adäquat eingesetzt werden konnte. Der Betroffene hat hohe Ansprüche, er bewundert Menschen, die es zu etwas gebracht haben, erlebt sich aus diesem Grund als Versager und zweifelt an seiner eigenen Leistungsfähigkeit. Seinen Mitmenschen fällt auf, daß er sich nicht durchsetzen kann.

Typ 2: Der Status von **Herzinfarkt-Patienten** entspricht ihrer ausgezeichneten beruflichen Bildung. Sie verwirklichen auch ihr hohes Anspruchsniveau. Sie sind folglich sehr von sich überzeugt, halten andere Menschen meist für nicht so leistungsfähig, müssen sich aber ihre hohe Meinung auch täglich neu bestätigen, indem sie unangemessen intensiv arbeiten, sich für unentbehrlich halten und kaum Ruhepausen einlegen. Da Patienten mit organischen Herz-Kreislauf-Krankheiten eine hohe Leistungsbereitschaft aufweisen, neigen sie dazu, Belastungen im beruflichen Bereich zu verdrängen und die Warnzeichen ihres Körpers zu übersehen.

Typ 3: Die schlechte Ausbildung der an **funktionellen Herzbeschwerden** leidenden Patienten korrespondiert mit ihrem niedrigen Berufsstatus. Sie betrachten den Beruf nur als Mittel zum Zweck des Geldverdienens. Sie würden gerne weniger arbeiten, sind ängstlich darauf bedacht, nicht überfordert zu werden und registrieren überaus empfindlich körperliche Funktionen.

(Bericht über eine Untersuchung von Medizinsoziologen) *(Süddeutsche Zeitung)*

## Zur Diskussion

1. Menschen neigen dazu, sich selbst und andere zu typisieren. Die Summe des Verhaltens eines Menschen führt zu einem Ergebnis, das heißt zur Beschreibungsmöglichkeit eines Charaktertyps, und zwar einmal durch einen selbst aufgrund eigener Beobachtung und andererseits durch die Mitmenschen.

   – Versuchen Sie einmal, Ihre eigene Erscheinungsform aus Ihrer Sicht zu charakterisieren und überlegen Sie, ob Ihre Charakteristik übereinstimmt mit Ihrem tatsächlichen Verhalten gegenüber Ihren Mitmenschen.

- Vergleichen Sie Ihr Ergebnis mit den Kategorien *Sattva, Rajas* und *Tamas* (vgl. Kap. 6).

2. Die geschilderten Beispiele für herzkranke Patienten zeigen drei Typen. Sie wurden hier gewählt, um das Zusammenspiel zwischen *Sattva, Rajas* und *Tamas* als *Feedback*-Mechanismus zwischen Mensch und Umwelt darzustellen. Die Art des Ungleichgewichts und des Nicht-Akzeptierens des *Feedback* ist jeweils verschieden. Auch die Krankheiten sind unterschiedlich.
   - Wie würden Sie die Kategorien *Sattva, Rajas* und *Tamas* auf die drei Typen anwenden?
   - Könnte es sein, daß die Ausbildung von Fähigkeiten (schulische und berufliche) mit ihrer Ausnutzungsmöglichkeit im täglichen Leben in Einklang stehen muß? Sehen Sie spätere Probleme für Kinder, die durch die Wünsche ihrer Eltern zu höherer Leistung und qualifizierterer Ausbildung gedrängt werden, als sie im späteren Beruf notwendig wären?
   - Wie sieht es dann mit den Herzinfarkt-Typen und denjenigen mit schlechter Ausbildung aus?
3. Typ 3 in *Zur Orientierung* verdeutlicht, daß der Verlauf eines menschlichen Lebens als Schnittpunkt sozialen Geschehens nicht allein durch intellektuell vorhersehbare oder gar planbare Erziehungsprogramme gesteuert werden kann. Offensichtlich gibt es keine optimale berufliche Bildung für jeden.
   - Muß das „Training des Herzens“ in Einklang mit der Ausbildung intellektueller Fähigkeiten stehen? Könnte die Beachtung und Verbindung beider Bereiche die ursprüngliche Bedeutung von *Kapha* sein?
4. Lesen Sie noch einmal die Definition von *Kapha, Sattva* und *Tamas* in Kap. 6, S. 92 und vergegenwärtigen Sie sich, daß die Kategorie *Kapha* die Prinzipien *Sattva* und *Tamas* zu vereinigen vermag.
   - Ist *Kapha* demnach jene subjektive Wahrnehmung der eigenen Fähigkeiten, die einen Menschen vom ständigen Vergleich seiner Leistungen mit denen seiner Mitmenschen frei macht und ihn seine Einmaligkeit voll erleben läßt? Ist dies die eigentliche Kategorie des „Sattseins“?
   - Wie empfinden Sie es: Sind die oben geschilderten Typen von Herzkranken irgendwo im Innern alle hungrig?

## 13.1 Die Erläuterung von Kapha als „Modell des Sumpfes und der Öllampe“

Die Kategorie *Kapha* der subjektiven Erfahrung eines Menschen gibt Auskunft über das Vorhandensein genügender Substanz zur Aufrechterhaltung und Befriedigung der vorhandenen Bedürfnisse. Die Kategorie *Kapha* hat einen doppelten Aspekt:

1. Zur Aufrechterhaltung der Bedürfnisse muß die stetige Zufuhr von Brenn- oder Vitalstoffen gewährleistet sein. Die Gefahr liegt im Verlöschen der Bedürfnisse.
2. Die Befriedigung der Bedürfnisse muß angemessen sein, eine zu reichliche Zufuhr von Brennstoffen kann bildlich gesprochen zu einem großen Feuer führen.

**Definition**

Die Kategorie *Kapha* ist ein regulierendes System: Es hilft dem Menschen, seine Integrität zu bewahren. Es verhindert nach Möglichkeit das Erlöschen und Überborden vorhandener Wünsche durch Auspendeln der beiden Extreme. *Kapha* ist jedoch kein selbstregulierendes System.

Es bietet sich der bildhafte Vergleich mit dem Sumpf und der Öllampe an:

**Sumpf:** Man kann aus einem sumpfigen Gelände dadurch, daß man es urbar macht, fruchtbares Land gewinnen. Im Unterschied zum Wald findet ein Feuer im Sumpfgelände wenig Nahrung. Während der Wald mit dem Zustand des *Vāyu* ohne *Kapha* verglichen werden kann, ist der Sumpf das Modell zur Erklärung der Wirkweisen des *Kapha.* Diese Eigenschaften lassen sich auch auf die Empfindungen des Menschen übertragen. Sumpfgelände ist gefährlich; ohne genaue Beachtung der begehbaren Wege kann man einsinken. Das Gelände fordert erhöhte Wachsamkeit und dämpft den Willen zu unüberlegten Handlungen. Seine Bewältigung erfordert eine ständige, sorgfältige, jedoch mäßige Anstrengung. Daraus folgt: Extreme, wie Ausgelassenheit, übertriebene Anstrengung und Faulenzen zahlen sich nicht aus.

**Öllampe:** Der *Kapha*-Zustand läßt sich durch das Bild der Öllampe gut verdeutlichen. Die Flamme brennt konstant, weil ihr das Öl ohne Unterbrechung und mäßig durch den Docht geliefert wird. Das Ausmaß der Flamme bleibt gleich, wenn die Zufuhr nicht verändert wird. Eine Verringerung kann zum Verlöschen, eine übermäßige Zufuhr zum Brand führen. Die mittlere Einstellung wird den angenehmsten und gewünschten Zustand hervorrufen.

Die durch Sumpf und Öllampe illustrierte Mitte eines ausgewogenen Zustands kann durch ein weiteres Bild aus der indischen Mythologie zum gleichen Empfinden verdeutlicht werden: Die auf dem Wasser schwimmende Lotosblüte; sie ist zum Symbol für Weisheit und Temperierung der Gefühle geworden. Während das Symbol für *Pitta* der Kreis und für *Vāyu* die Linie ist, stellt die Lotusblume auf dem See das Symbol für *Kapha* dar. Die altindischen Mediziner analysierten die menschlichen Träume mit Hilfe dieser Symbolik.

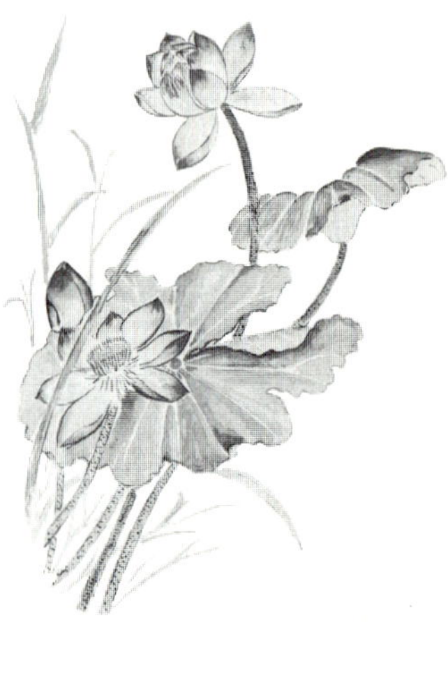

**Beispiel**

**Wie findet der moderne Mensch zur Mitte?**

Erziehung und Lernen eignen sich zur Verdeutlichung: Ein Erziehungssystem (Schule oder Familie) überfordert den Lernenden dann nicht, wenn der Lernstoff in kleine Abschnitte dosiert angeboten wird. Dazu gehören Erfolgskontrollen im Sinne regelmäßiger kleinerer Tests, die zur Bewältigung des Lernstoffs beitragen. Auch der gewaltige Stoff einer Prüfung muß bei systematischer Vorbereitung nicht zum Alptraum werden. Der Lernende dringt allmählich in die Materie ein, und mit der Summe der kleinen Erfolgserlebnisse wächst eher das Gefühl der inneren Fülle, statt Nervosität, Prüfungsangst und Hin- und Hergerissensein – bekannte Erscheinungen, die mit der Vorbereitung auf schwierige Prüfungen einhergehen. Auch das außerschulische Leben kann derartige Prüfungen stellen. Prüfungen, welcher Art auch immer, vermitteln häufig das Gefühl der Unsicherheit, bringen jene Ängste vor unübersehbaren Wissenslücken, vor dem eventuellen Versagen des Gedächtnisses, vor der Unfähigkeit, in Streßsituationen Probleme zu lösen und ähnliches mehr zum Vorschein. Eine „scharfe" Prüfung liegt häufig im Sinne einer Ausbildung, wenn es darum geht, auch in Streßsituationen Sicherheit und Entscheidungsfähigkeit zu zeigen. Dies kann jedoch nicht die normale tägliche Situation sein, ebensowenig wie man extremes Faulenzen als Dauerzustand wohl nicht ertragen könnte.

## 13.2 Die Kapha-Arten

Die altindische Medizin kennt fünf Arten der *Kapha*-Erfahrung. Man könnte erwarten, daß diese *Kapha*-Erfahrungen in den Organen des Körpers, jenen Schnittpunkten der *Vāyus,* lokalisiert werden. Dies ist jedoch nicht der Fall. Jede *Kapha*-Erfahrung taucht dort im Körper auf, wo die betreffenden *Pittas* und *Vāyus* in ihren Auswirkungen gebremst und gleichzeitig unterstützt werden müssen. Wie dies vor sich geht, haben Sie schon im Falle von **Avalambaka kapha** (siehe Seite 112) gesehen. Dieser *Kapha* sorgt für die Flexibilität des gesamten Rumpfes. Ohne ihn wäre es nicht möglich, *Sādhaka pitta* am Leben zu erhalten. Sein Ausfall würde den Tod des Herzens und damit des Menschen auslösen, da das Herz das größte *Marma* im menschlichen Körper ist. *Avalambaka kapha* unterstützt die Motivation eines Menschen, dämpft sie aber rechtzeitig, damit sie nicht total verbrennt.

**Beispiel**

Wer vor einer schweren Prüfung steht, greift auf diese Reserve *(Avalambaka kapha)* zurück. Er kommt mit wenig Schlaf und Erholung aus und läßt das Feuer der Lernbereitschaft *(Sādhaka pitta)* bis zum Ziel wirken. Sobald jedoch die Prüfung vorüber ist, zwingt ihn sein Körper zur Entspannung. Er wird nicht in der Lage sein, eine zweite schwierige, unvorhergesehene Aufgabe zu bewältigen. Es ist, als wenn *Avalambaka kapha* als Prinzip des Körpers den Einsatz der Reserven bis zum Termin eingeplant und danach Erholung vorgesehen hätte.

### Śleṣaka kapha (Śleṣaka = kittend)

Diese *Kapha*-Art wird mit dem Gefühl für „Schmierung" oder Flexibilität in den Gelenken der Extremitäten empfunden. Man kann sie auch in allen *Sandhi-Marmas* spüren. Damit besteht eine Verbindung zur Tätigkeit der Lunge.

Nach der altindischen Medizin-Lehre werden diese sowie die drei weiteren *Kapha*-Arten von *Avalambaka kapha,* dem unterstützenden *Kapha,* mit Nahrung über die *Vāyu*-Wege versorgt.

Im Sinne der modernen Medizin kann man diese anhand von subjektiven Beobachtungen erstellten Theorien auch mit objektiven Befunden untermauern. Die Flexibilität der Gelenke der Gliedmaßen hängt von der Durchblutung der Peripherie und der Randgebiete des Körpers ab. Störungen in der Durchblutung rufen Beschwerden in den Gelenken hervor.

**Beispiel**

„Jeder hat schon die Erfahrung unklarer Schmerzen im Knie gemacht. Wenn kein objektiver Befund vorliegt, ist an eine Erkrankung der Fettkörper unterhalb der Kniescheiben zu denken. Charakteristisch sind in der Vorgeschichte die Beschwerden, die vor allem dann auftreten, wenn das gebeugte Kniegelenk belastet wird. Das ist zum Beispiel der Fall beim Treppensteigen, Bergaufgehen oder Einsteigen in das Auto. Auch beim Übergang von der sitzenden Haltung zum Gehen treten Schmerzen auf: Startschmerz. Der Patient klagt dann darüber, daß er sich erst „warmlaufen" müsse, bevor er schmerzfrei gehen oder sich bewegen kann. Diese Beschwerden hängen ganz offensichtlichtlich mit der peripheren Durchblutung zusammen, da sie durch lokale Wärme zuvor (z.B. Bäder, Bestrahlung) gemindert werden können."
(Aus: H. SCHORBERTH, *Die Leistungsprüfung der Bewegungsorgane*)

## Boddhaka kapha (boddhaka = erkennend)

Dieser *Kapha* wird mit dem Gefühl für Flexibilität im Mund erkennbar. Von ihm hängen im wesentlichen die feinen Differenzierungen des Geschmacks ab. Das Wort *Boddhaka* von der Sanskrit-Wurzel *buddh* = erkennen, deutet darauf hin, daß es sich um ein umfassendes Prinzip des Stoffwechsels handelt. Dieses Prinzip umfaßt auch die Assoziationen im Hinblick auf Situationen, in denen einem das Wasser im Munde zusammenlief, oder an Begegnungen, die einen bitteren, süßen oder sauren Nachgeschmack hinterließen. Angedeutet sind mit diesem *Kapha* die Funktionen der Verdauungsorgane im allgemeinen und insbesondere die der Leber.

**Beispiel**

Wer eine Sache verbissen vertritt, zeigt wenig *Boddhaka kapha,* weil er einfach nicht flexibel genug ist, um auch die Standpunkte anderer zu akzeptieren. Vielleicht wundert er sich, wenn er mit fest zusammengepreßten Zähnen durch die Welt läuft und nie richtig Appetit hat. Menschen, die unter Daueralarmbereitschaft stehen, können *Boddhaka kapha* nicht erfahren, weil dazu das Loslassen und Genießen notwendig sind und die Rückerinnerung an die Geborgenheit des Säuglingsalters.

## Kledaka kapha (kledaka = naßmachend)

Mit diesem *Kapha* werden die umfassenden Prozesse der inneren „Schmierung" der Verdauungsorgane bezeichnet. Dieser *Kapha* vermittelt das subjektive Gefühl der Benetzung der eingenommenen Nahrung. Der mit *Kledaka* bezeichnete Vorgang des Befeuchtens entspricht dem Zusammenspiel einer Reihe von inneren humoralen Abläufen oder Ausschüttungen von Säften, die sich mit der aufgenommenen Nahrung vermischen. Sind diese Abläufe normal, dann verspürt man ein volles und ruhiges Gefühl im Bauchraum. Wenn *Kledaka kapha* nicht vorhanden ist, hat man die Empfindung einer inneren Leere. Dieser *Kapha* hängt mit der Niere zusammen, die als Regulationsorgan für den Flüssigkeitshaushalt des Körpers bekannt ist.

**Beispiel**

Ein an Röteln erkrankter erwachsener Yoga-Schüler wurde mit einem Penicillin-Präparat behandelt. Die unmittelbaren Symptome der Krankheit schwanden einige Tage nach deren Ausbruch. Nach Wiederaufnahme der Yoga-Übungen stellt er fest, daß er kein inneres Gefühl für seine Körperhaltungen entwickeln konnte. Bei Kopf- und Schulterstand-Übungen war er nicht in der Lage, die Nachrichten der *Marmas* zu registrieren. Es zeigte sich, daß die charakteristischen Kurven beim Kopfstand (= Erhöhung der Herzfrequenz und des Blutdrucks) und beim Schulterstand (= Absinken von Herzfrequenz und Blutdruck) nicht beobachtet werden konnten. Der etwas gewaltsame Versuch, das Gefühl zu erzwingen, führte zu hohem Fieber und erneuter Bettruhe. Die Erklärung für dieses Phänomen wurde gefunden: Durch das Penicillin-Präparat waren offenbar sämtliche Bakterien des Darmtraktes abgetötet worden. Die aus dem Blutbild ermittelte Folge war, daß ein anämischer Zustand, d.h. eine Verminderung des Anteils an roten Blutkörperchen herrschte. Dadurch waren zeitweilig nicht mehr genügend Nachrichtenträger für die Erzeugung des Gefühls vorhanden.

Der Körper hatte offensichtlich eine innere „Mauer" errichtet. Bildlich gesprochen wurden wie in einer Trockenperiode die Schleusen der Staudämme (Milz, Niere, Nebenniere) nicht geöffnet, um die „Lebensenergie" zu konservieren. Um Verschwendung zu verhindern, wurde das Innere des Körpers nicht benetzt und durchspült. Der gewaltsame Versuch, es doch zu tun, endete in einem „Brand" (Fieber).

## Tarpaka kapha (tarpaka = sättigend)

Hierunter ist das Prinzip zu verstehen, das das Gefühl des Sattseins im Kopf vermittelt. Dieses Prinzip umfaßt jedoch weit mehr als das Sättigungszentrum im Zwischenhirn. Dieses Prinzip kennzeichnet die ganze Bandbreite der Ausgewogenheit der Vorstellungswelt und damit auch die Regulation von *Prāṇa vāyu, Ālocaka pitta* und der Milz. Dieser *Kapha* kann subjektiv jederzeit erfahren werden, z.B. wenn Sie bereit sind, sich Wünsche voll einzugestehen, die Sie seit Ihrer Kindheit unterdrückt haben.

**Beispiel**

Franz X. ist intelligent, hat im Beruf viel Erfolg, verspürt aber im Gesamtbereich seines Lebens Unruhe, gewisse Ängste, Unbehagen vor der Zukunft. Seine linke Körperseite und eine Stelle im Rücken zwischen den Schulterblättern schmerzen ihn häufiger. Das Weiß seiner Augen zeigt verspannte rote Blutgefäße. Die Augen brennen gelegentlich. Versuche, Liebesbeziehungen aufzunehmen, sind letztlich immer gescheitert. Sein äußeres Verhalten zeigt keine Spannungen. Die Gelegenheit eines Gesprächs mit einem alten Freund schaffte die Vertrauenssituation, daß Franz X. von sich und seinen Schwierigkeiten mit zunehmender Intensität berichtete. Dieser Vorgang und das Verständnis seines Freundes brachten ihm eine neue Erfahrung: Er fühlte, daß er auf dem Weg war, seine innere Unruhe abzulegen. Vibrationen in seinem Kopf zeigten ihm Veränderungen an. Er lernte im Laufe der Zeit, mehr von seinen wirklichen Gefühlen zu zeigen. Dabei lernte er auch den Umgang mit seinen „Schmerzen".

Was fehlte? *Tarpaka kapha* konnte anfangs nicht wirken. Emotionale Anerkennung und Bestätigung fehlten. Er sah die Grenzen seiner intellektuellen Leistungen und keine Alternative für das spätere Leben. Loslassen, Rückschläge einstecken, verlieren, sich von körperlich oder emotional stärkeren Gegnern besiegen zu lassen, hatte er bisher nicht erfahren. Es fehlte die wirkliche Auseinandersetzung.

## 13.3 Das Erkennungsbild des Menschen: Eigenschaftsmodelle aus westlicher und östlicher Sicht

Die altindische Medizin kannte die Einteilung der Menschen einer Gesellschaft nach ihren körperlichen und psychischen Eigenschaften in drei Kategorien: *Vāyu*-Typen, *Pitta*-Typen und *Kapha*-Typen. Die Beschreibung des ayurvedischen Menschentyps geht im Vergleich zu westlichen Betrachtungsweisen von einer völlig anderen Beobachtungsgrundlage aus. Am bekanntesten im Westen ist die Typologie des Psychiaters E. KRETSCHMER (1921). Die altindische Medizin ermittelt den jeweiligen Typ aufgrund des subjektiven Eindrucks, den der lebende Mensch in der Begegnung mit einem anderen hinterläßt. Die folgende Gegenüberstellung zeigt einen **Menschentyp** nach KRETSCHMER und eine **Persönlichkeitsbeschreibung** der altindischen Medizin. Es wird Ihnen auffallen, daß in der Typologie des ayurvedischen Arztes (VĀGABHAṬA) die Systematik zu fehlen scheint: Körperliche und psychische Merkmale werden durcheinander aufgezählt.

### Persönlichkeitsmerkmale aus westlicher und östlicher Sicht

**Beispiel: pyknosomer oder fettwüchsiger Typ (nach KRETSCHMER)**

*Körperliche Merkmale*
ausgeprägtes Dickenwachstum, mittelgroß, Gestalt gedrungen, Bauch und Hüften fettig unterpolstert, Brustkorb faßförmig, Gliedmaßen plump und kurz, Kopf rundlich, Gesicht breit.

*Temperamentsmerkmale*
lebhaft, rührig, sehr veränderlich, lustig humorvoll, dann wieder deprimiert, erregbar und explosiv, einfallsreich und wirklichkeitsnah, doch nicht sehr beständig und in seinen Zielsetzungen beeinflußbar, Genießer und Gemütsmensch.

**Beispiel: der āyurvedische Kapha-Typ**

Mild-freundliches Wesen, Gelenke und Knochen treten nicht stark hervor, glatte Haut und schmiegsame Muskeln. Ihn quält nicht Hunger, Durst, Leid, Schmerz und Hitze. Mit Einsicht begabt, wahrhaft und verläßlich. Lange Arme, breite, feste Brust, große Stirn und dichtes Haar. Zarte Glieder, gleichmäßige symmetrische und schöne Gestalt, reich an Lebenskraft, Leidenschaft, Empfindungen und Samen, pflichtbewußt, spricht niemals barsch, im Geheimen nährt er fest und lange eine Feindschaft. Gang wie eines brünstigen Elefanten, volle resonante Stimme, gutes Gedächtnis, fleißig und gebildet. Selbst im Kindesalter weder weinerlich, noch unstet. Ißt nicht viel, bevorzugt Bitteres, Zusammenziehendes, Scharfes, Erhitzendes, Trocknendes, besitzt trotzdem Kraft. Augen rot gerändert, sanft, groß und lang, ihr Weißes und die Pupille ganz klar, schöne Wimpern. Spricht wenig, neigt nur wenig zu Zorn und Neid. Breiter geistiger Horizont, vertraut seinen Mitmenschen, tiefsinnig veranlagt, freigiebig, geduldig, saumselig und dankbar, aufrichtig, klug, liebenswürdig, schamhaft. Respektspersonen gegenüber tritt er mit geziemender Haltung auf, er ist ein zuverlässiger Freund, er ist ein Langschläfer. Im Traum schaut er Seen mit Lotusblumen oder Vogelscharen sowie Wolken.

(Nach: VĀGABHAṬA, *Aṣṭāṅga Hṛdayasaṃhitā;* sprich: Ascht-anga Hridajasamita)

Während KRETSCHMER den Körperbau stark in den Vordergrund rückt, scheint der Verfasser des ayurvedischen Textes sozusagen Eindrücke zu sammeln – Eindrücke, die ein bestimmter Typ auf Beobachter macht. Um dieses Beschreibungsprinzip zu verdeutlichen, seien hier noch zwei weitere Ayurveda-Typen vorgestellt.

**Der Vāyu-Typ**

Unstet in seinen Entschlüssen, in seinem Gedächtnis, seiner Einsicht, seinem Handeln, seiner Freundschaft, seinen Anschauungen und seinem Gang. Geschwätzig, wenig Begeisterung, Kraft, Lebensdauer und Schlaf. Seine Haare sind schütter und matt, seine Haut und Glieder rissig. Er hat eine Abneigung gegen Kaltes. Seine Stimme ist bald matt. Er ist matt, zögernd, schwankend, geborsten, mißtrauisch. Weiterhin ist er Vielesser, gefallsüchtig, versessen auf Gesang, Scherz und Hader. Der Vāyu-Typ mag süße, saure, scharfe und erhitzende Speisen. Er ist von magerer und langer Statur und hat einen geräuschvollen Gang. Er ist weder dreist, noch besitzt er Selbstbeherrschung, er ist bei Frauen nicht beliebt – er hat keine zahlreiche Nachkommenschaft. Er hat stechende und unfreundliche Augen, gleich denen eines Toten. Im Schlaf sind sie fast offen. Im Traum steigt er auf Felsen, Bäume, schwebt in der Luft usw. Er ist von Natur aus von Neid aufgebläht, diebisch, weil er wenig Glück hat. (Nach: VĀGABHAṬA)

**Der Pitta-Typ**

Dieser Typ hat starken Durst und Hunger. Er ist von gutem Wandel, lauter und liebevoll gegen seine Schutzbefohlenen, ausgestattet mit machtvollem Auftreten, Wagemut, Einsicht und Kraft und ist in Gefahren selbst für seine Feinde eine Zuflucht. Er ist verständig, hat lockere Gelenke und schlaffes Fleisch. Er hat warme Glieder, gut durchblutete Hände und Füße. Er ist bei Frauen nicht beliebt, besitzt nur wenig Potenz und Liebe. Graue Haare, Runzeln und Flecken stellen sich bei ihm frühzeitig ein, und er genießt gern süße zusammenziehende, bittere und kühlende Speise. Er haßt Gesetze, kann sehr zornig sein und ist eifersüchtig. Er schwitzt viel, hat üblen Geruch und eine sehr starke Verdauung und ißt und trinkt viel. Im Traum sind seine Symbole Lotosblumen, Blütenblätter, Glühen am Horizont, Meteore, Blitze, Sonne oder Feuer. Seine Augen sind schmal und beweglich mit zarten spärlichen Wimpern. Er liebt Kaltes. Durch Zorn, Rauschtrank und Sonnenglanz wird er schnell gerötet. Pitta-Menschen haben mittlere Lebensdauer, mittelmäßige Kraft. Sie fürchten das Leid. (Nach: VĀGABHAṬA)

Sieht man *Vāyu, Pitta* und *Kapha* in Zusammenhang mit den Leitfäden des *Feedback, Sattva, Rajas* und *Tamas,* so muß man sagen, daß die indische Medizin (Āyurveda) die Selbstkritik in ihre Typologie eingebaut hat.

Es ist, als wenn VĀGABHAṬA uns dazu bringen möchte, unser eigenes Verhalten im Umgang mit unseren Mitmenschen zu reflektieren. Wann fällt uns jemand auf? Welcher Typ von Menschen fesselt unseren Blick? Ist es der Mildfreundliche oder der „Vielfraß" oder der unstete Schwätzer?

KRETSCHMERs Typen dagegen verleiten zur Kategorisierung anderer Menschen. Es kann durchaus sein, daß die Charaktermerkmale eines Menschen überhaupt nicht den Erwartungen entsprechen, die man anhand der KRETSCHMERschen Typologie vom Erscheinungsbild seines Körpers her an ihn stellt.

**Beispiel 1**

Man begegnet einem dünnen Menschen von mildfreundlichem Wesen. Nach KRETSCHMER handelt es sich um einen **Leptosomen** mit schmalen Schultern und dünnen Muskeln. Man erwartet im Einklang mit der Beschreibung dieses Typs einen ungeselligen, kühlen, überempfindlichen, introvertierten Menschen.

Also, vermutet man, ist das mildfreundliche Wesen Täuschung, Tarnung, und man stellt sich entsprechend darauf ein.

**Beispiel 2**

Man begegnet einem 196 cm großen, breitschultrigen Mann mit kräftigen, großen Händen. Nach der KRETSCHMERschen Typologie handelt es sich um einen Athletiker. Also meint man von ihm keine große geistige Wendigkeit erwarten zu können. Gerade hier hat man sich aber getäuscht. Der politische Verstand und die Flexibilität, Kreativität und Kompromißbereitschaft dieses Mannes versetzen seine Mitmenschen in Ehrfurcht vor seiner geistigen wie körperlichen Größe. Er überragt sie buchstäblich und im übertragenen Sinn.

- Wo würden Sie sich in die Āyurveda-Typologie einordnen?
- Beunruhigt oder beruhigt Sie das Gefühl, ein bestimmter oder kein „Typ" im Sinne der Typologie zu sein?
- Überlegen Sie, ob eine Mischung der Elemente jeden Typs ein Modell für Ihre eigene Person sein kann.

Āyurveda stellt seine Typen als beobachtbares Ergebnis einer zwischenmenschlichen Begegnung dar. Der Gesamteindruck eines Typs wird als Mitteilung beschrieben. Denn nur über eine Mitteilung lassen sich z.B. Träume in Erfahrung bringen oder Antwort auf die Frage, ob ein Mensch freundlich ist, Vertrauen schenkt usw.

Das Verhalten als Schnittpunkt der Art-Geschichte (Phylogenese) und der Individualgeschichte (Ontogenese) eines Menschen wird heute ebenfalls anders als früher gesehen. Mit Hilfe der seit C. DARWIN und A.R. WALLACE (1858) aufgestellten Evolutionstheorie erklären Verhaltensforscher heute das Zusammenspiel zwischen Reflexion und Reflex als den Schnittpunkt, in dem sich zwei Typen, der Genotyp (Erbveranlagung) und der Phänotyp (individuelle Entwicklung) der einzelnen Anlagen treffen.

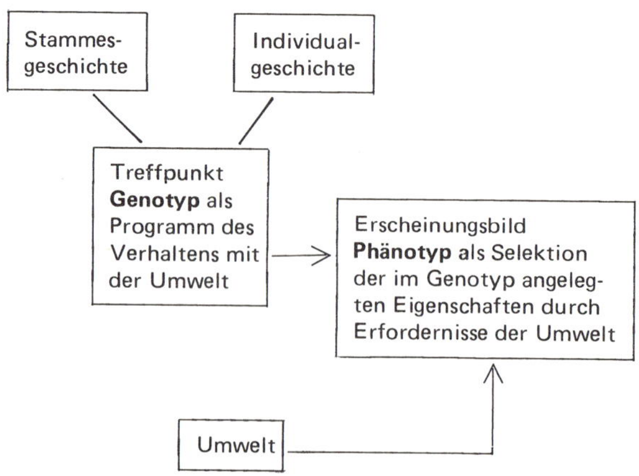

### Die Entwicklung des Verhaltens aus Yoga-Sicht

Dieser Erklärung des Verhaltens ähnlich schildern Yoga und die altindische Medizin mit Hilfe eines Mythos die Entstehung des Erscheinungsbildes eines Menschen. Die lebendige Wirbelsäule und das Nervensystem eines Menschen werden als Abbild oder Programmplan des Lebenskampfes mit den Härten der Umwelt dargestellt. Der Mensch verfügt demnach über ein kostbares **Überlebensprogramm**, das er behutsam weiterzugeben hat. Will er Rechenschaft über diesen wertvollen Besitz ablegen, dann muß er sich in die Tiefen der Programmstruktur versenken, um zu verstehen, was das Leben in erster Linie motiviert hatte, den Gang durch die Stammes-, Art- und Individualgeschichte anzutreten. Hier wird also nach dem Sinn des Lebens gefragt, nach der Ursache und dem Warum seiner Entstehung und Entwicklung. In den Yoga-Mythen werden die verschiedenen Erkenntnisse über die Entstehung des Lebens in Form von Erzählungen beschrieben, z.B. über die Machtkämpfe der Götter mit den Dämonen, über das Aufschäumen des Weltmeeres mit dem Quirl, an den heute die Wirbelsäule erinnert usw. In diesem Kampf sind die drei *Doṣas* als mögliche „Todesfallen" zu sehen. Erst durch das Schaffen eines Gleichgewichts zwischen ihnen ist es möglich, im Einklang mit dem Überlebensprogramm zu handeln.

Der *Kapha*-Typ nähert sich dem durch Selektionsdruck in diesem Kampf hervorgebrachten Ideal menschlicher Erscheinungsmerkmale. Der *Kapha*-Typ scheint die größte Bandbreite lebenstüchtiger Merkmale zu besitzen, die ein Ergebnis des Anpassungsprozesses an die Härtebedingungen des Lebens ist. Der *Vāyu*- und *Pitta*-Typ haben diese Anpassungsstufe nicht ganz erreicht. Alle drei stehen jedoch nicht außerhalb der Prozesse der Anpassung zum Idealtyp, dessen Eigenschaften sich optimal an die Forderungen des Lebens anpassen. Jeder Typ vereint in unterschiedlicher Gewichtung Merkmale des anderen in sich. Zusammengenommen sind alle drei Typen die Summe der Erkenntnisse, die sich aus der Kommunikation zwischen Mensch und Umwelt und in der zwischenmenschlichen Begegnung ergibt.

### Welche Bedeutung hat die Yoga-Typologie des Menschen, und wie verwendet man sie?

Die Einordnung des Menschen in „Schubladen", die dadurch implizierte Bewertung nach „Qualität des körperlichen und psychischen Materials" enthält Gefahren durch diejenigen, die fahrlässig dieses Schema benutzen. Die Beschreibung einer Persönlichkeit (= Verhaltensbereitschaften, die durch Umwelteinflüsse aus der Anlage entwickelt wurden) kann nur durch geschulte Psychologen mit Hilfe aufwendiger Tests und auch dann nur sehr unvollkommen angefertigt werden. Jeder Mensch besitzt sozusagen als gemeinsame Erbmasse (Genotyp) auch vergleichbare Merkmale anderer Menschen, und sein Verhalten zeigt in unterschiedlicher Zusammensetzung auch die Eigenschaften der Mitmenschen. **Die individuelle Ausprägung macht den Unterschied** aus. Im groben sind sich Menschen ähnlich, ihre Feinstruktur charakterisiert sie als individuelle Einzelwesen. Eine Typologie kann also nur der groben Orientierung dienen.

In diesem Sinne wird die **Menschentypologie des Yoga als Hilfe zur Selbsterkenntnis** verwendet. Sie dient nicht dazu, Menschen in Schablonen zu pressen und Ideologien vom

„besten Menschentyp" zu untermauern. Für das Verständnis der Yoga-Typologie ist der Einstieg in den Prozeß der lebendigen Auseinandersetzung mit der Umweltsituation und der Begegnung mit anderen Menschen erforderlich. Im Unterschied zur Psychologie sollen Menschen nicht objektiv beobachtet, eingeordnet und therapiert werden, sondern die Möglichkeit erhalten, sich an der Beschreibung der Eigenschaften bestimmter Menschentypen zu orientieren, um Wege zur Selbsterkenntnis und Selbstveränderung zu finden. Die **Beurteilung** menschlicher Eigenschaften führt zu starren Werten, während die **Beobachtung** der Körper- und Verhaltensmerkmale von Menschen zu dynamischen Prozessen der Selbsterkenntnis und -veränderung führen kann. Im Sinne von Yoga bleibt der Fluß, die Bewegung und damit die flexible Bereitschaft zu lernen und zu verbinden, erhalten.

**Zusammenfassung**

1. Mit *Kapha* wird die subjektive Wahrnehmung bezeichnet, die dem Menschen Einsicht in seine Handlungen gewährt und ihn befähigt, die Mitte des Lebens zu finden. Die Kategorien *Vāyu* und *Pitta,* die jede einzeln den Menschen zu einseitigen Verhaltensweisen veranlassen, können durch *Kapha* ausgeglichen werden.

2. Die Kategorie *Kapha* läßt sich in fünf Erfahrungs-Arten aufgliedern. Sie treten nicht unbedingt an den Kreuzungsstellen der *Vāyus* auf, sondern an beliebigen Körperstellen, wo Auswirkungen der *Pittas* und *Vāyus* gefördert oder gehemmt werden müssen. Die fünf *Kapha*-Arten sind in folgenden Bereichen erfahrbar:

   - in Rumpf und im Becken *(Avalambaka kapha)*
   - in den Gelenken usw. *(Śleṣaka kapha)*
   - im Geschmack *(Boddhaka kapha)*
   - im Bauchraum – Regulation des Flüssigkeitshaushalts *(Kledaka kapha)*
   - im Gefühl des Sattseins im Kopf *(Tarpaka kapha)*

3. Auch in Yoga werden Menschen nach bestimmten Typen allgemein gegliedert. Im Gegensatz jedoch zur Betrachtungsweise nach KRETSCHMER (Grobschema: Leptosomer, Pykniker, Athletiker), der von der körperlichen Erscheinung auf Eigenschaften und Verhaltensweisen schließt, beschreibt die altindische Medizin den Menschen als **Gesamtschau seiner körperlichen und psychischen Existenz,** die sich als Ergebnis von **Lebenskampf** und **Umweltbezug** zeigt. Dabei lassen sich *Vāyu-, Kapha-* und *Pitta-*Typen unterscheiden. Die Unterschiede sind jedoch graduell, sie geben „typische" Tendenzen an. Eingeschlossen in die Beschreibung des Menschen nach Yoga ist auch die **Kommunikation mit anderen** sowie die *Feedback*-Mechanismen, die die Orientierung an der Wirklichkeit ermöglichen.

## 13.4 Zur Übung

### Aufgaben

1. Vergleichen Sie die Darstellung des Menschen als *Sattva-, Rajas-* und *Tamas*-Typ in Kapitel 6 mit der Beschreibung der *Vāyu-, Kapha-* und *Pitta*-Typen in diesem Kapitel.
   - Welche Gemeinsamkeiten einerseits und Unterschiede andererseits bestehen zwischen den einzelnen *Doṣas* und *Guṇas?*
   - Welche der *Doṣa*-Kategorien nähern sich dem *Sattva*-Typ am ehesten, welche dem *Tamas*-Typ?
2. Versuchen Sie, den Unterschied zwischen den *Doṣas* als Prinzipien der eigenen subjektiven Wahrnehmung und dem *Doṣa*-Menschentyp herauszuarbeiten.
   - Was stellen Sie an sich selbst fest, welches Ungleichgewicht sehen Sie in Ihrem Verhalten?
   - Welches Ideal würden Sie gern verwirklichen? Existiert ein solches „Ideal" in Ihrem Bekanntenkreis, das Ihren Nachahmungstrieb anspornt?
   - Für welchen *Doṣa*-Typ halten Sie sich selbst? Womit müssen Sie rechnen bei Ihrer Beurteilung anderer? Bedenken Sie, daß in jedem Typ eine Teilwahrheit enthalten ist: *Sattva* vermischt sich mit *Rajas* und *Tamas.* Können Sie von vornherein sagen, wie der Anteil dieser *Guṇas* in Ihnen ist? Benötigen Sie dabei nicht das *Feedback* durch die anderen?
   - Gibt sich ein *Doṣa*-Typ erst dann zu erkennen, wenn er im Erkenntnis-Prozeß einer Gruppe in Erscheinung tritt?
3. Charakterisieren Sie den Unterschied zwischen einem *Vāyu-* und einem *Kapha*-Typ. Stellen Sie sich dabei ähnliche Fragen wie in Aufgabe 2.
4. Versuchen Sie, sich zunächst theoretisch und dann auch aufgrund der angebotenen Übungen die fünf Erfahrungsbereiche von *Kapha* bewußt zu machen.
   - Finden Sie jeweils weitere Beispiele für die beschriebenen *Kapha*-Arten aus Ihrer eigenen Körperkenntnis bzw. aufgrund Ihrer Erfahrungen mit anderen.

### Praktische Übungen

1. **Der Lotossitz:** Um den Namen dieser Körper-Haltung zu verstehen, ist es wichtig, den Begriff *Lotos* in den verschiedenen Zusammenhängen zu sehen, in denen er verwendet wird:

   a) *Lotos* ist eine exotische Pflanze, die am Grund von Gewässern wurzelt und ihren Stengel bis an die Wasseroberfläche treibt. Die fast kreisrunden Blütenblätter schwimmen auf der Wasseroberfläche.

   b) Die Lotosblüte befindet sich in sumpfigen Gebieten. In Lotosteichen kann man nicht schwimmen.

   c) Die Lotosblüte dient in Indien als Symbol für die *Kapha*-Erfahrung, für Ausgeglichenheit im Inneren und inneren Frieden.

   Diese Merkmale gilt es im „Lotossitz" zu verwirklichen.

   Der *Kapha*-Zustand der Gelenke *(Śleṣaka)*, des Rumpfes *(Avalambaka)*, des Kopfes *(Tarpaka)*, der Speiseröhre *(Boddhaka)* und des Bauchraumes *(Kledaka)* muß getestet werden. Übliche Gegenreaktionen gegen die genaue Ausführung dieser Stellung sind:

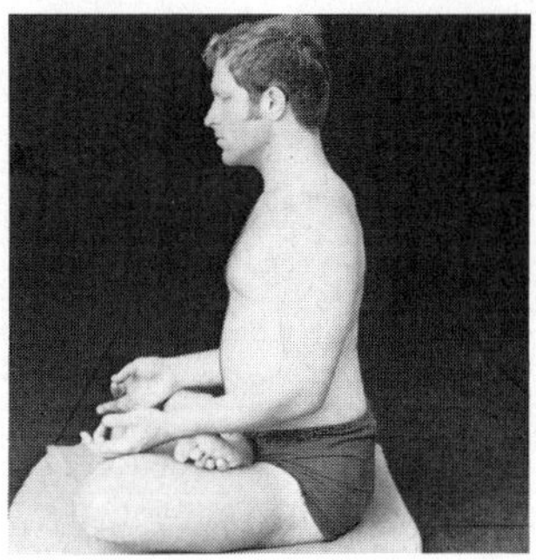

a) **Starke Schmerzen in den Knien.** Sollten sie auftreten, wäre es falsch, gewaltsam dagegen anzugehen. Krampfadern, Sehnenzerrungen, sogar Meniscusschäden könnten das Ergebnis sein. Man sollte sich lieber zunächst mit folgenden Übungen gründlich „in den Knien weich machen", bevor man weiter längere Zeit im Lotossitz zu verharren versucht.

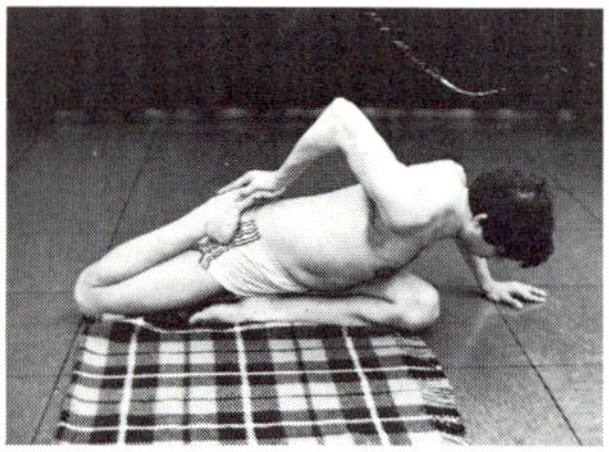

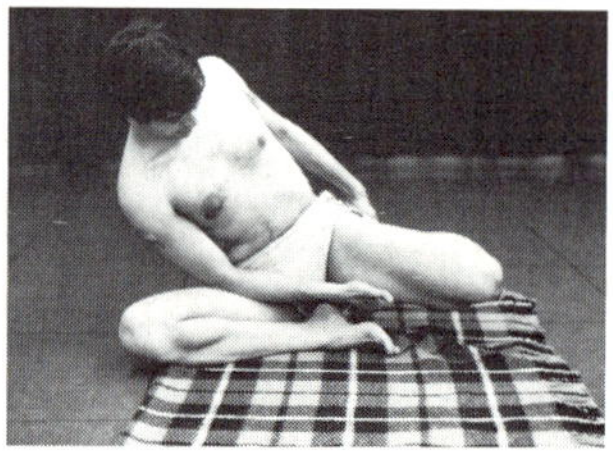

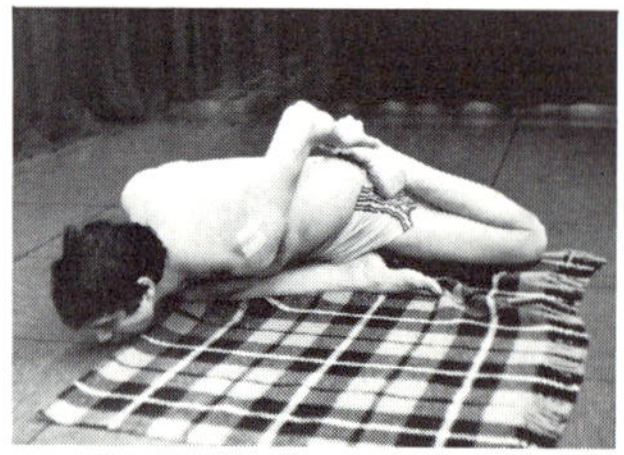

b) **Zusammensacken der Wirbelsäule.** Mit den Schmerzen in den Knien geht oft das Zusammensacken der Wirbelsäule einher (vgl. Abb.)

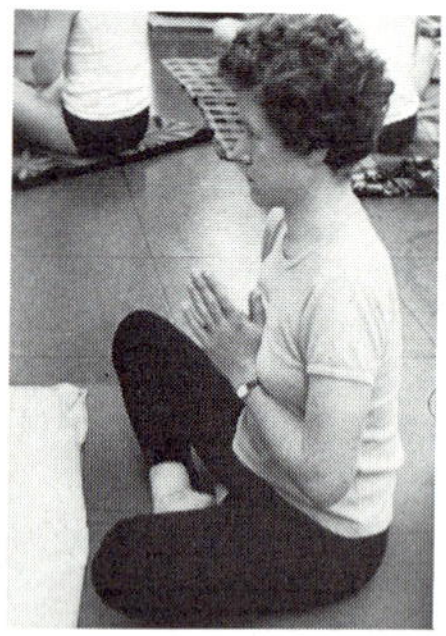

Die folgenden Übungen sowie die Vorübungen zum Kopfstand (vgl. S. 171) helfen diese Schwäche zu überwinden.

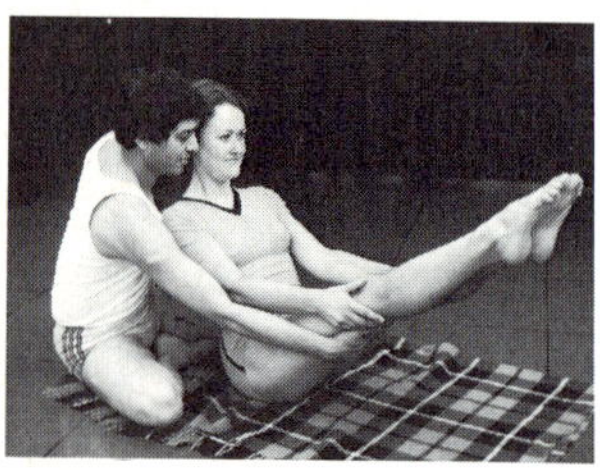

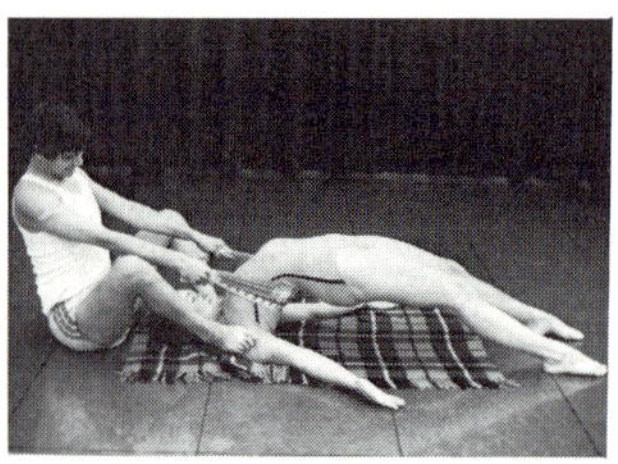

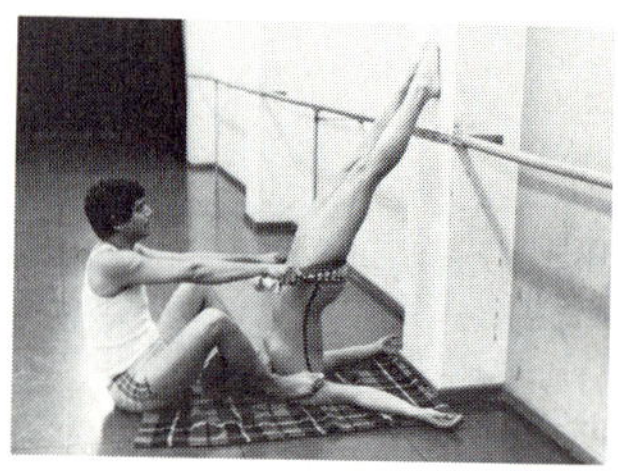

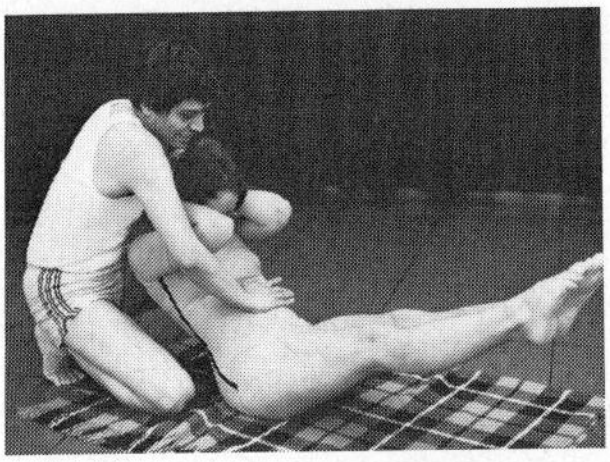

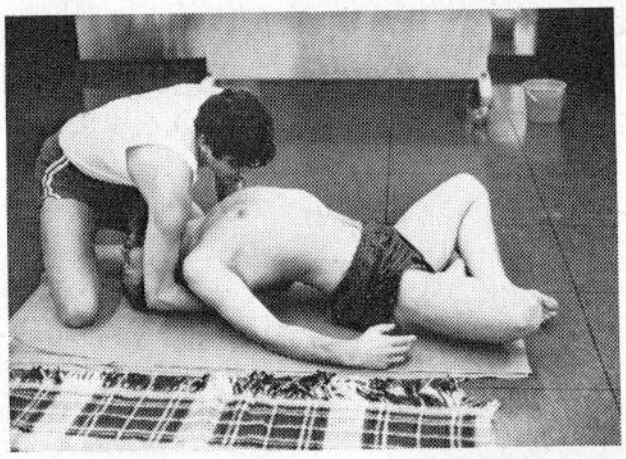

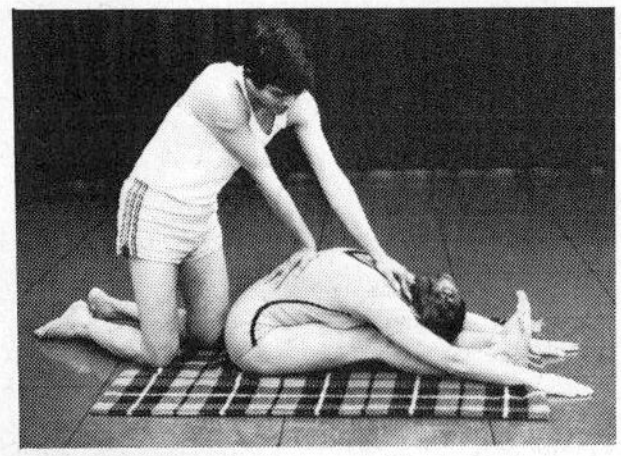

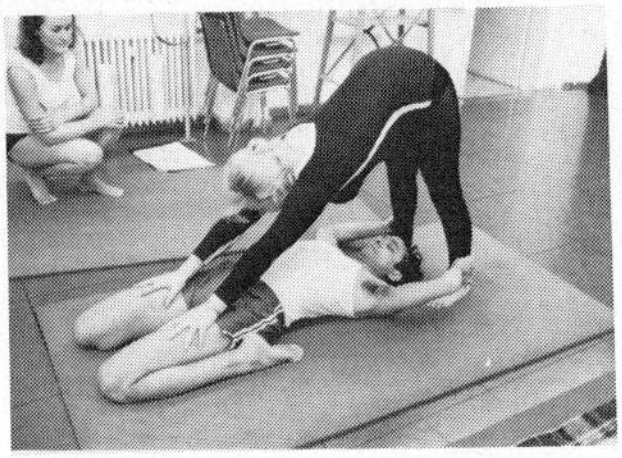

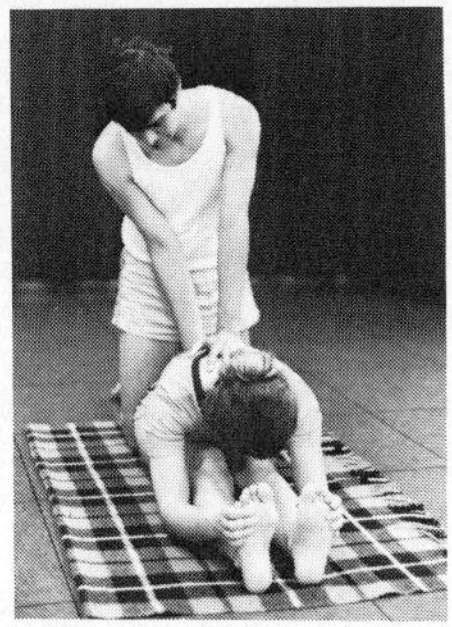

c) **Verbissenheit im Bereich des Kopfes – Kopflastigkeit**
**Vorübungen siehe S. 140**

d) **Verbissenheit im Bereich der Speiseröhre**
Die unteren Rippen arbeiten zu stark, der Unterkiefer ist nicht entspannt
**Vorübungen siehe Kap. 12**

e) **Der Bauchraum ist verspannt,** die Bauchmuskeln fallen nicht leicht nach vorn.
Um die unter c, d und e genannten Hindernisse zu beseitigen, sind die auf S. 186 geschilderten Atemübungen mit Wasseranwendungen zu empfehlen.
**Vorübungen siehe Kap. 12**

2. Stellen Sie einen Wochenplan auf und üben Sie täglich nach diesem Plan. Verharren Sie nicht im Lotossitz, wenn Sie nicht das Gefühl der inneren Zufriedenheit spüren. Üben Sie aber solange im Stehen und Sitzen, bis Sie das Gefühl haben, daß Sie die Bewegungen gelenkiger und geschmeidiger durchführen.

   Folgende Übung kann zur Kräftigung der Beine dienlich sein.

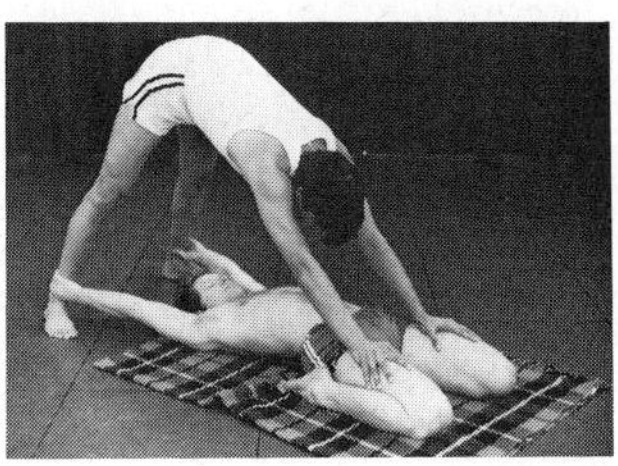

# 14 Funktionen des Körpers und Felder der Wahrnehmung

### Lernziele

1. Erkennen, daß das Erscheinungsbild bestimmter Körperteile des Menschen Auskunft über den Gesamtverlauf des Lebensprozesses in seinem Innern geben kann.
2. Die zehn Felder der Tat und der Wahrnehmung in Zusammenhang mit dem Spiel der fünf *Vāyus,* fünf *Pittas* und fünf *Kaphas* beobachten lernen.
3. Die zehn Instrumente der Felder der Tat und der Wahrnehmung kennenlernen.
4. *Marmas* in feste und flexible Gebilde einteilen können, um die Starre oder Flexibilität des eigenen Verhaltens testen zu lernen.
5. Zwei voneinander abhängige Instrumente des Körpers testen lernen.

### Zur Orientierung

Heutzutage ist es ziemlich weit verbreitet, Teile des Körpers als Spiegelbild der Funktionen des Gesamtkörpers zu sehen. Dieses Vorgehen wird sowohl von Außenseitern der Medizin als auch von Schulmedizinern zu diagnostischen und therapeutischen Zwecken verwendet. Die folgenden Beispiele zeigen einige Anwendungsbereiche.

#### Beispiel 1: Das Auge als Spiegel des Körpers

In der *DAK-Zeitschrift* schreibt der Facharzt H. ROSSMANN über Symptome und Ursachen von Augenerkrankungen:

Das Auge ist Schwerstarbeiter: Es übernimmt nicht nur 90 % der gesamten Sinneswahrnehmung, sondern ist gleichzeitig als Warnsignal für zahlreiche organische Krankheiten tätig. Häufig ist es das Auge, das Erkrankungen im Körper überhaupt erst sichtbar macht. Das Auge ist eng mit dem übrigen Körper verbunden. Deshalb ist es auch bei Erkrankungen des übrigen Organismus in typischer Weise mitbeteiligt. Nicht selten ist es sogar möglich, an Veränderungen des Auges Erkrankungen im Körper zu erkennen, selbst wenn der betreffende Patient davon noch gar nichts gemerkt hat. Bekannte Erkrankungen sind: Bindehautentzündungen, die vor allem bei Allergie-Anfälligen auftreten. Sie ist Symptom einer Überempfindlichkeit in einer Zeit starker Umweltverschmutzung. Die Krankheit ist lästig, jedoch in den meisten Fällen nicht nachhaltig gefährlich. Entzündungen der Regenbogenhaut, mit Rötung des Auges und Sehbehinderung als Folge von Entzündungen an den Zähnen, der Blase und Gallenblase oder rheumatischen Erkrankungen. Die Entzündung des Auges zeigt an, daß eine ernstere Erkrankung vorliegen kann. Allen bekannt ist der graue Star, die Trübung der Linse. Sie tritt im höheren Alter auf. Eine Eintrübung der Linse kann auch bei Hauterkrankungen auftreten. Das typische Erscheinungsbild ermöglicht dem Augenarzt die Diagnose, ohne daß er die Hauterkrankung zu diagnostizieren braucht. Auch Nervenerkrankungen können aufgrund des typischen Linsenbefunds diagnostiziert werden. Die Untersuchung des Augenhintergrundes mit dem Augenspiegel kann ferner Hinweise auf Gefäßerkrankungen des Schädels, Vorhandensein von Tumoren, Arteriosklerose, Bluterkrankungen, Diabetes usw. geben.

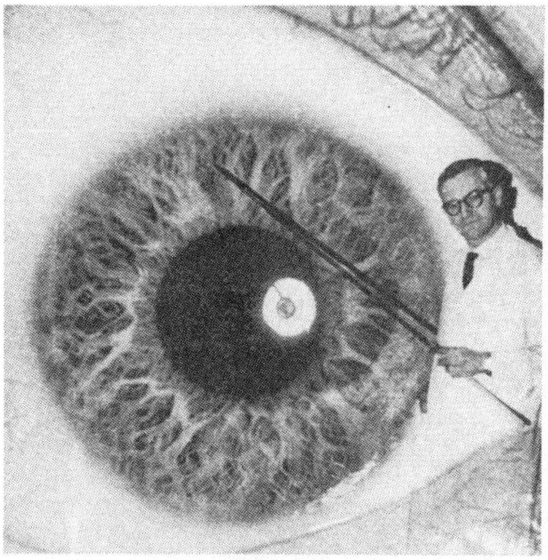

**Beispiel 2: Das Ohr als Spiegel des Körpers**

Das Testen des Ohrs wird in der Fachmedizin Aurikular-Diagnostik genannt. Das Bild des in zahlreiche Sektionen aufgeteilten Ohrs wird immer populärer und hängt in vielen Arztpraxen.

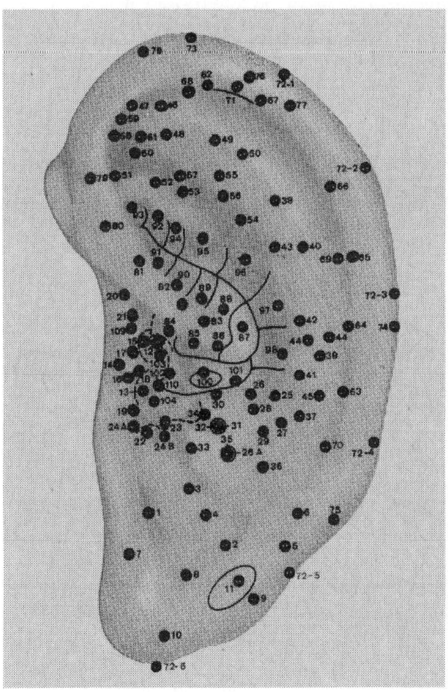

**Beispiel 3: Der Fuß als Spiegel des Körpers**

Masseure, Heilpraktiker und Ärzte befassen sich zunehmend mehr mit der Reflexzonen-Therapie, die davon ausgeht, daß, wie aus der Abbildung ersichtlich, zahlreiche Nerven in den Fußsohlen enden, die mit den unterschiedlichsten Körperorganen in Verbindung stehen. Ein Test dieser Zonen kann Hinweise auf mögliche Erkrankungen bzw. Blockaden im Körper geben, eine entsprechende Therapie in Form von Anregung der empfindlichen Stellen kann heilende Wirkung haben.

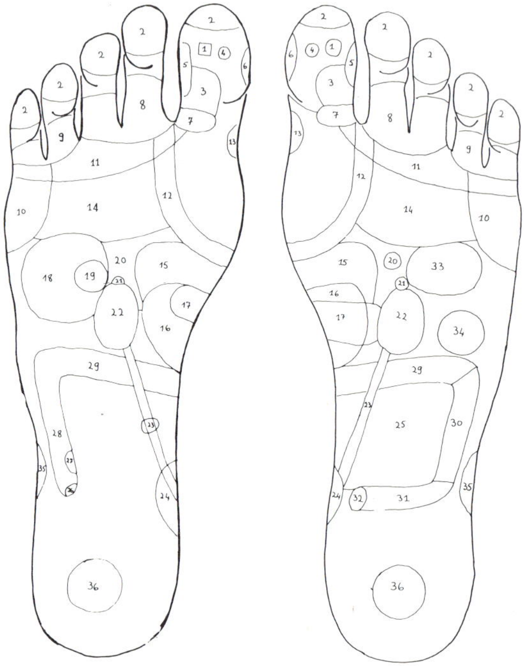

**Legende zu Zeichnung rechter Fuß**

1 Kopf (Großhirn), linke Hälfte
2 Stirnhöhlen, linke Hälfte
3 Hirnstamm, Kleinhirn
4 Hypophyse
5 Schläfenseite, links, Trigeminusnerv
6 Nase
7 Nacken
8 Auge, links
9 Ohr, links
10 Schulter, rechts
11 Trapezmuskulatur, rechts
12 Schilddrüse
13 Nebenschilddrüsen
14 Lunge und Bronchien, rechts
15 Magen
16 Zwölffingerdarm
17 Bauchspeicheldrüse
18 Leber
19 Gallenblase
20 Solarus plexus
21 Nebenniere, rechts
22 Niere, rechts
23 Harnleiter, rechts
24 Blase
25 Dünndärme
26 Appendix = Wurmfortsatz (Blinddarm)
27 Ileocoecalklappe
28 Aufsteigender Dickdarm
29 Querdarm
35 Knie, rechts
36 Keimdrüse (Hoden oder Eierstock), rechts

**Legende zu Zeichnung linker Fuß**

1 Kopf (Großhirn), rechte Hälfte
2 Stirnhöhlen, rechte Hälfte
3 Hirnstamm, Kleinhirn
4 Hypophyse
5 Schläfenseite, rechts, Trigeminusnerv
6 Nase
7 Nacken
8 Auge, rechts
9 Ohr, rechts
10 Schulter, links
11 Trapezmuskulatur, links
12 Schilddrüse
13 Nebenschilddrüsen
14 Lunge, Bronchien, links
15 Magen
16 Zwölffingerdarm
17 Bauchspeicheldrüse
20 Solarus plexus
21 Nebenniere, links
22 Niere, links
23 Harnleiter, links
24 Blase
25 Dünndärme
29 Querdarm
30 Absteigender Dickdarm
31 Mastdarm
32 Darmausgang
33 Herz
34 Milz
35 Knie, links
36 Keimdrüse (Hoden oder Eierstock), links

**Beispiel 4: Die Zunge als Spiegel des Körpers**

Unter den diagnostischen Verfahren durch den Augenschein nimmt die sog. Zungendiagnose hinsichtlich ihrer methodischen Differenziertheit und präzisen Aussage eine Sonderstellung aus folgenden medizintheoretischen Gründen ein:

1. Ist die Zunge das Sinnesorgan des Kopfes, von dem ein richtungsweisender Einfluß und klare Einsicht ausgehen. Von hier aus wird der Persönlichkeit ihr Gepräge und ihr Zusammenhalt verliehen.
2. Hat die Zunge als Sitz des Geschmacksinns und Sinnesorgan innerhalb des Mundes ein besonderes Verhältnis zum Kopf und zum Magen. Diese beiden Körperteile sind die zentralen Instanzen für die Aufnahme und Energieverteilung und -ausgleich zwischen allen übrigen Organen.
3. Berühren die wichtigen Leitbahnen von Herz, Niere, Milz und Leber die Zunge bzw. die Zungenwurzel.

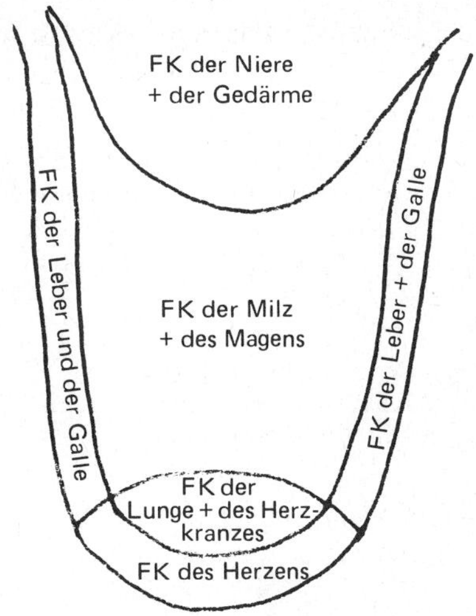


FK = Funktionskreis

Aus diesen Zuordnungen ist erkennbar, daß und wie die Zunge direkt die wichtigsten Steuer- und Regulationsmechanismen des Individuums reflektiert, also indirekt auch über die Funktionslage aller übrigen Organe Aufschluß geben kann. (Gekürzt aus: M. PORKERT, *Lehrbuch der chinesischen Diagnostik)*

**Beispiel 5: Weitere Spiegel des Körpers**

In Anlehnung an die Diagnostik der altchinesisch orientierten Atemschulen wird der Fluß der Atmung durch die Nase als diagnostisches Merkmal benutzt. Manche Heilpraktiker und Akupunkteure verwenden die differenzierte Pulsdiagnostik zum Zwecke der Erkennung von Krankheiten. Neuerdings erhebt auch die differenzierte Diagnostik der Hand, der Haut und der Stimme Anspruch auf Wissenschaftlichkeit (vgl. M. PORKERT – *Lehrbuch der chinesischen Diagnostik).* Schließlich diagnostizieren die Anthroposophen den Zustand des Menschen anhand des Erscheinungsbildes des Gesichts.

## Zur Diskussion

In *Zur Orientierung* finden Sie verschiedene Beispiele für die Erkennung von Störungen der Funktionen der inneren Körperorgane durch Beobachtung des Erscheinungsbildes eines Teilbereichs.

1. Fällt Ihnen auf, daß acht der zehn Tat- und Wahrnehmungsfelder des Körpers mit ihren Hauptinstrumenten (Funktionsträger, z.B. Füße, Nase, Augen) im Spiel sind? Nur die Instrumente des Feldes der Ausscheidung und der geschlechtlichen Begegnung werden keiner differenzierten Untersuchung unterzogen. Auch für diese Bereiche könnte eine differenzierte Diagnostik entwickelt werden.
2. Es steht außer Frage, daß besondere Knotenpunkte des Körpers (also Auge, Ohr, Zunge usw.) Aufschluß über Körperfunktionen geben können. Es wird behauptet, daß jeder dieser Teilbereiche Aufschluß über den gesamten Körper geben kann.

- Wäre es denkbar, daß eine zum Beispiel nur auf das Auge festgelegte Diagnose des Körpers zu Fehleinschätzungen führen kann?
- Wenn jeder Teil des Körpers zu diagnostischen Zwecken des gesamten Lebensflusses dienlich ist, könnte eigentlich erst ein Vergleich der Erscheinungsbilder aller untersuchten Teile die exakte Diagnose liefern. Wie steht dazu der Anspruch des Augendiagnostikers, mit Hilfe seines Vorgehens die Gesamtproblematik zu beherrschen?
- Wie läßt sich andererseits die Meinung begründen, daß die Teilbetrachtung eines Körperteils mit anschließender Diagnose und Therapie eine klare Sache ist, die zur Überschaubarkeit beiträgt?
- Wäre es wirtschaftlich zu leisten, das Gesamtfeld des Menschen zu untersuchen (z.B. in den Mayo-Kliniken), und glauben Sie, daß ein Arzt allein in der Lage wäre, die entsprechenden Beobachtungen durchzuführen?

3. Mit Hilfe seiner zehn Tat- und Wahrnehmungsfelder schätzt der Mensch unablässig intuitiv den Zustand seiner Innen- und Außenwelt ab. Mit Hilfe der Kategorie Schmerz vollzieht er ständig selbst reflektorisch eine differenzierte Diagnose. Dieser Vorgang ist ihm jedoch reflexiv nicht bewußt. Nachdem Yoga eine bewußte Verknüpfung von Reflexion und Reflex anstrebt, stellen sich in diesem Zusammenhang folgende Fragen:
   - Läßt sich Yoga als Methode einer Gesamtdiagnose verstehen?
   - Wenn man mit Teilverfahren Krankheitssymptome feststellen und beseitigen will, was geschieht dann in Yoga durch die gleichzeitige Betrachtung aller Felder untereinander?

## 14.1 Die fünf Tatkraftfelder

Wie wir bereits gesehen haben, gliedern sich die fünf Tatkraftfelder des Körpers wie folgt:

1. das gesprochene Wort *(Dhvani)*
2. Geben und Nehmen *(Hasta)*
3. die geschlechtliche Begegnung *(Upastha)*
4. die Ausscheidung *(Pāyu)*
5. die Bewegung *(Pāda)*

Jedes dieser Felder hat ein Tatorgan als Hauptinstrument:

- die **Stimme** für das Feld *Dhvani*
- die **Hand** für das Feld *Hasta*
- die **Geschlechtsteile** für das Feld *Upastha*
- die **Afterzone** für das Feld *Pāyu*
- der **Fuß** für das Feld *Pāda*

Das Erscheinungsbild jedes dieser Instrumente ist vom Spiel der *Doṣas* geprägt und insofern auch Schnittpunkt einer Reihe von Funktionen der fünf erwähnten wichtigen Organe. Es leuchtet ein, daß jedes Instrument alle fünf anatomischen Bestandteile wie Knochen, Sehnen und Bänder, Muskeln, Blutgefäße und Gelenke für seine volle Funktionsfähigkeit besitzen muß. Daraus folgt, daß jedes Feld jede Art von *Marmas* aufweisen muß, wenn es mit Wach- und Warnposten voll ausgerüstet sein soll. Allerdings sind nicht alle Felder von gleicher Bedeutung für das Leben eines Menschen. Ein Vergleich der fünf oben erwähnten Instrumente dieser Felder zeigt Ihnen sofort, daß nur die Afterzone absolut lebenswichtig ist. Ohne sie ist ein Mensch auch für kurze Zeit nicht lebensfähig. Die Zone selbst ist ein sehr zentrales *Marma,* das zur Gruppe der Gefäß-*Marmas* gehört. Sie haben gesehen, daß es sechs *Marmas* gibt, die als zentrale Schaltstellen tätig sind. Daß das Hauptinstrument des Feldes der Ausscheidung mit der Afterzone zusammenfällt, ist zufällig. Störungen und Gefahren im Feld der Ausscheidung können sich in Form von Schmerzen an allen anderen 106 *Marmas* bemerkbar machen. Doch kann es sein, daß sich die Afterzone überhaupt nicht schmerzhaft meldet, während eine Reihe anderer *Marmas* erkranken.

**Beispiel**

Das Feld der Ausscheidung ist gekennzeichnet durch die Dynamik des Absonderns von unbrauchbaren Substanzen. Fettsucht könnte als Störung dieser Funktion gedeutet werden. Das feine Gleichgewicht zwischen lebenswichtiger Nahrung und überflüssigen Stoffen ist nicht mehr gewährleistet. Fettsüchtige spüren das Ungleichgewicht als Schmerzen häufig in den Gelenken. Sie leiden unter Störungen des Kreislaufs und empfinden dies im allgemeinen in den Blutgefäß-*Marmas.* Beschwerden der Afterzone werden selten registriert.

Das Beispiel illustriert, daß ein Tatfeld eines Menschen nicht mit einem Organ gleichzusetzen ist. Der Mensch handelt in einem Tatfeld jeweils als „ganzer Körper". Als solcher ist er in jedem *Marma* während eines Funktionsvorgangs verwundbar.

**Beispiele**

- Autofahren gehört zum **Feld der Bewegung** moderner Menschen. Bei einem Unfall können die Verletzten an verschiedenen Stellen des Körpers getroffen werden.
- **Die Wirkung des gesprochenen Wortes:** Eine Nachricht kann lähmend wirken. Mitten in ihrer Arbeit trifft Frau X. die Nachricht über den Unfall: Ihr Mann habe auf der Autobahn die Kontrolle über sein Auto verloren, sei auf die Gegenfahrbahn geraten und mit einem anderen Fahrzeug kollidiert. Sie ist fassungslos, reagiert diffus, will die Geschichte in allen Einzelheiten noch einmal hören. Daß Menschen um sie herumstehen, tut ihr gut und sie ist froh, daß sie schließlich jemand in das Krankenhaus zu ihrem Mann fährt. Das Empfangen verbaler Nachrichten und Sprechen war ihr möglich. Autofahren oder gar ihre Arbeit fortsetzen konnte sie nicht.

Die Beschaffenheit des betroffenen *Marmas* jedoch und seine Nachricht an die zentrale registrierende Instanz im Menschen gibt Auskunft über die Richtung der Handlung, die die augenblickliche Situation des Feldes verlangt.

Die *Marmas* des Körpers kann man entsprechend ihrer Funktionen in zwei große Kategorien einteilen:

- **feste Gebilde:** Knochen, *Snāyu-* und Gelenk-*Marmas*
- **flexible Gebilde:** Muskeln und Blutgefäße

**Beispiele**

- **Starres Verhalten:** Das Ehepaar Vogel streitet häufig miteinander. Jeder behauptet vom anderen, daß er den Streit verursache. Jeder glaubt, im Recht zu sein. Auf dem Höhepunkt der Auseinandersetzung erstickt jedes Gespräch in gegenseitigen Vorwürfen. Selbst wenn beide innerlich eine Veränderung der Situation wünschten, erlaubt ihr Verhalten kein Entgegenkommen gegenüber dem anderen.
- **Flexibilität im Verhalten:** In seinem Beruf verhält sich Herr Vogel ganz anders. Er ist bereit zu Kompromissen und auch in der Lage, Lieblingsvorstellungen schnell aufzugeben und nicht durchzusetzen. Trotz kurzfristiger Rückschläge hat er es in seinem Beruf ziemlich weit gebracht.

## 14.2 Zuordnung der Pitta-Prinzipien zu den Kraftfeldern

Um die folgenden Zusammenhänge zu verstehen, ist es wichtig, die in den vorausgegangenen Kapiteln erläuterten Begriffe, ihre Zuordnung und die dahinterstehenden Inhalte zu kennen. Da aufgrund der angebotenen Übungen die theoretischen Darstellungen in praktische Erfahrungen umgesetzt werden können, sollten Sie die hier sehr bewußt reduzierte Fachsprache vollkommen beherrschen und verstehen.

In Kapitel 9 wurde in einer Übersicht dargestellt, wie jeweils ein *Pitta*-Prinzip zwei Kraftfeldern zugeordnet wird (vgl. S. 134):

*Sādhaka pitta* → Felder der Bewegung *(Pāda)* und des Geruchs *(Ghrāṇa)*
*Bhrājaka pitta* → Felder der Stimme *(Dhvani)* und des Gehörs *(Śrotra)*
*Ālocaka pitta* → Felder des Sehens *(Cakṣu)* und der geschlechtlichen Begegnung *(Upastha)*
*Pācaka pitta* → Felder des Geschmacks *(Jivhā)* und der Ausscheidung *(Pāyu)*
*Rañjaka pitta* → Felder des Gebens und Nehmens *(Hasta)* und der Berührung *(Tvac)*

Über *Sādhaka pitta* und *Bhrājaka pitta* ist die Möglichkeit des Überlagerns aller Felder gegeben. Eine Überlagerung geschieht in der Hauptsache über die *Vāyu*-Prinzipien. *Sādhaka pitta* kann über *Udāna vāyu* auf *Rañjaka pitta* überspringen, über *Prāṇa vāyu* auf *Ālocaka pitta. Bhrājaka pitta* kann wiederum über *Samāna vāyu* auf *Pācaka pitta* überspringen. Doch über *Apāna vāyu* kann sowohl die Verstärkung von *Rañjaka pitta* durch *Sādhaka pitta* verhindert werden, als auch die Verstärkung von *Pācaka pitta* durch *Bhrājaka pitta.* (Vgl. Tab. S. 150)

**Beispiel**

Vor lauter Begeisterung *(Sādhaka pitta)* begeben sich Kinder häufig blindlings in Gefahr. *Rañjaka pitta* funktioniert nicht. Doch die Warnung und Fürsorge der Eltern helfen. *Bhrājaka pitta* greift auf *Pācaka pitta* über. Ob die Kinder wirklich verstehen, was die Eltern sagen, ist nicht wesentlich. Doch das Gleichgewicht wird wieder hergestellt. Das Überspringen von *Sādhaka* auf *Rañjaka* wird kompensiert durch das Überspringen von *Bhrājaka* auf *Pācaka. Udāna* wird mit *Samāna* ausgeglichen und *Apāna* als Verbindungsglied hält beide in Schach.

Unser Leben ist voller Übergriffe von einem *Pitta* auf den anderen, und wir können zum Schluß nicht mehr feststellen, welcher *Pitta* wann, wie und wo tatsächlich Handlungen anregt.

Wir können für die 5 *Vāyus* folgende Bezeichnungen verwenden, die eng mit unserer Erkenntnis der Welt und uns selbst zusammenhängen:

*Prāna* = Identität
*Udāna* = Aufbruch, Bewegung
*Vyāna* = Ruhe
*Samāna* = Sein
*Apāna* = Verschiedenheit

Vergegenwärtigen wir uns noch einmal das Gesamtfeld menschlicher Betätigung (vgl. S. 212).

**Aggression und Depression aus der Sicht der Pitta-Theorie**

Der Übergriff eines *Pittas,* der ja über die *Vāyus* erfolgt, auf einen anderen geschieht also jeweils in einer dieser Kategorien unserer Erkenntnis. Es gelangt damit „unsere Welt" ins Schwanken oder in Asymmetrie. Wenn *Ālocaka pitta* auf *Sādhaka pitta* einen Übergriff veranstaltet, so verliert der Mensch, dem dies passiert, den Sinn für die eigene Identität. Ihm kann die Begeisterung verloren gehen, wenn nicht von Seiten des *Rañjaka pitta* wiederum *Sādhaka pitta* stabilisiert wird. Dies geschieht durch einen Überschuß an Aggression. Wo dies nicht der Fall ist, folgt auf den Übergriff von *Alocaka pitta* auf *Sādhaka pitta* die Depression.

| | | |
|---|---|---|
| **Aggression** | = | *Ālocaka pitta* ⟶ Übergriff auf *Sādhaka pitta* ⟶ wird kompensiert durch Übergriff von *Rañjaka* auf *Sādhaka* |
| **Depression** | = | *Ālocaka pitta* ⟶ Übergriff auf *Sādhaka pitta* ⟶ Übergriff auf *Rañjaka* ⟶ *Pācaka pitta* |

In beiden Fällen ist *Prāṇa* gestört, und dies macht sich in der Atmung bemerkbar. Der Aggressive atmet kurz, hastig, speit sozusagen Feuer. Der Depressive läßt die Schultern hängen, atmet flach, wie wenn er „seinen Geist aushauchen" würde. Es gibt Mischtypen von beiden, Fälle, in denen innere Niedergeschlagenheit mit äußerer Aggressivität vertuscht wird und umgekehrt. Ein erfahrener Yoga-Lehrer ist jedoch in der Lage, den Strom der Atmung so zu beurteilen, daß er genau diagnostizieren kann, welche Komponenten im Spiel sind.

**Die Rolle der Vāyus für den Ausgleich**

Die *Vāyu*-Wege sind in Yoga-Texten auch als „Bewässerungsanlage" der Felder menschlicher Aktivität oder Wahrnehmung bezeichnet. Die Störungen dieser Kanäle durch das Ungleichgewicht der *Pittas* macht sich in den Organen des Körpers bemerkbar. Doch die *Pittas* als Wegweiser haben besondere Funktionen in der Ordnung des Verkehrs. Man kann sie auch mit Schleusen vergleichen. Wenn wir daher den einzelnen *Pittas* je zwei Felder zuordnen, dann dient dies der Übersicht. Im Einzelfall verhält es sich so:

Im gesprochenen Wort bzw. der Nachricht steht *Pācaka pitta* mit *Bhrājaka pitta* in Verbindung. Mit Hilfe dieser *Pittas* „verdauen" wir unsere Umwelt und geben die daraus erhaltenen

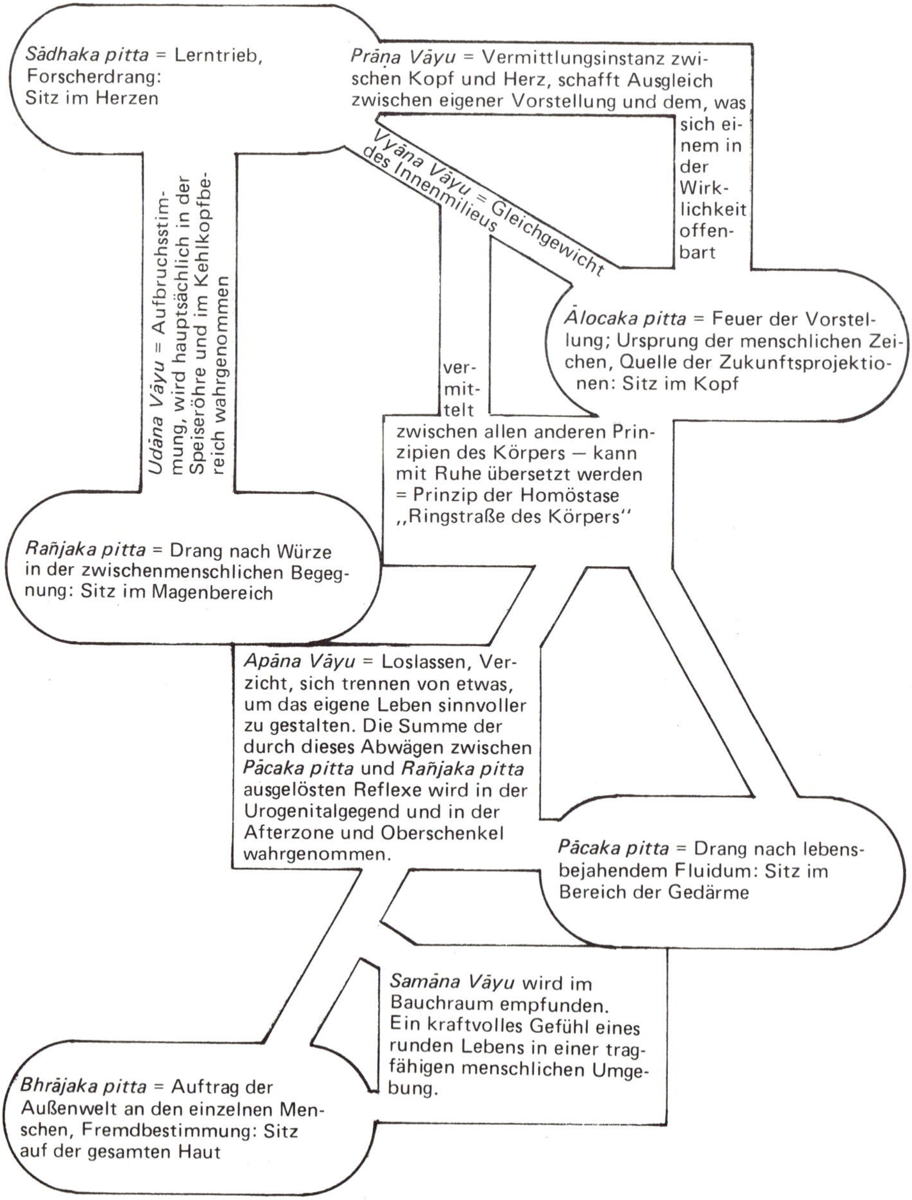
Sādhaka pitta = Lerntrieb, Forscherdrang: Sitz im Herzen
Prāṇa Vāyu = Vermittlungsinstanz zwischen Kopf und Herz, schafft Ausgleich zwischen eigener Vorstellung und dem, was sich einem in der Wirklichkeit offenbart
Vyāna Vāyu = Gleichgewicht des Innenmilieus
Udāna Vāyu = Aufbruchsstimmung, wird hauptsächlich in der Speiseröhre und im Kehlkopfbereich wahrgenommen
Ālocaka pitta = Feuer der Vorstellung; Ursprung der menschlichen Zeichen, Quelle der Zukunftsprojektionen: Sitz im Kopf
vermittelt zwischen allen anderen Prinzipien des Körpers — kann mit Ruhe übersetzt werden = Prinzip der Homöstase „Ringstraße des Körpers"
Rañjaka pitta = Drang nach Würze in der zwischenmenschlichen Begegnung: Sitz im Magenbereich
Apāna Vāyu = Loslassen, Verzicht, sich trennen von etwas, um das eigene Leben sinnvoller zu gestalten. Die Summe der durch dieses Abwägen zwischen Pācaka pitta und Rañjaka pitta ausgelösten Reflexe wird in der Urogenitalgegend und in der Afterzone und Oberschenkel wahrgenommen.
Pācaka pitta = Drang nach lebensbejahendem Fluidum: Sitz im Bereich der Gedärme
Samāna Vāyu wird im Bauchraum empfunden. Ein kraftvolles Gefühl eines runden Lebens in einer tragfähigen menschlichen Umgebung.
Bhrājaka pitta = Auftrag der Außenwelt an den einzelnen Menschen, Fremdbestimmung: Sitz auf der gesamten Haut

Informationen in Form von Nachrichten weiter. Der Stimmapparat und der Verdauungstrakt stehen in enger Beziehung zueinander. *Pācaka pitta* kann sich daher gleichzeitig beider Organbereiche bedienen. Im Gegensatz dazu ist *Rañjaka pitta* dem Feld des Gebens und Nehmens zugeordnet. Dieses Prinzip hält das Unbrauchbare vom Menschen fern. Doch steht es eng mit *Pācaka pitta* in Verbindung. Die menschliche Alltagssprache ist voller Beispiele, die diese Zusammenhänge illustrieren. Man spricht von „unverdautem Zeug", „die Sache ist mir auf den Magen geschlagen" (ich konnte sie weder verdauen, noch ausscheiden), „es kommt mir hoch, wenn ich daran denke".

*Pācaka pitta* steht mit *Rañjaka-* und *Bhrājaka pitta* durch die Tätigkeit von *Samāna* (Allhauch) und *Apāna* (Aushauch) in Verbindung.

*Pācaka pitta* ist normalerweise zuständig für die Felder *Jivhā* (Geschmack) und *Pāyu* (Ausscheidung). Er wird entweder durch *Rañjaka-* oder *Bhrājaka pitta* verdrängt. Entweder hat man zuviel auf sich genommen *(Bhrājaka)* und hat im übertragenen Sinn (im Sinne des Übergriffs von *Bhrājaka-* auf *Pācaka pitta)* Verdauungsstörungen oder man hat sich eingemauert *(Rañjaka pitta)* und verhungert innerlich (Mangel an *Pācaka pitta). Bhrājaka pitta,* gesehen als Einfluß der Umwelt, prägt im übertragenen Sinne „den Geschmack" eines Menschen. Sein Sinn für Musik, Literatur usw. wird z.B. als Geschmack bezeichnet. *Rañjaka pitta* als Prinzip der Abwehr, Aversion und Schutz prägt seine Handlungen (im Worte Handlung steckt das Instrument Hand). Diese können dann geschmacklos werden.

Sie haben gelernt, daß *Sādhaka pitta* den Feldern der Bewegung und des Geruchs, *Ālocaka pitta* den Feldern der geschlechtlichen Begegnung und des Sehens, *Bhrājaka pitta* den Feldern des Gehörs und der Stimme zugeordnet sind.

## Flexibilität und Festigkeit im Test der Vāyus

Der Übergriff auf das Feld der Bewegung durch *Ālocaka pitta* ist folgendermaßen darstellbar. Der Schnittpunkt von *Prāṇa-* und *Vyāna vāyu* ist die Lunge. Darin treffen sich *Sādhaka-, Ālocaka-* und *Bhrājaka pitta.* Wie wir gesehen haben, sind die Gelenk-*Marmas* die Ampeln der Tätigkeit der Lunge. Das Ungleichgewicht zwischen dem Feld des Sehens und dem Feld der geschlechtlichen Begegnung kann im Übergriff des *Ālocaka pitta* auf *Sādhaka pitta* zum Vorschein kommen. Ein Ungleichgewicht im Bereich des Gehörs und der Stimme erscheint beim Übergriff des *Bhrājaka pitta* auf *Sādhaka pitta.* Ist *Bhrājaka pitta* zu stark, dann hat der Betroffene ein übertriebenes Bedürfnis nach „Streicheleinheiten", Schmeicheleien und dergleichen mehr. Kritik „verträgt" er nicht. Sie bereitet ihm Unbehagen, Traurigkeit usw. Ist *Ālocaka pitta* zu stark, so glaubt der Betroffene, alles im Alleingang machen zu müssen. Er verläßt sich nur auf sich selbst, ist mißtrauisch und unsolidarisch. Er kann niemandem richtig mit Herz und herzlich begegnen. Auch hier gibt es Mischtypen.

### Übung

Versuchen Sie, in ähnlicher Form weitere Kombinationen zu erstellen und Beispiele aus Ihrer eigenen Erfahrung zu liefern.

a) Wann weinen Sie?

b) Fällt es Ihnen leicht zu weinen? In wessen Gegenwart?

Analysieren Sie Ihr Verhalten als Spiel zwischen *Sādhaka-* und *Ālocaka pitta.*

c) Ist Weinen eine Sache der Frauen oder der Männer?

d) Eine Psychologie-Zeitschrift sieht das Weinen als besonderes „Männlichkeitsmerkmal" an: Ergebnis einer Untersuchung von ca. 1.000 jungen Männern. Was halten Sie davon?

e) Wie sehen starke bzw. weiche Männer aus?

f) Was würden Sie diesbezüglich über Frauen sagen?

Sehen Sie die Meinungen Ihrer Umwelt und Ihre eigenen dazu als Spiel zwischen *Bhrājaka-* und *Pācaka pitta.* Versuchen Sie dann, die möglichen und für Sie zutreffenden Vermittlungswege zu durchdenken.

Versuchen Sie, auch andere Felder menschlicher Aktivität und Wahrnehmung auf diese Weise zu untersuchen.

Die Tätigkeit der Großhirnrinde befähigt den Menschen mit seinen vorhandenen Sinnesorganen zur Ausbildung sehr komplexer Verhaltensmuster. Die jeweilige Motivation für ein Verhalten läßt sich mit Hilfe der *Pitta*-Theorie (vgl. Kapitel 8) subjektiv einkreisen. Allerdings kann die Rückkoppelung durch die Schmerzerfahrung in den flexiblen oder festen *Marma*-Gebilden die Notwendigkeit einer Richtungsänderung als dringlich anzeigen.

**Beispiel**

Frau Y leidet ständig unter starken Kopfschmerzen. Eine Fernsehsendung über seelische und körperliche Belastungen, unter denen Angestellte heute leiden, führt ihr ihre eigene Situation vor Augen: Sie ist Sekretärin und hat Angst, ihren Arbeitsplatz zu verlieren. Am nächsten Tag geht sie zu ihrem Vorgesetzten und beschwert sich massiv über ihre Arbeitssituation. Niemand nehme auf sie Rücksicht. Im *Feedback,* das sich aus dem Gespräch für sie ergibt, erkennt sie, daß ihre Existenzangst unter anderem in einem ziemlich hohen Anspruch, den sie an das Leben stellt, begründet ist. Konsumdenken und der Vergleich mit anderen Frauen ihrer Bekanntschaft führen zur Fehleinschätzung ihrer tatsächlichen Möglichkeiten. Sie begreift, daß ihr Verhalten tatsächlich zu einer Existenzbedrohung führen könnte, wenn sie sich nicht auf ihre Möglichkeiten einstellt. Die Meldungen aus diesem intensiven Prozeß der Auseinandersetzung zwischen Person und Umwelt machen sich in den Schmerzstellen des Kopfes bemerkbar. Sie „zerbricht sich den Kopf" über ihre Zukunft, die nur mit dem Herzen und dem Vertrauen zum Leben zu lösen ist. In dem Moment, in dem sie *Bhrājaka-* und *Pācaka pitta* verläßt, um *Sādhaka pitta* wahrzunehmen, verändert sich die Richtung ihres Verhaltens, die Kopfschmerzen lassen nach, und sie beginnt die Bewältigung ihres eigenen Werdegangs zielstrebiger anzugehen.

## 14.3 Die Kraftfelder der Wahrnehmung

Die folgende Tabelle gibt an Hand von Beispielen eine Übersicht über die Kraftfelder der Wahrnehmung, ihre Zuordnung zu den Feldern der Tat und die darin wirksamen Instrumente, die klassischen Sinnesorgane.

Jedem Wahrnehmungsfeld ist ein Feld der Tat zugeordnet. Diese Konstellation zeigt eine weitere Variations- und Kontrollmöglichkeit. Sollte zum Beispiel ein *Pitta* einseitig in einem Feld der Tat aktiv sein, kann man seine Tätigkeit gleichzeitig im zugehörigen Wahrnehmungsfeld testen, um zu sehen, ob die Instrumente der beiden Felder im Gleichgewicht,

| **Wahrnehmung** | ⇒ | **Instrumente der Wahrnehmung** | ⇒ | **Beispiele von Verknüpfungstests als gegenseitiges Feedback der Instrumente** | ⇐ | **Instrumente der Tat** | ⇐ | **Tat (Handlung)** |
|---|---|---|---|---|---|---|---|---|
| Gehörtes im Feld *Śrotra* | ⇒ | das Ohr | ⇒ | Kann man auch selber hören, was man anderen mitteilt? Wünscht man selber gern zu hören, was man andere nicht gern hören läßt? | ⇐ | die Stimme | ⇐ | Gesprochenes, Mitteilendes im Feld der Sprache *Dhvani* |
| Berühren im Feld *Tvac* | ⇒ | die Haut | ⇒ | Wie will man andere berühren? Geht die Berührung unter die Haut? Macht man Geschenke aus Konvention, um nicht unangenehm aufzufallen? Schenkt man einem anderen Menschen etwas, um seine Ruhe zu haben? | ⇐ | die Hand | ⇐ | Geben und Nehmen im Feld *Hasta* |
| Sehen im Feld *Cakṣu* | ⇒ | das Auge | ⇒ | Sind die Tag-Träume wie die Träume der Nacht in Einklang mit dem Felde der Tat in der zwischenmenschlichen Begegnung? Sind Wunschbild und Handlung in Einklang miteinander? | ⇐ | die Genitalien | ⇐ | die geschlechtliche Begegnung im Feld *Upastha* |
| der Geschmack im Feld *Jihvā* | ⇒ | die Zunge | ⇒ | Ist die Lust zum Essen und Trinken in Einklang mit dem Impuls zum Verzicht? Ist der Kater am darauffolgenden Tag, ein Zeichen von Unmäßigkeit? | ⇐ | die Afterzone | ⇐ | die Ausscheidung im Feld *Pāyu* |
| Riechen im Feld *Ghrāṇa* | ⇒ | die Nase | ⇒ | Bewegt man sich in einer Atmosphäre, in der es sich atmen läßt? | ⇐ | der Fuß | ⇐ | die Bewegung im Feld *Pāda* |

d.h. schmerzfrei, eingesetzt werden können. Die Instrumente der Felder wirken in ihrer Gesamttätigkeit als Regler des Verhaltens.

Das *Āsana* entpuppt sich damit als ein Gleichgewichtstest der *Pitta*-Prinzipien in den zehn Feldern der Tat und Wahrnehmung.

**Beispiel 1**

Beim Test der eigenen Motivation in *Bhrājaka pitta* wird das gleichzeitige Zuhören und Sichmitteilenkönnen im eigenen Körper beobachtet. Man sieht sozusagen mit dem Hinterkopf und empfindet, wie sich die eigene Stimme und das Ohr im Rückkoppelungsvorgang verbinden. Man registriert gleichzeitig im Gespräch, ob das eigene Wort Wunden oder Ablehnung bei anderen hervorruft und ob die Worte anderer eine Resonanz im eigenen Innern finden.

**Beispiel 2**

*Rañjaka pitta* wird in allen Partnerübungen deutlich wirksam. Haut und Hände, die Instrumente der Felder *Hasta* (Geben und Nehmen) und *Tvac* (Berührung) sind dabei ständig in Kontakt (vgl. die Partnerübungen im Übungsteil dieses Kapitels).

**Beispiel 3**

In besonders anspruchsvoller Weise wird in Yoga der Test des *Ālocaka pitta* mit Hilfe der beiden Instrumente Auge und Geschlechtsorgane verwendet. Man testet das Gleichgewicht der Vorstellungswelt und der Realität auf diesem Gebiet. Man läßt willentlich Vorstellungen aufkommen, die man bereit ist, dem Partner voll mitzuteilen. Man verliert sich nicht in Phantasien, ohne ihm diese bereitwillig preiszugeben. Werden vor oder nach einem solchen Prozeß irgendwelche *Marmas* spürbar, dann werden ihre Nachrichten registriert und der Test weitergeführt.

Frau X ist verheiratet, Herr Y ebenfalls. Während einer Partnerübung teilt Frau X Herrn Y mit, daß sie sich vorstellt, Hand in Hand mit ihm eine Bergwanderung zu machen. Herr Y hat daraufhin gleich die Vorstellung von ehelicher Untreue, die er ihr jedoch verschweigt. Am Tag nach dieser Begegnung hat Frau X eine merkwürdige Hautallergie und Durchfall; Herr Y leidet unter starken Kopfschmerzen. Beide besprechen daraufhin in aller Offenheit die Problematik ihrer Phantasien, verstehen einander und akzeptieren ihre derzeitigen Lebensumstände, Aufgaben und Verantwortungsbereiche und verzichten auf voreilige Handlungen. Die schmerzhaften Symptome lassen langsam nach.

**Beispiel 4**

*Pācaka pitta* beinhaltet mit Hilfe des Doppeltests der Zunge und der Afterzone einen vierfachen Test der Wirkung von Nahrung, sei es geistiger, emotionaler und körperlicher, auf den Verdauungstrakt. Der Test zielt auf

- den hinterlassenen Geschmack (süß, sauer, bitter, zusammenziehend, scharf, salzig);
- die Auswirkung auf das Gesamtverhalten, ob aktivierend oder beruhigend. Man beurteilt subjektiv, ob explosive Begeisterung oder Ausdauer gefordert wird;
- das Organ, auf welches die Nahrung wirkt: Herz, Magen, Darm usw.;
- die spezifische Wirkung, die in diesen Organen ausgelöst wird: Steigerung der Herzfrequenz bzw. ihre Beruhigung. Verstopfung oder Durchfall usw.

Die gleichzeitige Beobachtung von Zunge und Afterzone ist ein schwieriger Vorgang, der in *Prāṇāyāma* (vgl. Kap. 12, S. 186 und S. 187) durchgeführt wird. Diese Beobachtung erfordert viel Training, bis sie beherrscht wird. Sie ist hier nur der Vollständigkeit halber angedeutet.

**Beispiel 5**

*Sādhaka pitta* wird in allen Fortbewegungen des Körpers und in allen Atemübungen getestet, und zwar mit den Instrumenten der Felder *Pāda* und *Ghrāṇa,* mit dem Fuß und mit der Nase (vgl. Kap. 9).

**Zusammenfassung**

1. Die Schmerzsignale der *Marmas* können in Zusammenhang mit den zehn verschiedenen Tat- und Wahrnehmungskraftfeldern gebracht werden.
2. Die eigene Motivation wird mit Hilfe der Instrumente dieser Felder getestet.
3. Das Gleichgewicht zwischen einem Tat- und einem Wahrnehmungskraftfeld wird als Gleichgewicht der Funktionen ihrer Instrumente in den *Āsana*- und *Prāṇāyāma*-Techniken getestet. Taucht dabei Wohlbefinden auf, ist das Gleichgewicht vorhanden. Empfindet man Schmerz, ist das Verhalten zu ändern.

## 14.4 Komplexe Verknüpfungen des Verhaltens

Der Vollständigkeit halber sei hier die Lehre von den *Mahābhūtas* oder komplexen Mustern der Verknüpfungen von Reflexion und Reflex erwähnt. Das Wort *Mahābhūta* wird oft mit „Element" übersetzt. Eine treffendere Übersetzung wäre „komplexe Verknüpfung", weil sich der Begriff aus *mahā* = groß und *bhūta* = geworden zusammensetzt, was eher auf das Ziel einer Entwicklung als auf einen Anfang hindeutet. Das Funktionieren des Menschen als Gesamtheit von Rumpf und Kopf setzt die Entwicklungsgeschichte der Großhirnrinde mit ihren komplexen Schaltmöglichkeiten und ihrer Steuerung von den Gliedmaßen des Körpers voraus. Das komplexe Spiel zwischen reflexiv bewußten Handlungen und reflektorisch unbewußt ablaufenden Bewegungen des Körpers nimmt hier eine neue Differenzierung an. Autonome Reflexe bzw. Reflexe, die nicht von der Hirnrinde aus gesteuert werden, bringt man in einem *Mahābhūta* mit den vom Gehirn aus gesteuerten Handlungen in Einklang. Möglichkeiten dazu sind in unserem Nervensystem.

Es gibt Reflexe, die man direkt bewußt trainieren kann. Autofahren, Klavierspielen usw. sind sehr komplexe Reflexvorgänge dieser Art. Es gibt jedoch auch Reflexe, die nur über die Analyse der persönlichen Geschichte des einzelnen vom Reflexionsvermögen zu verarbeiten sind. In diese Kategorie gehören der Abbau von Lampenfieber, Prüfungsangst usw.

**Beispiel**

Für die Yoga-Philosophie ist die Verarbeitung der persönlichen Geschichte der Vorgang der wahren Erkenntnis des Selbst. Um dies zu illustrieren, wird das klassische Beispiel des Abbaus der Angst vor Schlangen herangezogen. Die Schlange gilt als Symbol für alle vom Rumpf aus gesteuerten Reflexe, die uns jederzeit in einem unachtsamen Augenblick überraschen können. Es gilt, diese Reflexe wie ein Schlangenbeschwörer zu bändigen. Die meisten Menschen erreichen jedoch darin keine Meisterschaft. Allein der Gedanke an die Schlange ist unangenehm und angsterregend. Viele sehen auch dort Schlangen, wo lediglich ein täuschendes Seil ihren Weg kreuzt. Diese Tendenz zu übergroßer Angst vor den schlummernden „bösen Eigenschaften" in einem selbst verstellt den Blick für die Wirklichkeit. Dieser Zustand wird verglichen mit der Situation eines Menschen bei Nacht. Er sieht die Schlange als Todfeind überall, stolpert über das Seil und stirbt in der Einbildung, eine Schlange hätte ihn gebissen.

Wer selbst die komplexe Struktur seiner nervlichen Schaltungen kennenlernen will, erreicht dies nur, wenn er sich den Überraschungsmomenten seiner *Feedbacks* aussetzt. Die *Guṇas,* die diese *Feedbacks* steuern, treten in den verschiedenen Tätigkeiten der fünf komplexen Verknüpfungen *(Mahābhūtas)* auf.

*Tamas* tritt als ein sehr langsamer Prozeß in Erscheinung: Man weiß nicht, ob der Körper überhaupt etwas registriert und erkennt erst nach Langzeitbeobachtungen Wirkungen. Den mit *Tamas* verknüpften subjektiven Komplex nennt man *Pṛthvi* (sprich: Prittwi = Erde). Die Yoga-Texte wollen damit sagen, daß der Organismus mit der Erde durch eine Art „unbewußtes Gefühl" so sehr in Verbindung steht, daß das „Erdhafte", das Gefühl für Festes, Träges usw. von innen her spürbar wird. Mit *Pṛthvi* hängt gleichzeitig die Tätigkeit der Nase und der Sinn für Geruch zusammen, so daß es möglich wird, über diesen Sinn den langsamen Prozeß zu empfinden, der sich in den festen Bestandteilen des Körpers (Nägel, Knochen, Zähne, Muskeln, Haut, Fäkalien, Haare, Bänder, Sehnen usw.) abspielt. Eine Störung des Erdgefühls *(Pṛthvi)* kann sich in einer langen schleichenden Erkrankung äußern.

**Beispiel**

Eine von C.B. BAHNSON durchgeführte Analyse der Familienstruktur von Krebspatienten ergab, daß sie aus Familien kommen, in denen wenig emotionaler Zusammenhalt besteht. Schwere psychische Störungen und Belastungen während der Kindheit kennzeichnen in stärkerem Maße die Krebspatienten als die Gruppe der Gesunden. Zusammenhalt ist das eigentliche Gefühl für Erde. Sein Fehlen trifft die festen Bestandteile des Körpers in ihrem Kern, der Zelle. Krebs ist eine Erkrankung der Zellen.

*Tamas* und *Sattva* bilden die komplexe Verknüpfung *Apas* (Wasser). Darunter fallen alle flüssigen Bewegungen des Körpers wie die des Chylus (Milchsaft), Blutes, Fettes, der Lymphe, des Urins und des Schweißes. Mit Hilfe des Geschmacks ist es möglich, sich über diese Prozesse Rechenschaft zu geben.

*Rajas* und *Sattva* bilden die komplexe Verknüpfung *Agñi* (Feuer). Darunter ist die subjektive Erfahrung aller erhitzenden und mit dem Licht verbundenen Reaktionen des Körpers zu verstehen: Atmung, Öffnen und Schließen der Augen, Bewegung, Begeisterung usw. Mit Hilfe des Form- und Farbsinns lassen sich die Prozesse dieser komplexen Verknüpfung verstehen.

*Rajas* allein bildet die komplexe Verknüpfung *Vāyu* (Wind), die die Kategorie aller unsichtbaren Ängste des Menschen zusammenfaßt. Der Sinn für Berührung kann über *Vāyu* Auskunft geben.

**Beispiel**

In einem Zoo springt ein Tiger gegen die Gitter. Ein vorbeigehender Besucher erschrickt. Nachdem ihm der Sinn des Gitters bewußt wird, lacht er. Die Überraschung brachte jedoch zum Vorschein, daß ihm die ganze Lage nicht bewußt war und verschiedene Teile seiner Person ängstlich reagiert haben, obwohl die Gesamtsituation eindeutig sicher war. Trotz offizieller und privater Schutzmaßnahmen, mit denen sich der Mensch umgibt, ist sein Organismus anscheinend latent von einer ständigen tiefen Angst vor dem Tod geplagt. Diese innere Erkenntnis des Todes in der Form seiner Vorwegnahme als Angst ist in der Kategorie *Vāyu* zusammengefaßt.

*Sattva* bildet allein die komplexe Verknüpfung *Ākāśa* (Äther). Darunter werden alle Öffnungen des Körpers des Menschen nach außen und ihr Zusammenwirken mit der sprachlichen Kommunikation verstanden.

**Komponenten des Verhaltens**

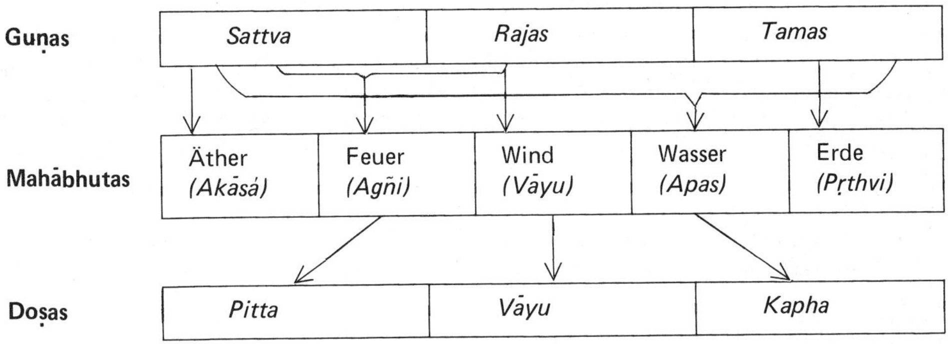


Angesichts der Verknüpfungen der Prinzipien untereinander fällt auf, daß es nur über die Kategorie der Wirklichkeit *(Sattva)* möglich ist, auf die Unentschiedenheit *(Rajas)*, auf den Irrtum und die Falschheit *(Tamas)* einzuwirken. Das Gleichgewicht der *Doṣas (Vāyu, Pitta* und *Kapha)* zeigt sich in einem Gleichgewicht der *Mahābhūtas* und dem Sieg der Wirklichkeit über die Zustände des Zweifels, der Angst und der Falschheit. Umgekehrt kann bei Überwiegen von *Tamas* und *Rajas* die Wirklichkeit verunstaltet werden und die totale Zerstörung der komplexen Verknüpfungen bewirkt und dadurch Krankheit oder Tod eingeleitet werden.

**Zusammenfassung**

1. Die Funktionen des Körpers werden in erster Linie durch die Wahrnehmung über die Sinnesorgane Auge, Ohr, Nase, Zunge und Haut bestimmt. Diese Organe sind gleichzeitig eine Mittlerstelle zwischen Innen- und Außenwelt. Reize von außen werden über die Wahrnehmungsfelder aufgenommen, miteinander kombiniert und in die Struktur des Verhaltens eingearbeitet. Was im Innern des Kopfes abläuft, kann über die Wahrnehmungsorgane festgestellt werden; die Sinnesorgane sind als „Spiegel" des Körpers anzusehen.
2. Das psychische und körperliche Erscheinungsbild des Menschen ist für den Menschen selbst und seine Mitmenschen durch Tatkraftfelder und Tatorgane geprägt. Das jeweilige Feld und Organ müssen nicht unbedingt in direktem Zusammenhang miteinander stehen. Die einzelnen Elemente verknüpfen sich untereinander, was anhand von Yoga-

Übungen nachgeprüft werden kann. Ein Test der Felder und der Tatorgane gibt Auskunft über den körperlichen Zustand.

3. Das menschliche Verhalten ist das Ergebnis sehr komplexer Verknüpfungen, an denen Reflexe aus allen Wahrnehmungs- und Tatbereichen beteiligt sind. Man nennt diese Verknüpfungen *Mahābhūtas,* die fünf Ausprägungen haben: a) *Pṛthvi* (der mit *Tamas* verknüpfte subjektive Komplex), b) *Apas* (die durch *Tamas* und *Sattva* entstehende komplexe Verknüpfung, c) *Agñi (Rajas* und *Sattva* verknüpfen sich und vermitteln die Erfahrung aller mit Hitze verbundenen Reaktionen des Körpers, d) *Vāyu (Rajas* wirkt hier und schafft die komplexe Erfahrung der unsichtbaren Angst und Berührung), e) *Akāśa (Sattva* schafft die Verknüpfung, über die die sprachliche Kommunikation erfahren wird).

## 14.5 Zur Übung

### Aufgaben

**Vorbemerkung:** *Sādhaka pitta* wird in der altindischen Medizin als Stärke, Manneskraft und auch als fetterzeugend bezeichnet. *Bhrājaka pitta* hingegen wird als hitzeerzeugend bezeichnet. In diesem Zusammenhang ist es möglich, an zwei Gruppen von Hormonen zu denken, die mit diesen beiden Prinzipien in Einklang zu bringen sind: Androgene (männliche Hormone) und Östrogene (weibliche Hormone). Die unterschiedliche Hormonstruktur trennt die Geschlechter und ermöglicht die gegenseitige Ergänzung. Östrogen hat seine Wurzel im Griechischen und bedeutet hitzeerzeugend. Diese Hormone üben einen starken Einfluß auf die Signalwirkung zwischen männlichen und weiblichen Individuen aus. Durch die Verbindung dieser Bezeichnungen mit den beiden Begriffen *Sādhaka pitta* und *Bhrājaka pitta* bringt die altindische Medizin eine neue Dimension in das Nachdenken über die Beziehungen Individuum/Gesellschaft.

1. Versuchen Sie, vor diesem Hintergrund folgendes Beispiel aus der Literatur zu untersuchen: In Heinrich MANNs Roman *Professor Unrat* wird geschildert, wie ein Mann an dem Konflikt zwischen dem griechischen Ideal humanistischer Bildung, dem Ehrenkodex des 19. Jahrhunderts und seiner sexuellen Hörigkeit zerbricht. Professor Unrat verliebt sich in eine Tänzerin aus einem Nachtlokal. Doch das Milieu, mit dem er durch seine Vermählung mit ihr konfrontiert wird, ist ihm fremd. Er ist jedoch „dem Weiblichen" so total verfallen und ausgeliefert, daß er nicht in der Lage ist, sich zu lösen, obwohl er ständig gedemütigt wird. Er gerät in einen haltlosen Zustand, aus dem er kein Zurück findet.
   - Wie sieht wohl dieser Professor die „ideale Frau" und den „idealen Mann" und wie verhält sich dazu die Wirklichkeit?
   - Überlegen Sie aufgrund der kurzen Schilderung des Romans, wie der Professor seine eigene Identität sieht und was die Ursache dafür ist, daß er die Tänzerin als Frau letztlich nicht „verträgt"?
   - Versuchen Sie, Parallelen zu Ihrer eigenen Situation bzw. zu Partnerschaften in Ihrem Bekanntenkreis zu finden. Kennen Sie Männer, die in ihre eigene Männlichkeit so stark verliebt sind, daß sie gar nicht merken, daß sie für Frauen nicht anziehend sind?
   - Kennen Sie Frauen, die von ihrem Mann finanziell unabhängig sein wollen? Überlegen Sie, ob sich auch darin grundlegende Ängste vor der Begegnung mit dem anderen Geschlecht zeigen.
2. Partner streben häufig, auch wenn Kinder da sind, die Scheidung an. Oftmals tritt auf diese krasse Weise eine Lüge ans Tageslicht, mit der die Ehepartner schon lange gelebt haben. Beurteilen Sie folgendes Beispiel unter dem Aspekt des Ausgleichs zwischen *Sādhaka-* und *Bhrājaka pitta:*

Ingmar BERGMANNs Film *Szenen einer Ehe* beginnt mit der gegenseitigen Versicherung der beiden Ehepartner, daß ihre Ehe intakt ist. Die Frau ist Eheberaterin und wundert sich über das Schicksal ihrer Klienten. Als sie selbst betroffen wird, ist sie fassungslos. Offenbar mangelte es an der Identitätserfahrung der beiden Partner schon zu Anfang ihrer Beziehung: Sie empfand sich nur in seinen Armen als Frau, und er war von seiner Männlichkeit nur in ihrer Gegenwart überzeugt. Sie war ihm Mutter, er ihr Vater, sie war ihm Tochter, er ihr Sohn usw. Es fehlte die klare Erfahrung der Ergänzung der eigenen Persönlichkeit als „Mann" oder „Frau" durch den Lebenspartner. Die „Symbiose" oder das „Zusammenleben" brach bei der ersten ernsthaften Krise auseinander, weil diese mit der Entwicklung eines der beiden Partner als „Individuum" zusammenhing. Der andere mußte abgestoßen werden.

- Welchen Versuch des Ausgleichs zwischen *Sâdhaka-* und *Bhrâjaka pitta* würden Sie für sich selbst vorschlagen?
- Könnte das Aufkommen eines neuen selbständigen Lebensgefühls zu einer Identitätskrise führen, in der der Lebenspartner verblaßt und neue starke Beziehungen zu anderen Menschen gewünscht werden?

## Praktische Übungen

1. Die folgenden Übungen sollten nur dann von Ihnen ausgeführt werden, wenn Ihre Wirbelsäule und Gelenke genügend elastisch und biegsam sind. Die Übungen dieser Reihen sollten Sie nur mit gleichgroßen Partnern durchführen.

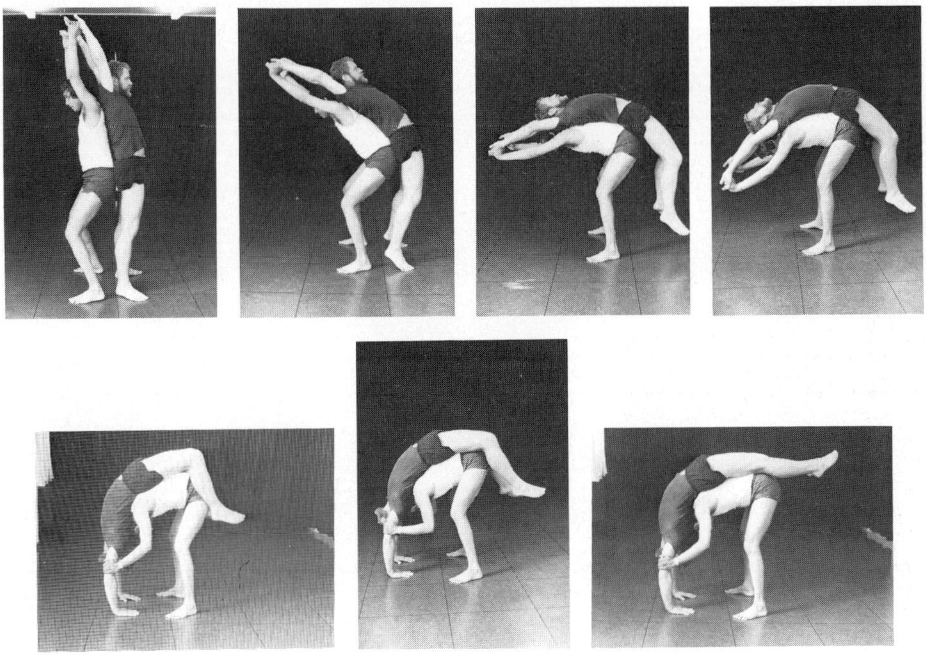

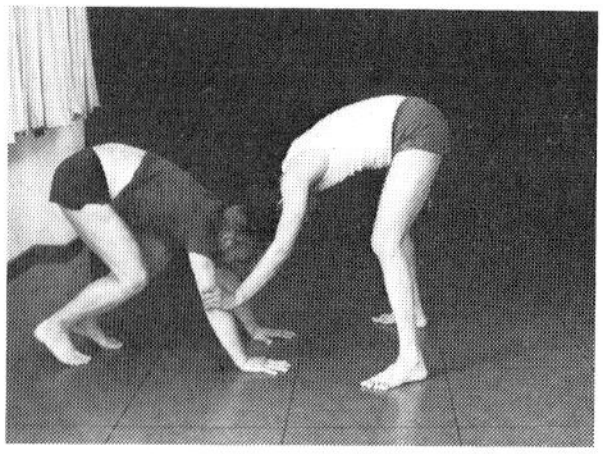
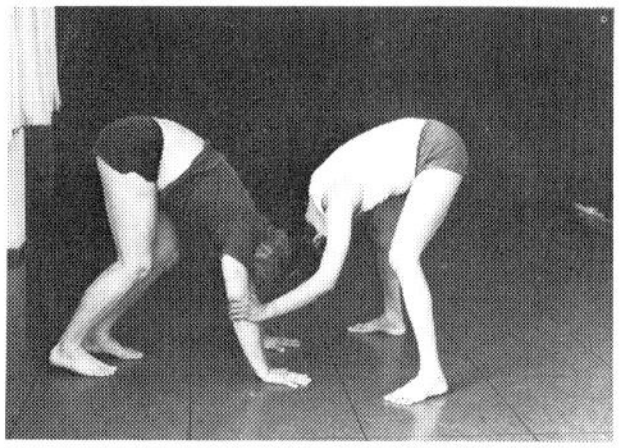
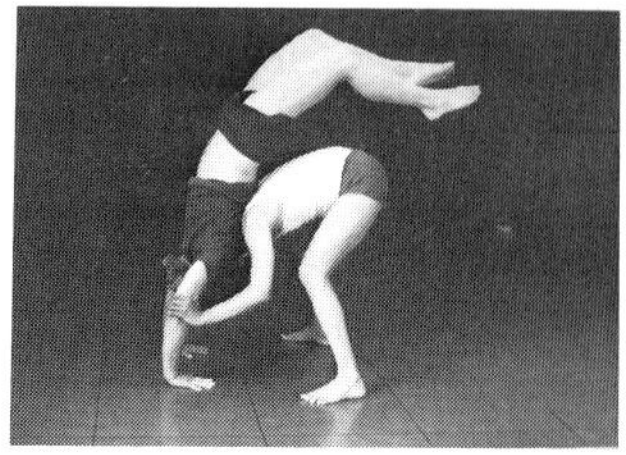
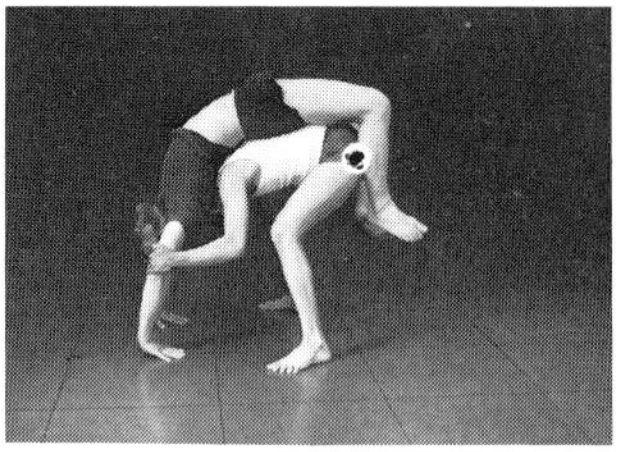
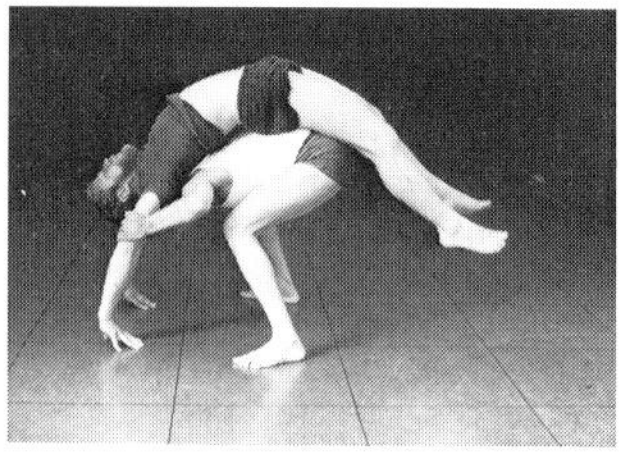
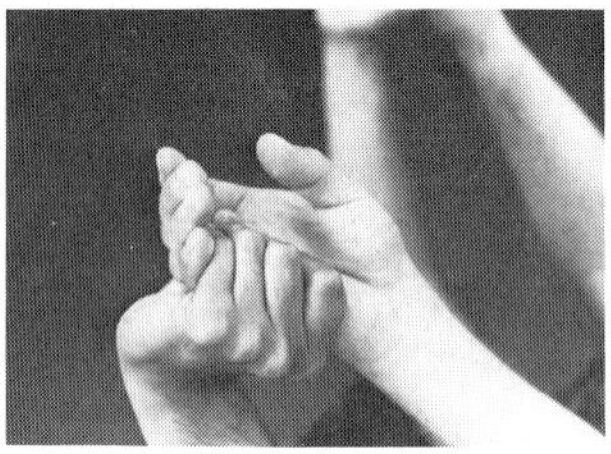
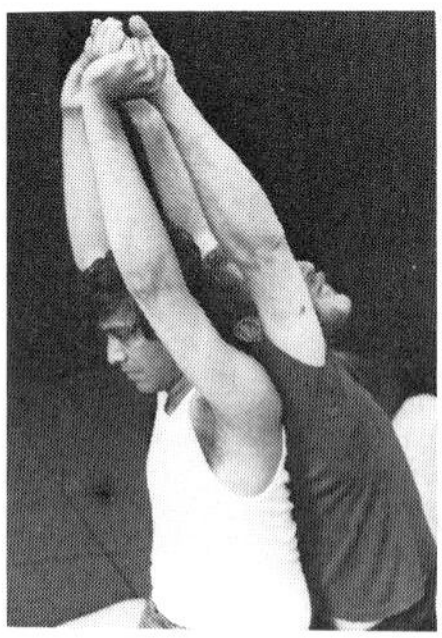
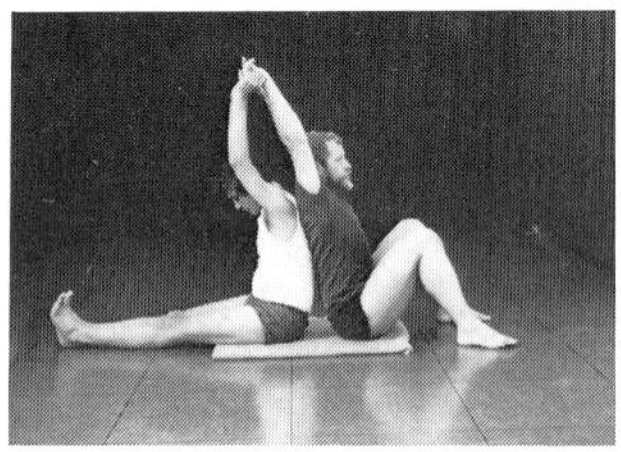
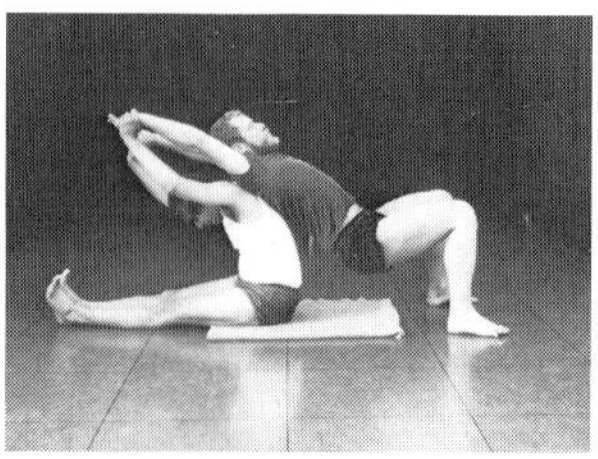
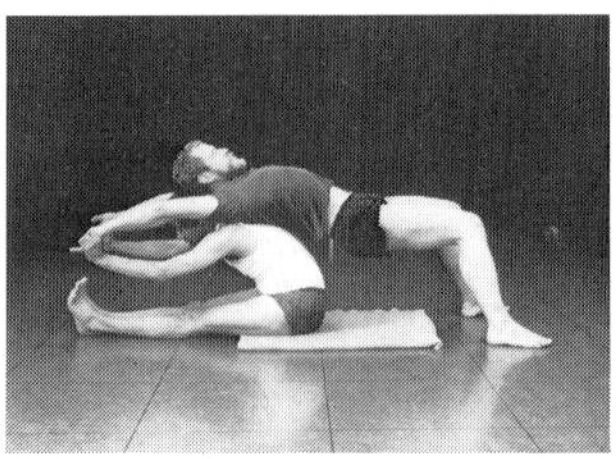
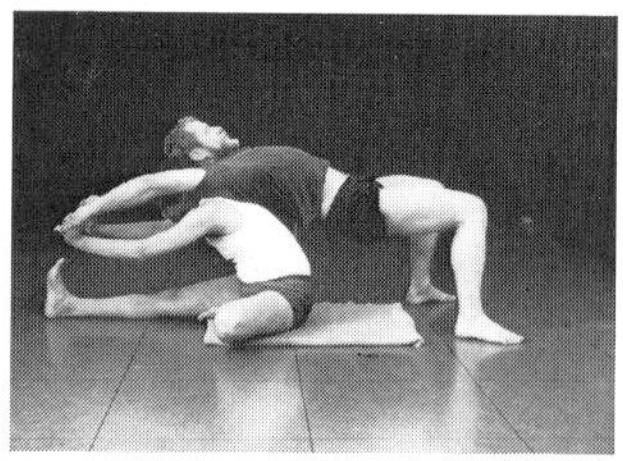

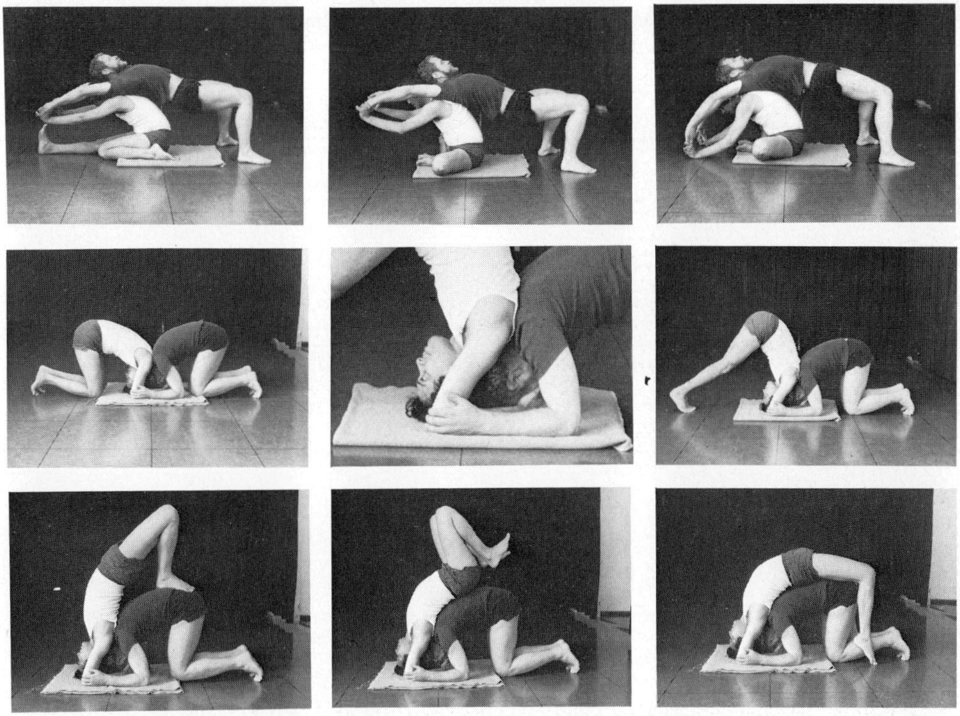

2. **Reinigung der Empfindungswege für Hitze im Körper**

Mit Hilfe einer sehr starken Dosis von Kochsalz ca. 4 Teelöffel in einem Viertelliter Wasser reinigt man den Magen und damit auch den gesamten Verdauungstrakt. Man schluckt die Dosis schnell hinunter und wartet, bis sie von selbst durch Erbrechen (Reflex auf den Brechreiz hin) wieder hochkommt. Es wird empfohlen, sich nach der Übung eine Stunde hinzulegen. Die Übung sollte höchstens 1 mal im Monat durchgeführt werden und dann unter Aufsicht eines fachkundigen Yoga-Lehrers. Nach diesen Übungen erfährt man eine eigenartige Hitze im Körper, so als wenn alle Schlacken verbrannt wären. Der gesteigerte Durst sorgt auch für die Durchspülung des Innern des Körpers.

In Kombination mit dieser Übung kann Einziehen der Bauchdecke während der Atempause nach dem Ausatmen (vgl. S. 185) das Gefühl für die Hitze im Körper verstärken und besser verteilen helfen.

# 15 Yoga auf dem Prüfstand westlicher Medizin

**Lernziele**

1. Erkennen, daß das subjektive Befinden von einem Muster der Äußerungen innerer Organe begleitet ist.
2. Wissen, daß das **gleichzeitige** Betrachten einer Reihe von Organäußerungen für den eigentlichen Effekt eines *Āsanas* ausschlaggebend ist.
3. Die Fähigkeit erwerben, innere Abwehr- und Schutzmechanismen trotz äußerlich nicht erkennbarer Indizien in sich selbst beobachten zu können.
4. Wissen, daß sich latente Krankheiten während der *Āsanas* bemerkbar machen können.
5. Wissen, daß sich *Āsanas* nicht als mechanische Hilfe gegen spezifische Krankheiten eignen.
6. Erkennen, daß *Āsanas* erst im Gesamtzusammenhang zwischenmenschlicher Kommunikation spezifische Effekte in den inneren Organen hervorrufen können.
7. Wissen, daß erst die Interaktion zwischen Lehrer und Schüler das entsprechende Übungsklima aufbaut.

**Zur Orientierung**

1. Betrachten Sie folgende Darstellung des Druckabfalls in einem horizontalen Abflußrohr. Mit diesem einfachen Modell läßt sich unser Blutkreislaufsystem vergleichen.

   Der Behälter A ist vergleichbar mit dem menschlichen Herzen, die Röhren B1, B2, B3, B4 mit dem Blutgefäßnetz des menschlichen Körpers. Je nachdem, wie der Durchmesser der Röhren B1, B2, B3, B4 sich verändert, verändert sich der Anstieg der Flüssigkeit und damit der Druck in ihnen:

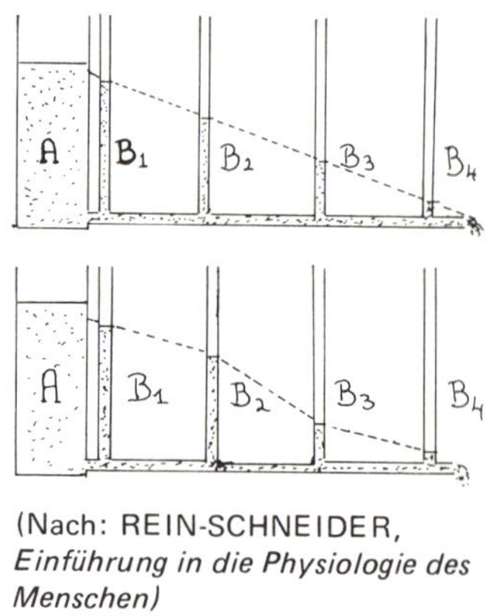


(Nach: REIN-SCHNEIDER, *Einführung in die Physiologie des Menschen)*

– Bei Verengung einer Röhre (Konstriktion) steigt der Druck.
– Bei Erweiterung (Dilatation) fällt er.

Wir dürfen uns durch den Vergleich unseres Kreislaufsystems mit diesem Abflußsystem nicht zum Trugschluß verleiten lassen, daß der Fluß des Blutes in unserem Körper mechanisch geregelt wird. Die Verengung oder Erweiterung einzelner Blutgefäße des Körpers wird durch das vegetative oder autonome Nervensystem geregelt (vgl. Kapitel 7). Störungen in diesen nervlichen Steuerungen können funktionelle Kreislaufstörungen, Herzinfarkt und Schlaganfälle herbeiführen. Solche Störungen des nervlichen Apparats können wiederum durch Ehrgeiz, Bildung, soziale Stellung und ähnlich bestimmende Faktoren menschlichen Verhaltens maßgeblich beeinflußt werden (vgl. Kapitel 13, S. 190).

Der menschliche Kreislauf versucht, inneres Gleichgewicht durch eine Reihe von Reaktionen zu bewahren, an denen die *Śirā*-Marmas wesentlich beteiligt sind. Das Blutgefäßnetz als dynamisch-lebendiges, elastisches und sich ständig veränderndes geschlossenes System versucht, konstante Bedingungen, wie sie in unserem Modell herrschen, aufrechtzuerhalten.

2. **Reaktionen zur Regulation des Blutdrucks**

Einflüsse wie tages- und jahreszeitliche Veränderungen, atmosphärische Schwankungen und Wetterumstürze werden vom Blutkreislaufsystem u.a. durch die Veränderung der Pumpleistung des Herzens aufgefangen. Ändert sich die Frequenz des Herzschlags, so wird mehr Blut in die Adern gepreßt. Der Druck in den Adern würde sich dabei erhöhen, wenn nicht das Gefäßnetz durch rasche Verteilung diesen Druck auffangen würde.

**Beispiel**

Stellen Sie sich einen Fahrradreifen vor, der in der prallen Sonne dem dabei auftretenden Druck nicht mehr standhält und platzt. Um ähnliche Effekte im Gefäßnetz unseres lebendigen Körpers zu verhindern, muß die Gegenregulation zur Kompensation viel früher einsetzen.

Im folgenden ist die Wirkweise der Pumpleistung des Herzens (Systole) und der Pumpleistung der elastischen Adern (Diastole) (hauptsächlich der Aorta, die das Blut aus der linken Herzkammer in den Körper führt) dargestellt.

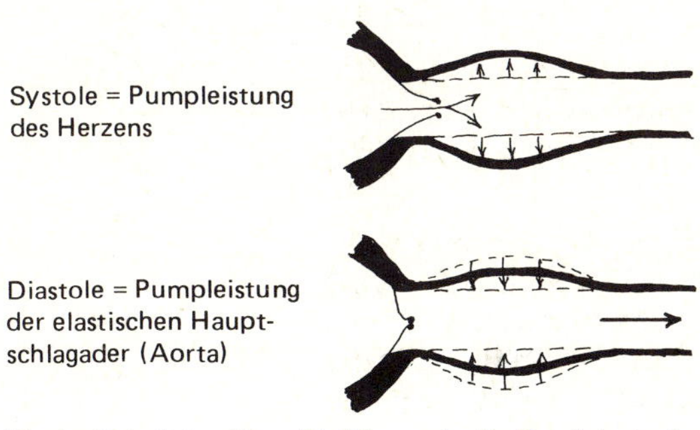


(Nach: Rein-Schneider, *Einführung in die Physiologie des Menschen*)

Wenn das Herz das Blut in die Hauptschlagader des Körpers pumpt, tut es dies mit einem gewissen Druck (Systole). Das elastische Blutgefäß schwingt danach in die Ausgangslage zurück und transportiert das Blut weiter (Diastole).

3. Bei der Steigerung der Frequenz der Pumpe wird mehr Flüssigkeit in die Röhren hineingepumpt, wenn alle anderen Faktoren, z.B. Viskosität der Flüssigkeit und Durchmesser der Röhren, konstant bleiben. Damit steigt auch der Druck in den Röhren. Der Druck in den Röhren kann jedoch konstant gehalten werden, wenn die Röhren sich erweitern. Im Fall unseres Kreislaufsystems bedeutet dies: Beim Anstieg der Herzfrequenz und des systolischen Blutdrucks kann der Anstieg der Diastole durch Dilatation der peripheren Blutgefäße kompensiert werden.

4. Die Erhaltung konstanter Druckverhältnisse in den Blutgefäßen des Körpers ist lebensnotwendig, da sonst das Innenmilieu zu stark schwanken würde. Der menschliche Körper bewirkt die entsprechenden Veränderungen im Durchmesser der einzelnen Blutgefäße mit Hilfe des Nervensystems und der mit ihm eng zusammenwirkenden Aktivierungssubstanzen (Hormone), die ins Blut freigesetzt werden. Die Reaktionen unseres Gefäßnetzes auf Veränderungen der Körperhaltung erfolgen auf diese Weise. Dies dürfen wir auch als Reflexe bezeichnen.

5. Aus einer Kombination der Gesetzmäßigkeiten, wie sie unter 1. bis 4. dargestellt wurden, ergeben sich für unseren Blutkreislauf wichtige Folgerungen:

   a) Bei einer Konstriktion des peripheren Gefäßnetzes erwartet man einen Anstieg des diastolischen Blutdrucks, bei einer Dilatation dagegen ein Sinken.

   b) Beim Anstieg der Herzfrequenz ist anzunehmen, daß der systolische Blutdruck ansteigt. Steigt der diastolische Druck nicht entsprechend, hat sich höchstwahrscheinlich das periphere Gefäßnetz erweitert, um dadurch den Druck in der Hauptschlagader (Aorta) zu entlasten. So kann durch eine Dilatation des peripheren Gefäßnetzes die Kompensation erfolgen.

6. **Die Regulation des Blutvolumens in der Blutbahn**

   Das Flüssigkeitsvolumen in der Blutbahn wird trotz starker Beeinflussungen (z.B. Trinken großer Flüssigkeitsmengen, Verlust durch Schwitzen usw.) konstant gehalten. An dieser Regelung des konstanten Volumens wie auch an der Konstanterhaltung der Zusammensetzung des Blutes sind zentrale Gehirnstrukturen und als Ausführungsorgan beispielsweise die Nieren beteiligt. Der Wasserhaushalt und der Haushalt lebenswichtiger Elemente wie Natrium und Kalium wird auf dem Wege der Urinausscheidung geregelt. Die Regulation des Blutvolumens ist, um auf unser Beispiel zurückzukommen, wichtig für die Konstanterhaltung des Blutdrucks.

Blenden wir zurück auf unsere Definition des Begriffs *Āsana* in Kapitel 12. Das *Āsana* ist der bewußte Test der Einzelverknüpfungen des Verhaltens mit Hilfe des Nachrichtennetzes des Körpers.

Testet man durch *Āsanas* zum Beispiel das Kreislaufsystem als Gesamtheit, so setzt man den Menschen einer äußeren Belastungsprobe aus und beobachtet, ob der Kreislauf dieser Probe standzuhalten vermag. Man erzeugt zum Beispiel einen Zustand, der Veränderungen in der Herzfrequenz und im systolischen Blutdruck hervorruft und beobachtet, ob diese durch Veränderungen des Gefäßnetzes in der Peripherie des Körpers aufgefangen werden. Die Wirkweise zweier solcher Belastungsproben (der *Āsanas* Kopfstand und Schulterstand) wurde mit physiologischen Messungen des Herz-Kreislaufsystems untersucht. Im folgenden werden die Ergebnisse dieser Vorversuche zur Diskussion vorgelegt. Das übergeordnete Lernziel dieses Kapitels ist es, den Leser mit den Arbeitshypothesen der derzeitigen Forschung auf dem Gebiet des Yoga bekannt zu machen. Er soll sehen, daß physiologische Meßmethoden durchaus auch in der Lage sind, relevante und treffende Antworten auf Fragestellungen aus Yoga zu liefern.

**Zur Diskussion: Sind Yoga-Effekte objektiv beweisbar?**

In diesem Kapitel sollen einige Phänomene, die Sie möglicherweise während des Kurses schon selbst beobachtet haben, mit Hilfe moderner Erhebungsmethoden untersucht werden. Als Yoga-Schüler westlicher Prägung sind Sie aufgrund Ihrer gesamten Ausbildung daran gewöhnt, daß Behauptungen bewiesen und Hypothesen möglichst einsichtig formuliert werden sollten. Ihre abendländisch geprägte Geistes- und Gefühlswelt wird bei der Lektüre dieses Buches wahrscheinlich immer wieder Zweifel angemeldet haben, ob manche der erläuterten Phänomene als Folge von Yoga-Übungen echt und beweisbar sind. Die bisher dargelegten Definitionen der einzelnen Yoga-Techniken bauten ausschließlich auf den Erfahrungen subjektiver Tests *(Āsanas)* auf; d.h. Aussagen sind als Regeln definiert worden, die letztlich nur aus persönlichen Erfahrungen beweisbar sind. Um Ihnen trotzdem das Gefühl der Sicherheit und das Zutrauen zu richtig angewandten Yoga-Übungen zu geben, werden im folgenden einige Experimente vorgestellt, die nach objektiven westlich-medizinischen Standards durchgeführt wurden. Diese Experimente sind keine Beweise, können aber als vorläufige Bestätigungen einer Reihe von Arbeitshypothesen dienen, die die Richtung künftiger Yoga-Forschung zu beeinflussen vermögen.

**Beispiel 1: Versuchsperson (Vp) Yoga-Lehrer**

Die Vp wurde im Kopf- und Schulterstand untersucht. Gemessen wurden während der Übung der Verlauf der Herzfrequenz, der systolische Blutdruck (Pumpleistung des Herzens) und der diastolische Blutdruck (Pumpleistung des elastischen Gefäßnetzes des Körpers).

Die Kurven zeigen einen starken Anstieg des systolischen und diastolischen Blutdrucks im Kopfstand. Im Schulterstand dagegen ist ein starker Abfall in der Systole bei einem relativ mäßigen Absinken der Diastole zu verzeichnen. Bei der Erhebung dieser Daten ging es lediglich darum zu sehen, welchen Effekt Kopfstand und Schulterstand (ausgeführt in der in diesem Buch beschriebenen Weise) auf den Blutdruck ausüben.

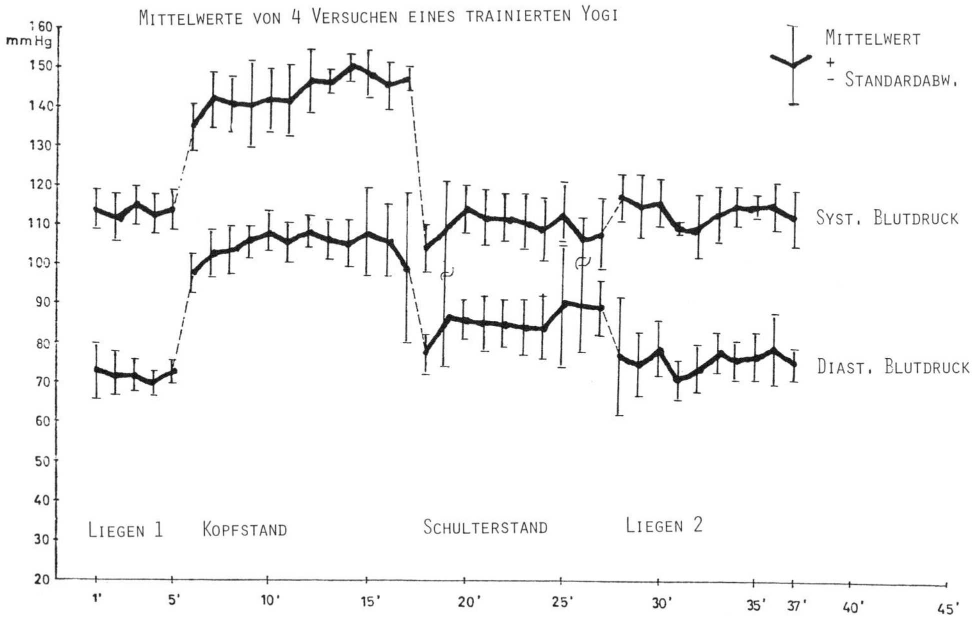


**Beispiel 2: Versuchsperson Sportler**

Die Versuchspersonen (Vpn) wurden den gleichen medizinischen Tests unterworfen wie der Yoga-Lehrer in Beispiel 1. Die Ausführung des Kopf- und Schulterstandes wurde den Vpn nach Gutdünken überlassen. Die Messungen ergaben folgende Kurven (vgl. Abb. S. 229).

Welche Unterschiede im Verlauf der Kurven können Sie feststellen? Wie verhält sich Diastole zu Systole im Kopfstand, wie im Schulterstand und wie im Liegen?

Der bemerkenswerte Unterschied zwischen dem Kurvenbild 2 und dem Kurvenbild 1 war Anlaß für die Versuchsleiter, die Ursachen genauer zu erforschen.

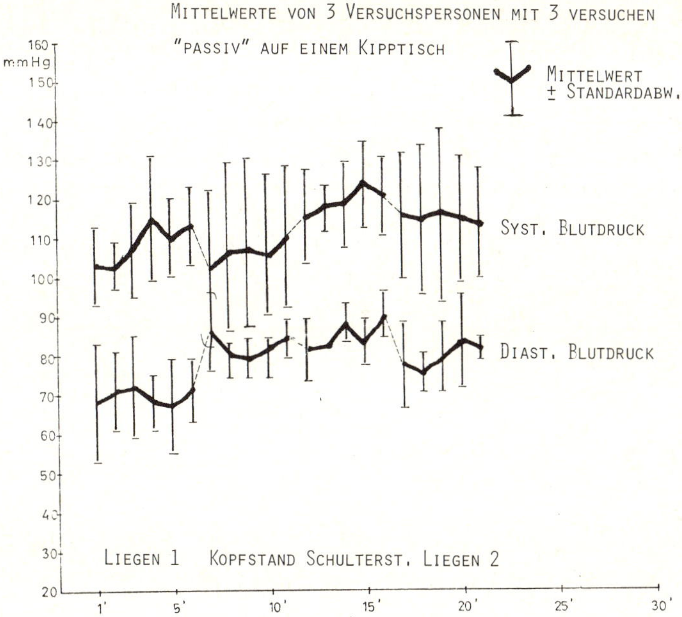


## Beispiel 3: Kipptisch-Versuch mit Sportlern

Die Sportler aus Beispiel 2 wurden auf einen Kipptisch geschnallt und in eine dem Kopf- und Schulterstand ähnelnde Umkehr-Stellung gebracht. Die erhaltenen Meßwerte sind in den Kurven auf der nächsten Seite dargestellt.

Welche Veränderungen können Sie gegenüber dem Kurvenbild von Beispiel 2 feststellen? Gibt es irgendwelche Ähnlichkeiten im Verlauf der Kurven?

Beachten Sie, daß die Systole im Kopfstand beim Kipptischversuch leicht fällt, während die Diastole steigt. Sie können auch sehen, wie die Systole im Schulterstand steigt, während die Diastole konstant bleibt. Um dieses Phänomen weiter zu erhellen, war es notwendig, Herzfrequenz und Durchblutung der Peripherie zur Interpretation heranzuziehen. Dies geschah in einer weiteren Versuchsreihe, in der die periphere Durchblutung mittels Fotoplethysmographie* erhoben wurde. Die Beweiskraft der hier vorgestellten Arbeitshypothesen zeigte sich auch darin, daß trotz des zeitlichen Abstands von 2 Jahren zwischen beiden Versuchsreihen und eines unterschiedlichen Kollektivs von Versuchspersonen grundsätzliche Übereinstimmungen hervortraten.

---

* Verfahren zur Messung der peripheren Durchblutung mit Hilfe einer fotoelektrischen Zelle

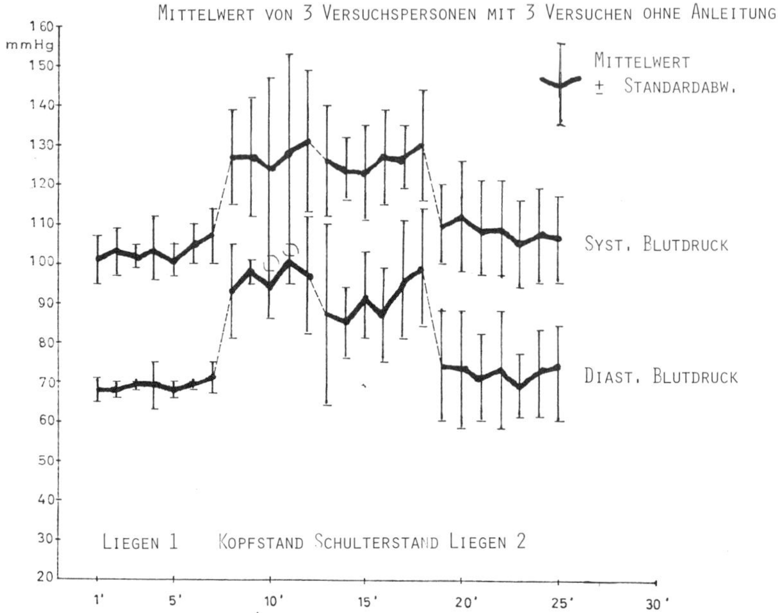


**Der Zusammenhang zwischen Herzfrequenz und peripherer Durchblutung**

In *Zur Orientierung* 2. und 3. wurde der Zusammenhang zwischen dem Anstieg der Systole und dem Anstieg der Herzfrequenz besprochen. Dabei ist zu bedenken, daß das Kreislaufsystem ein geschlossenes System darstellt. Das Herz als zentrale Pumpe in diesem System kann durch seine Pumpleistung (Systole) Blut aus der Peripherie ansaugen und über die Hauptschlagader dem Kreislauf wieder zuführen. Würde man das Herz-Kreislaufsystem unter physikalisch-hydrodynamischen Gesichtspunkten betrachten, könnte man sagen: Durch eine erhöhte Pumpleistung des Herzens würde man dementsprechend eine Ebbe in der Durchblutung der Peripherie erwarten. Dieses Abebben des Blutes in der Peripherie kann der menschliche Körper kompensieren, indem er die Gefäße der Peripherie erweitert. Diese aktive Gegensteuerung der Gefäße der Peripherie fängt gleichzeitig den diastolischen Druck in der Hauptschlagader auf und läßt ihn nicht so hoch steigen. Das innere Milieu bleibt damit trotz Erhöhung der Pumpleistung des Herzens relativ konstant. In Einklang mit diesen Überlegungen kann man die Beobachtungen der peripheren Durchblutung sehen. Trotz der Komplexität der individuellen Meßwerte zeigt sich in den Mittelwerten aller Versuchspersonen ein Trend (siehe Abb.).

**Beispiel 4: Versuchspersonen fortgeschrittene Yoga-Schüler**

Dieser Versuch, der 2 Jahre nach den ersten Beobachtungen unternommen wurde, beschränkte sich auf die Beobachtung der Herzfrequenz und der peripheren Durchblutung. Die Versuchspersonen nahmen Kopf- und Schulterstand nach der mindestens 2 Jahre lang trainierten Methode des Yoga-Lehrers von Beispiel 1 ein. Es ergaben sich folgende Kurven:

Gesamtmittelwert von 9 Personen in 27 Versuchen
Herzrate (Schläge/min)

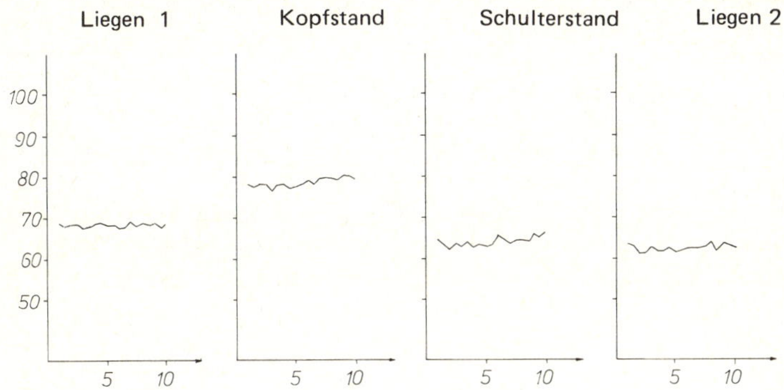


Gesamtmittelwert von 9 Personen in 27 Versuchen
Periphere Durchblutung
(Fingerpulsvolumen im Fotoplethysmogramm, Amplitude in mm bei 1 mV Verstärkung)

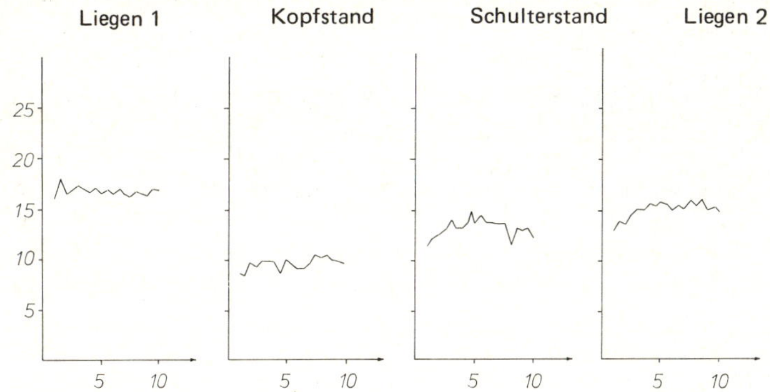

Beim Vergleich der Meßwerte der Herzrate zeigte sich, daß zwischen Liegen 1 und Kopfstand sowie zwischen Kopfstand und Schulterstand ein hochsignifikanter Unterschied bestand ($p \leqslant 0.01$).

**Beispiel 5:**
**Kipptisch-Versuch mit fortgeschrittenen Yoga-Schülern**

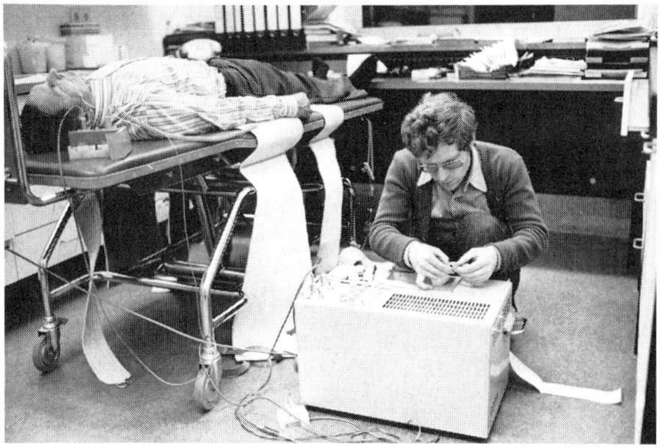

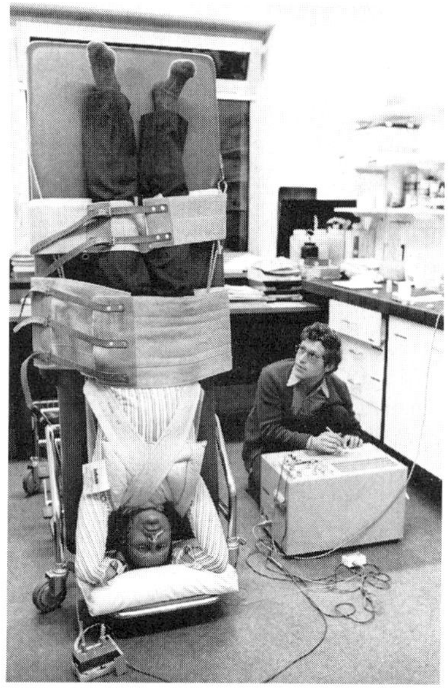

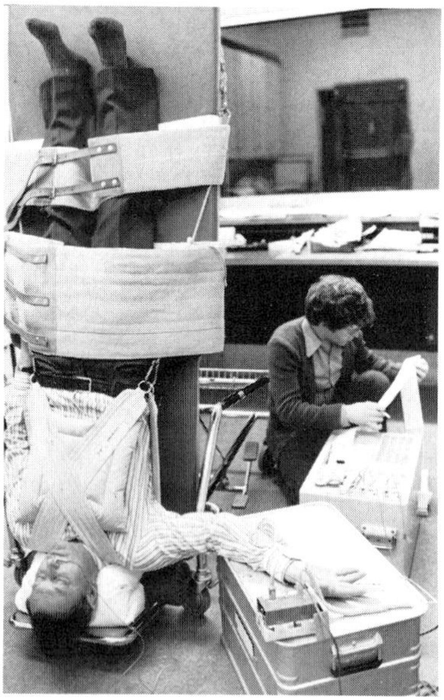

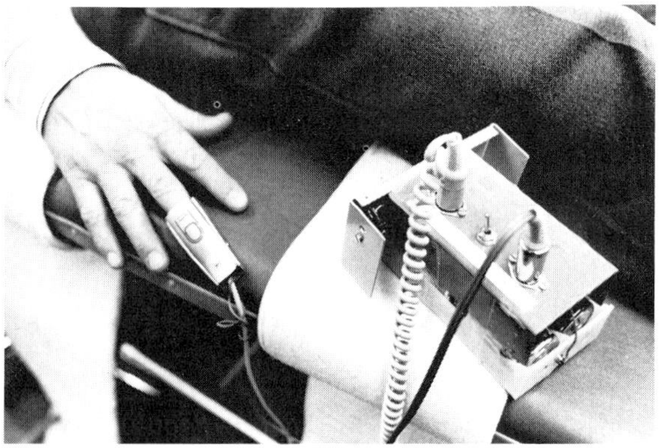

Dieselben Versuchspersonen von Beispiel 5 wurden ähnlich wie in Beispiel 3 auf einen Kipptisch gelegt und angeschnallt in die Kopf- und Schulterstandstellung gebracht. Die Meßwerte der peripheren Durchblutung des Fingers und der Herzfrequenz zeigten folgende Kurven:

Gesamtmittelwert von 9 Personen in 27 Versuchen (Kontrollbedingungen)
Herzrate (Schläge/min)

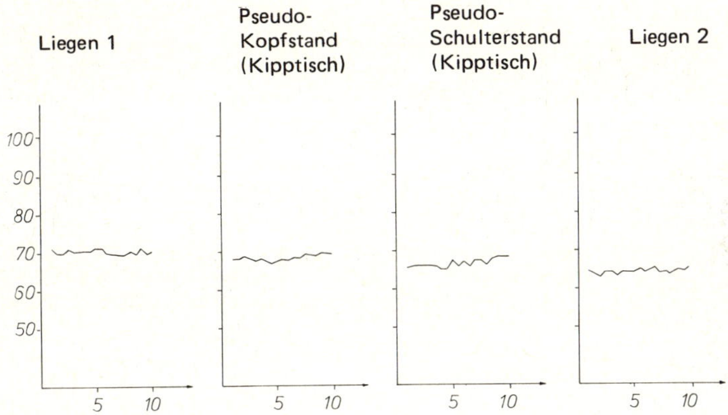


Gesamtmittelwert von 9 Personen in 27 Versuchen (Kontrollbedingungen)
Periphere Durchblutung, Fingerpulsvolumen im Fotoplethysmogramm
(Amplitude in mm bei 1 mV Verstärkung)

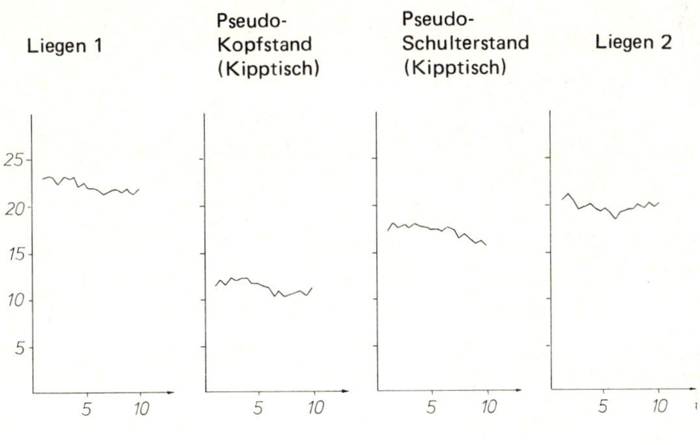

In der Diskussion der Meßergebnisse entdeckt man eine Reihe von interessanten Details, die durch eine rein physikalische Betrachtungsweise nicht erklärt werden. Es könnte der Fall gewesen sein, daß im Kipptischversuch die Peripherie und die Hauptschlagader das Absinken der Systole auffingen. Die Versuchspersonen berichten von einem Gefühl der Angst, als sie auf dem Kipptisch angeschnallt in den Kopfstand gekippt wurden. Man kennt dieses unbestimmte unheimliche Gefühl aus Alltagserfahrungen: Kalte Hände und Druck in der linken Hälfte des Brustkorbs, ohne daß der Puls wesentlich schneller wird. Freistehend übernahm jedoch im Kopfstand anscheinend das Herz die Führung. Die Herzfrequenz stieg an, und die Peripherie konnte sich passiv verhalten.

Beobachten wir nun den Verlauf aller bisher besprochenen Faktoren während des Schulterstandes. Die Kurven von Beispiel 1 scheinen sich auch in Einklang mit denen von Beispiel 4 bringen zu lassen. Beim Absinken der Systole und der Herzfrequenz entfällt der Sog auf die Peripherie. Die periphere Durchblutung steigt. Doch bleibt der diastolische Blutdruck relativ hoch. Dies ließe folgende Interpretation zu:

Da während der Systole das Blut aus der Peripherie nicht schnell genug abgepumpt werden kann, kommt es zu einem Stau des Blutes in der Peripherie und in der Hauptschlagader. Wie bei einem starken Regenguß vermag die Abwasseranlage die Flüssigkeitsmenge nicht schnell genug von den Straßen zu schaffen. Im Körper kann eine solche Situation sehr unangenehme Gefühle hervorrufen. Man könnte an Personen mit Kreislaufstörungen denken: Sie bekommen einen roten Kopf im Schulterstand, und die Venen schwellen stark an. Das Kreislaufnetz funktioniert eben nicht optimal.

### Beispiel 6: Versuchsperson Yoga-Lehrer

Im Gegensatz dazu zeigt die Versuchsperson von Beispiel 1 folgende Phänomene:

Mittelwerte von vier Versuchen eines trainierten Yogi

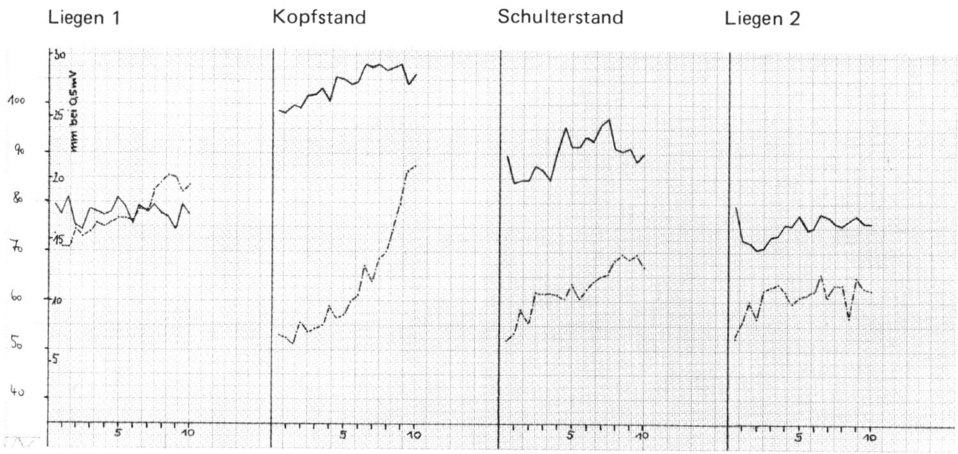


——— = Herzfrequenz, ------------ = Durchblutung des Mittelfingers

– Erhöhte Herzfrequenz im Schulterstand gegenüber dem Ausgangs- und Endwert im Liegen.

– Erniedrigte Systole im Schulterstand gegenüber dem Ausgangs- und Endwert im Liegen.

– Erhöhte Diastole im Schulterstand gegenüber den Ausgangs- und Endwerten im Liegen.

– Die Ausgangs- und Endwerte im Liegen ähneln sich stark.

Auch die Beobachtung der peripheren Durchblutung zeigt Unterschiede: Im Gegensatz zu den dargestellten Mittelwerten in Beispiel 5 zeigt die periphere Durchblutung einen stärkeren Aufwärtstrend im Kopfstand als im Schulterstand.

Der Yoga-Lehrer verbalisierte sein Gefühl während des Schulterstandes mit: Volles Gefühl im Brustkorb, der Kopf ist kühl, klar und heiter. („Das Herz hüpft vor Freude.")

Die Meßwerte des Yoga-Lehrers fallen damit aus der bisherigen Erklärung heraus, aber es wäre verfrüht, sie zum jetzigen Zeitpunkt deuten zu wollen.

**Beispiel 7: Versuchspersonen unsportliche Anfänger**

Der Yoga-Lehrer behauptete, daß der Unterschied des Verlaufs seiner Kurven zu denen der Sportler in der Technik der Durchführung der Stellungen liege. Um die Stichhaltigkeit dieser Behauptung zu testen, wurden völlige Anfänger, die weder den Sportler-Kopfstand, noch den Yoga-Kopfstand beherrschten, als Versuchsobjekte herangezogen. Der Yoga-Lehrer aus der Versuchsreihe 1 unterstützte sie in der Durchführung der jeweiligen Stellungen, so daß ihre Haltungen den seinen in der spezifischen Bearbeitung der *Marmas* ähnlich waren. Die Beobachtung ergab folgende Meßwerte.

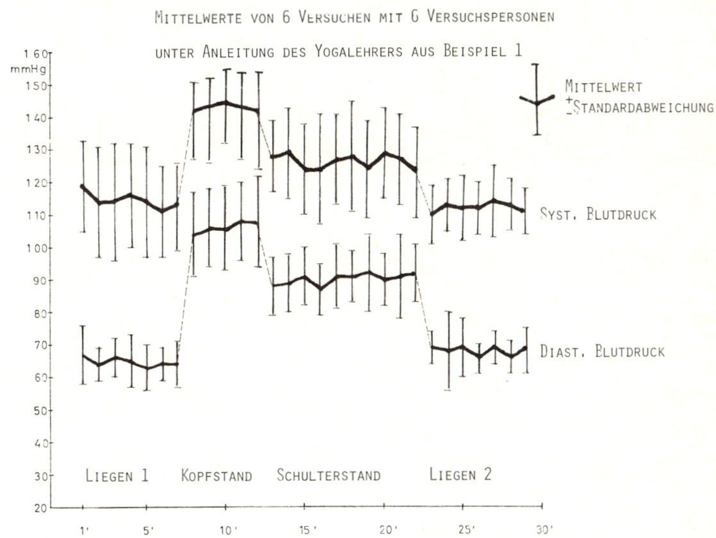

**Beispiel 8: Kipptisch-Versuch mit Anfängern**

Zwei der Versuchspersonen wurden anschließend auf einen Kipptisch gelegt und angeschnallt in die Kopfstand-Stellung gebracht. Die Meßwerte als Veränderung des Blutdrucks gehen aus den folgenden Kurven hervor.

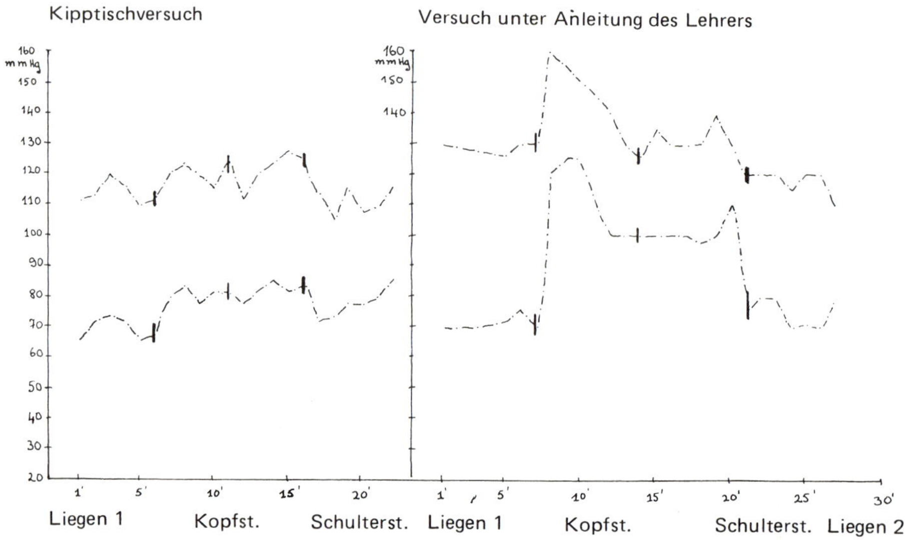


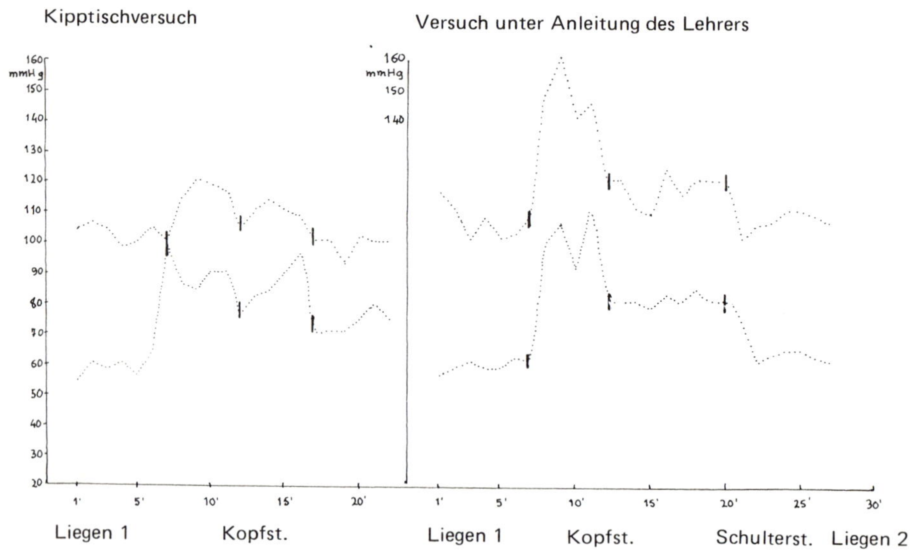

**Beispiel 9: Meßwerte des Natrium-Kalium-Gehalts im Urin nach Kopf- und Schulterstand**

Bei den Versuchspersonen von Beispiel 4 und 5 wurden die ausgeschiedenen Mengen von Kalium und Natrium im Urin, in Millival/Liter bestimmt und davon die prozentuale Veränderung pro Minute als Zuwachsrate berechnet. Es ergaben sich folgende Meßergebnisse.

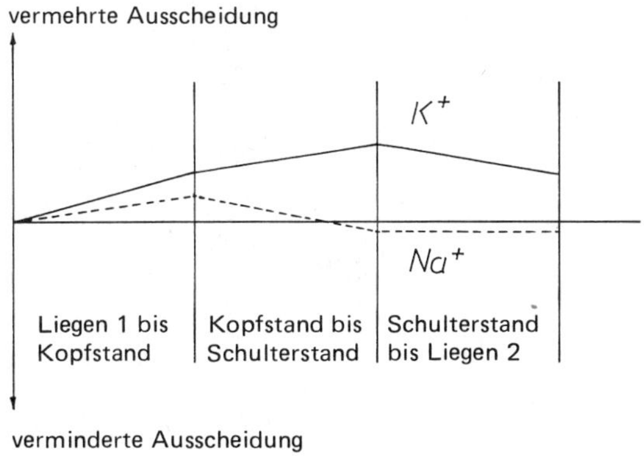


Kopfstand und Schulterstand freistehend ausgeführt

Mittelwerte von 5 Personen bei 24 Versuchen

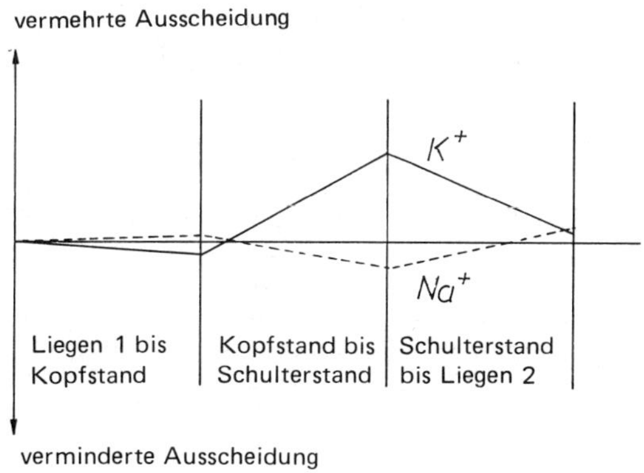


Kipptisch-Versuch

Mittelwerte von 5 Personen bei 10 Versuchen

Die Steigerung des Kurvenverlaufs entspricht der veränderten Zuwachsrate der Ausscheidung von $Na^{\oplus}$ und $K^{\oplus}$ im Urin zwischen den vier Phasen des Versuchsablaufs. 1 % der Zuwachsrate entspricht 10° Steigung im Winkelmaß.

Diese Kurvenbilder, die den Mittelwert von 24 bzw. 10 Versuchen darstellen, zeigen, daß die Tendenz in der Ausführung der beiden Yoga-Stellungen dahin geht, ein konstantes Milieu der Körperflüssigkeiten zu erhalten. Doch wurden hier wie im Falle der peripheren Durchblutung sehr starke individuelle Streuungen und große Unterschiede zwischen den einzelnen Versuchspersonen registriert. Diese Ergebnisse werden hier zur Diskussion vorgelegt, um Tendenzen und Trends in den verschiedenen Körperfunktionen während der besprochenen *Āsanas* aufzuzeigen.

**Fragen zur Versuchsreihe**

1. Lassen sich aus den dargestellten Meßergebnissen Rückschlüsse für die Vermutung ziehen, daß die genaue Durchführung der *Āsanas* zu jeweils ähnlich gearteten Ergebnissen führt?
   – Wie beurteilen Sie die Ergebnisse mechanisch gesteuerter Haltungen (Kipptisch) und die Ergebnisse nach Unterstützung durch den Yoga-Lehrer?
2. Besteht nach Ihrer Meinung ein Unterschied in der Schwierigkeit der Steuerung von:
   – Ionen-Haushalt
   – Herzfrequenz
   – diastolischem Druck
   – systolischem Druck
3. Wenn man das *Āsana* als einen Test des Rückkoppelungs-Mechanismus zwischen Mensch und Umwelt ansieht, dann müßte das *Āsana* wie eine Nachricht im Körperinnern wirken und ein komplexes Muster von Effekten erkennbar machen.
   – Ist dieser Vorgang aus den Kurven ersichtlich?
   – Könnte man daraus ablesen, daß der Yoga-Übende diese Nachricht für sich in Schichten verarbeitet, z.B. daß sein Herz mit Veränderung der Herzfrequenz reagiert, sich aber gleichzeitig das Kapillarnetz der Finger und die Nieren auf die veränderte Situation mit einer Gegenreaktion einstellen? Woran kann man diese Gegenreaktion erkennen?

## 15.1 Marmas als vielseitige Relais der innerkörperlichen Nachrichtenverarbeitung

Aufgrund der in *Zur Diskussion* dargestellten Experimente, die durch weitere Versuchsreihen noch ergänzt werden sollen, kann man bereits erkennen, daß die Körper-*Marmas* sehr unterschiedliche Möglichkeiten der Verarbeitung von Impulsen besitzen. Die in den Kurven dargestellten physiologischen Daten der Beispiele 1 bis 9 unterstützen folgende Annahmen:

1. Die für den nicht eingeweihten Laien gleich aussehenden Haltungen der Vpn haben unterschiedliche Wirkungen auf den inneren Prozeßverlauf des menschlichen Körpers.
2. Der menschliche Kontakt zwischen Lehrer und Schüler ist offenbar wesentlicher als die äußere Haltung.
3. Durch den Lehrer-Schüler-Kontakt können spezifische Wirkungen in den Organen erzeugt werden. Der Grad der Wirksamkeit ist von der „Durchlässigkeit“ des jeweiligen Schülers abhängig.
4. Die Beherrschung einfacherer Steuerungen, wie z.B. Herzfrequenz und systolischer Blutdruck, kann durch Übung schneller erreicht werden als komplexe Steuerungen, wie z.B. die des Natrium-Kalium-Haushalts, des diastolischen Blutdrucks und der peripheren Durchblutung. Es ist dabei schwieriger, Natrium zu steuern als Kalium.

Es stellt sich die Frage, ob in der spezifischen Behandlung der Yoga-Schüler durch ihre Lehrer Kenntnisse über die *Marmas* notwendig sind. Nach dem vorliegenden Tatsachenmaterial muß man diese Frage mit Ja beantworten.

Das hängt wohl damit zusammen, daß die *Marmas* als spezifische anatomische Gebilde auch in der Lage sind, Botschaften für die inneren Organe spezifisch zu empfangen und zu verarbeiten. Wenn der Yoga-Lehrer nicht fähig ist, diese Möglichkeit miteinzubeziehen, dann kann er auch nicht „mit dem Innenleben" des Schülers kommunizieren und ruft daher auch keine spezifischen Wirkungen hervor. Wenn er dem Schüler jedoch beibringen kann, sich lebenserhaltende Reflexe auf bestimmte Impulse einzuprägen, dann können diese „Reflexe" durch Training allmählich verinnerlicht werden und bleiben dem Schüler erhalten.

Die vorliegenden Erkenntnisse unterstützen die These, daß es offenbar nicht stimmt, daß lediglich die äußerliche „Körperhaltung" *(Āsana)* eine bestimmte Wirkung im Innern auslöst. Vielmehr muß eine Körperhaltung im Gesamtdialog des Menschen mit seiner Umwelt eingebettet sein, um eine umfassendere Wirkung auszulösen.

Wenn es stimmt, daß der Mensch in der Lage ist, sich durch „innere Haltungen" vor tiefgreifenden Veränderungen seines inneren Milieus zu schützen, so folgt daraus, daß es möglich ist, solche inneren Haltungen einzustudieren, will man jeweils den gewünschten Ausgleich in den Reflexen erzielen. Es kann dazu auch nötig sein, „Fehlhaltungen" radikal anzugehen.

Es ist z.B. bekannt, daß im Krankheitsfall die Wärmeregulierung aus der Gesamtregulation der Körperfunktionen „ausscheren" kann und dadurch den Organismus gefährdet. Fieber ist z.B. eine derartige Störung. Übertragen auf alltägliche Situationen im psychischen Bereich könnte man sagen, daß eine fixe Idee oder eine zwanghafte Vorstellung ähnlich aus dem Verlauf des ganzen Lebens der „Geist-Körper-Einheit des Menschen" ausschert.

**Nachrichtenkontrolle**

Die von den *Marmas* ausgehenden Schmerzsignale sind in der Lage, dem übenden Subjekt zu melden, ob sich die inneren Abläufe für die Nachricht öffnen oder sperren.

Heute ist es üblich, psychische und physische Erkrankungen in einem Gesamtzusammenhang zu sehen und zu beurteilen. Für Yoga darf man daraus ableiten, daß der Körper des z.B. psychisch latent leidenden Menschen so reagiert, daß die betroffenen *Marmas* sich gegen die Verarbeitung der Nachrichten sperren und die Blockade als Schmerz signalisieren. Viele Gründe können dazu führen, daß sich ein Mensch gegen Veränderungen seiner „inneren Welt" wehrt. Er kann sich mit einer „Mauer" umgeben. Er wird dann in den *Āsanas*, die eigentlich wohltuend sein sollen, nur Schmerzen erfahren, da sie ihn vielleicht zur Änderung seiner inneren Haltung bringen wollen, zum Einreißen der Mauer, die er zum Schutz seiner eigenen Person vor den Verletzungen seiner Umwelt aufgerichtet hat.

Rufen wir uns die Arbeitshypothesen, die es zu bestätigen oder zu verwerfen gilt, ins Gedächtnis zurück:

### Hypothese 1

Das *Āsana* ist der bewußte Test der Einzelverknüpfungen des Verhaltens (erzeugt durch Signal-Reflex-Reflexion) mit Hilfe des Nachrichtennetzes des Körpers (Kapitel 4, S. 66). Beispiele für *Āsanas* sind Kopfstand und Schulterstand. In diesen Übungen darf man daher nicht irgendwie auf dem Kopf oder den Schultern stehen, will man bewußt die Reaktionen im Innern des Körpers erfahren (Kapitel 11).

**Bestätigung:** Der Vergleich der Beispiele 1, 2 und 5 spricht für die Richtigkeit dieser Behauptungen. Die passive (Kipptisch) wie die aktive durch Sportler auf ihre Art ausgeführte Umkehrung des Körpers zu Stellungen, die dem Kopfstand oder dem Schulterstand äußerlich ähneln, können nicht allein die Ursache für die beobachteten Reflexe sein. Es muß hinter dem Aufbau der Yoga-*Āsanas* ein Prinzip stecken, daß diese Reflexe bewußt hervorzurufen vermag. Die Behauptung des Yoga-Lehrers, daß die unterschiedlichen Ergebnisse nicht auf unterschiedliche Veranlagung zurückzuführen seien, wird bestätigt. Eine spezifische Technik der Durchführung ist die Ursache.

### Hypothese 2

Die Technik der Durchführung der *Āsanas* bedient sich des Nachrichtennetzes unseres Körpers *(Marmas)*. Es ist möglich, spezifische Reaktionen der inneren Organe über die gleichzeitige Bearbeitung dieser Stellen – z.B. Festhalten der Schulterblätter und Elastischhalten der Blutgefäße des Halses – hervorzurufen (Kapitel 4 und 11).

**Bestätigung:** Die Beispiele 4 und 6 bestätigen diese Behauptung. Anfänger bringen unter der Anleitung eines fachkundigen Yoga-Lehrers sofort einige der erwarteten Reaktionen zustande. Europäische Schüler sind in der Lage, die Technik zu lernen und selbständig nach eigenem Training die Reaktionen zu demonstrieren. Wegen der selbständigen Durchführung kann Suggestion im Sinne der momentanen Ausschaltung des Willens des anderen als Teil der Technik ausgeschlossen werden.

### Hypothese 3

Die jeweils beanspruchten *Marmas* leiten je nach Beschaffenheit Impulse an die ihnen übergeordneten inneren Organe weiter. Diese inneren Organe lassen sich spezifisch durch die Betätigung der *Marmas* beeinflussen. Für jedes *Āsana* gibt es eine Reihe von spezifischen Reflexen, die durch die jeweilige Beanspruchung der *Marmas* ausgelöst werden. Das Ergebnis dieser Reflexe ist meßbar in der Veränderung der Tätigkeit der inneren Organe.

**Bestätigung:** Aus den Beispielen 1 bis 9 ließ sich für die Organe Herz und Niere während der *Āsanas* Kopfstand und Schulterstand folgendes beobachten:

1. Erhöhte Herzfrequenz im Kopfstand.
2. Niedrigere Herzfrequenz im Schulterstand im Vergleich zum vorausgegangenen Kopfstand, höher jedoch als im Liegen.
3. Erhöhte Systole im Kopfstand.

4. Niedrigere Systole im Schulterstand, beim trainierten Yoga-Lehrer sogar unter dem Ausgangswert im Liegen.
5. Erhöhte Diastole im Kopfstand. Vergleichsweise niedrigere Diastole im Schulterstand bei Anfängern, doch beim trainierten Yoga-Lehrer erhöhte Diastole im Schulterstand.
6. Erniedrigte Durchblutung der Finger im Kopfstand bei fortgeschrittenen Yoga-Schülern. Doch manchmal Tendenz zur Erhöhung der peripheren Durchblutung der Finger. Beim trainierten Yoga-Lehrer ist diese Tendenz ganz deutlich (Übungen freistehend).
7. Verhältnismäßig erhöhte Durchblutung der Finger im Schulterstand bei fortgeschrittenen Yoga-Schülern. Beim trainierten Yoga-Lehrer dagegen eine Tendenz zur Konstriktion der peripheren Gefäße.

   Die hier beschriebenen Phänomene stehen voll im Einklang mit den in *Zur Orientierung* geschilderten Gesetzen der „Blutverteilung" im Körper. Die Kipptisch-Versuche bestätigen jedoch, daß diese Phänomene des Blutkreislaufs nicht auf mechanischem Wege allein, sondern auf nervliche oder/und hormonelle Steuerungen zurückzuführen sind.
8. Aus Beispiel 9 wird ersichtlich: Es bestätigt sich die Vermutung, daß Kopfstand und Schulterstand keine einseitige Steuerung des Verlustes von Kalium oder Natrium einleiten, sondern vielmehr weitgreifende Regulationen im Körper vornehmen, deren Wirkmechanismen, wenn auch nicht voll geklärt, doch folgendes als Ergebnis zum Vorschein bringen: die Tendenz zu einem Gleichbleiben der Ausscheidung von Natrium und einem Gleichbleiben der Ausscheidung von Kalium als Gesamtergebnis der beiden Übungen. In der Kontrollserie ist diese Tendenz nicht so stark ausgeprägt. Diese Befunde sind eine weitere Demonstration des Tests der Fähigkeit des Übenden, sein inneres Gleichgewicht trotz äußerer Anstrengung zu erhalten. In diesem Zusammenhang ist es empfehlenswert, sich noch einmal die Ausführungen über die Homöostase (vgl. Kapitel 9) ins Gedächtnis zu rufen.

## 15.2 Yoga-Übungen (Āsanas) und die Herausforderung der modernen Gesellschaft

Die Tatsache, daß ein Yoga-Kundiger die Fähigkeit hat, durch entsprechende Übungen bei sich selbst und bei anderen bestimmte gleiche Effekte hervorzurufen, zeigt, daß ein Mensch mit dem Innern des Körpers eines anderen direkt in Verbindung treten kann, ja sogar in der Lage ist, die inneren Abläufe durch die eigene Haltung spezifisch zu beeinflussen. Daß im Verhältnis Lehrer/Schüler (Eltern/Kinder usw.) Einflüsse seitens des Lehrers (Erziehers) ausgeübt werden können, wird niemand bestreiten. Die Situation jedoch, daß ganz spezifische, nicht irgendwelche Wirkungen durch ein bestimmtes Verhalten ausgelöst werden können, die sich an den Veränderungen innerer Abläufe messen lassen, stellt eine derartige Kommunikation auf eine ganz andere Ebene. Es ergibt sich die Frage, ob ein Mensch einem anderen Menschen subtile Nachrichten zu vermitteln vermag, obwohl dieser für seine Umwelt nicht durchlässig und für die *Sattva-*, *Rajas-* und *Tamas-*Meldungen kein Gespür hat. Darüber hinaus bleibt zu überlegen, wie beschaffen jenes Prinzip des Lebens sein muß, das trotzdem eine Begegnung möglich macht. Offenbar ist es in der zwischenmenschlichen Beziehung möglich, Grenzen zu verändern und auf der Zweiheit von Personen eine Einheit im Sinne des Wortes „ein Herz und eine Seele sein" aufzubauen.

In den alten Yoga-Texten wird der Beziehung zwischen *Guru* und *Śiṣya* (Lehrer und Schüler) große Bedeutung beigemessen. Um das gesteckte Ziel zu erreichen, müssen sie weitgehend übereinstimmen, sozusagen „ein Herz und eine Seele" sein. Doch bereits in Kapitel 1 dieses Buches wurde deutlich, daß dieser Aspekt des Yoga nicht auf europäische Verhältnisse übertragbar ist. Derartige Lehrer-/Schüler-Beziehungen lassen sich heute in der Regel nicht realisieren. In der Methode jedoch, die zu diesem Ergebnis führen soll, nähern wir uns unwillkürlich der These, daß diese Schulung der Sensibilität, die sich der *Marma*-Strukturen bedient, die **Bereitschaft zur Durchlässigkeit der eigenen Person** voraussetzt.

Diese Bereitschaft muß nicht neu hergestellt werden. Sie ist bei jedem gesunden Lebewesen vorhanden. „Ein Herz und eine Seele sein" bedeutet keineswegs, den gleichen Lebensraum und die gleichen Lebensinteressen zu haben. Es bedeutet gleichermaßen durchlässig zu sein für die Einflüsse der modernen Gesellschaft. Es ist möglich, die von der altindischen Medizin erkannten *Marma*-Strukturen heute in einer anderen Umgebung und anderen Zeit so in Anspruch zu nehmen, daß über die Kommunikation mit einem vermittelnden Lehrer der Weg für die Bewältigung der modernen Probleme freigelegt wird. Die körperliche Übung *(Āsana)* als Test des Verhaltens und Test der Verknüpfungen zwischen bewußter Reflexion und den unbewußten Reflexen ist ein Ansatzpunkt zur Befreiung von der Angst vor der Unüberschaubarkeit und Verletzbarkeit im Labyrinth der modernen Gesellschaft. Das *Āsana* bietet die Möglichkeit, die Fähigkeit des Menschen wirksam werden zu lassen, sich über die „Grenzen seiner eigenen Welt" hinwegzusetzen und in der zwischenmenschlichen Begegnung seine Welt zu verändern, sie überschaubarer zu gestalten.

## Zusammenfassung

1. Die altindischen Yoga-Methoden können durchaus unter objektiven Testbedingungen auf ihre Wirkweisen hin überprüft werden. Die Experimente, in denen Yoga-Effekte gemessen und statistisch ausgewertet werden sollen, müssen sorgfältig vorbereitet werden und den Kriterien westlich orientierter Naturwissenschaft genügen. Herz- und Kreislaufuntersuchungen sowie die Analyse chemischer Blut- und Urinwerte zeigen bei Vergleichstests unter normalen und unter „Yoga-Bedingungen" unterschiedliche Ergebnisse.
2. Eine Erweiterung des medizinisch orientierten Experiments durch Hinzunahme von yogakundigen Personen als weitere Einflußgröße führte in den Untersuchungen zu dem Ergebnis, daß die Beeinflussung des Versuchsschülers durch den Yoga-Lehrer ganz spezifische Veränderungen in den Meßwerten herbeiführen kann.
3. Experimentell konnte nachgewiesen werden, daß die Yoga-*Āsanas* die Ausbildung gewisser Grundmuster des inneren Lebensverlaufs steuern können. Wenn diese Steuerun-

gen nicht zustande kommen, hängt das damit zusammen, daß die Versuchspersonen aufgrund ihrer persönlichen Geschichte Sperren gegen die Verarbeitung der Impulse aufgebaut haben. Krankheit, persönliche Einflußnahme durch andere, Übungsatmosphäre usw. sind wirksame Faktoren.

4. Die Lehre von den *Marmas, Vāyus, Pittas* und *Kaphas* hält im ersten Überblick durchaus der kritischen Beurteilung durch die westlich orientierte Medizin und Psychologie stand. Dem interessierten Yoga-Übenden steht unter kundiger Anleitung ein Verfahren zur Verfügung, das ihn zu sich selbst, zu einer überschaubaren Lebensgestaltung, zum Verständnis von Mitmenschen und Umwelt und zur Erkenntnis seines eigenen Lebensprozesses führt.

## 15.3 Zur Übung

### Aufgaben

1. Versuchen Sie, den Unterschied zwischen der Wirkung der Yoga-*Āsanas* auf die Organe des Körpers und der Wirkung einer Tablette zu erkennen: Der wesentliche Unterschied liegt in der Yoga-Sicht der Organe des Körpers als Organisationszentralen der Kreuzungen von verschiedenen Bedürfnissen. Für die moderne Medizin ist dagegen ein Organ oft kein Gebilde, in dem man sich selbst erlebt, sondern lediglich eine Teilstruktur des Körpers, ein Baustein, den man durchaus losgelöst, also chemisch oder mechanisch betrachten und behandeln kann.
   - Überlegen Sie aufgrund Ihrer eigenen Erfahrungen, wann und wie Sie ein eigenes Körperorgan behandeln.
2. Testen Sie selbst Ihre Beziehung zu Yoga-*Āsanas*, die Sie in letzter Zeit häufiger geübt haben.
   - Setzen Sie Ihr tägliches Übungsprogramm ohne Beteiligung des Gefühls, sozusagen mechanisch, ein, in der Hoffnung, Ihren Körper von Unwohlsein in den Gelenken oder im Kreislauf usw. zu befreien?
   - Sehen Sie die *Āsanas* in einem größeren Zusammenhang Ihres Lebens überhaupt?
3. Versuchen Sie auch, die Situation bei Partnerübungen zu erkennen.
   - Behandeln Sie Ihren Partner mechanisch, im Sinne einer gut ablaufenden Sportübung?
   - Haben Sie das Gefühl, daß Sie mit ihm auch in innere Berührung kommen?
   - Können Sie die bei Ihrem Partner ablaufenden *Kapha-, Pitta-* und *Vāyu*-Zustände erkennen und unmittelbar erfahren?

### Praktische Übungen

1. ***Prāṇāyāma* in Ruhe:** Die Reinigung der Haupt-*Vāyus* des Menschen wird als *Nāḍi Śoddhana* (sprich: Schodana) *Prāṇāyāma* bezeichnet. Dabei werden der rechte und der linke Nasenflügel samt den damit verbundenen Empfindungswegen der rechten und linken Seiten des Kopfes, des Brust- und Bauchraumes bis hin zu den Zehenspitzen gereinigt. Am Ende der *Āsana*-Reihen, wenn man nach monatelangem Training das Gefühl der inneren Stärke erlangt hat, kann man im Lotossitz mit *Nāḍi Śoddhana Prāṇāyāma* beginnen. Hierbei handelt es sich um eine Atemübung, in der die Nasenflügel wechselseitig

betätigt werden. Die Sinnesorgane des Körpers sind dabei fixiert und regungslos wie in der Übung S. 185. Atmen Sie rechts ein, links aus, links ein, rechts aus.

— Versuchen Sie, mit Hilfe Ihres Yoga-Lehrers die folgende Haltung in Zusammenhang mit dieser Atemübung etwa 15 Minuten jeweils zu üben.

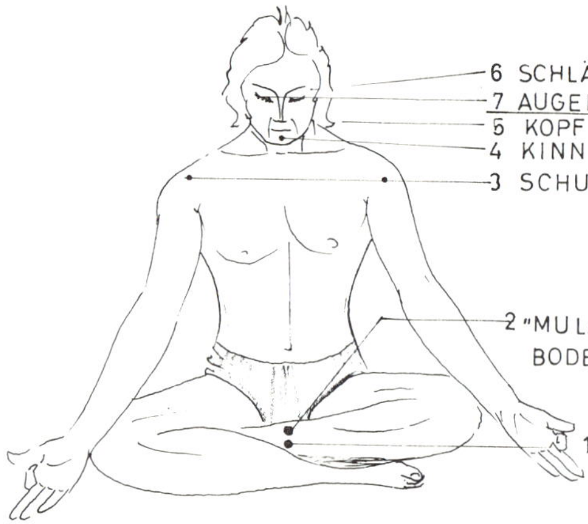


2. ***Prāṇāyāma* in Bewegung:** Zur Verdeutlichung soll die Situation des Autofahrens, die Sie vermutlich als Fahrer oder Beifahrer gut kennen, herangezogen werden. Ein Auto wird vorwärts- und rückwärtsgeschaltet, es fährt an oder es fährt Schritt, wendet, bewältigt Höhenunterschiede, führt also eine ganze Reihe von Operationen aus, bei denen die Körper der Insassen zahlreiche Reaktionen zeigen. Wenn Sie sich beobachten, können Sie feststellen, daß alle fünf *Prāṇas* des Körpers im Spiel und erlebbar sind. Ideal ist der Zustand erweiterter Aufmerksamkeit für alle Überraschungen des Straßenverkehrs, der von ruckartigen, ängstlichen Bewegungen befreit. Dann hat man das Gefühl, sich reibungslos dem Fluß der Bewegungen anzupassen. Sie können die Verschlechterung dieses Zustands leicht feststellen, wenn Sie sich nach längerer Autofahrt verkrampfen und nicht mehr fließend reagieren.

   — Beobachten Sie die Muskeln im Bereich des Bauches und des Schultergürtels beim Anfahren und Kuppeln. Werden Sie leicht nach vorn oder rückwärts geworfen? Tritt dann in diesem Bereich eine leichte Verspannung auf? Oder sind Ihre Bewegungen voll ausgewogen und schalten Sie, ohne zu denken, die Gänge mechanisch? Denken Sie gleich an das Ziel Ihrer Fahrt? Langweilen Sie sich im Auto? Werden Sie nervös, wenn es nicht sofort weitergeht?

   — Verbinden Sie diese praktischen Erfahrungen mit Ihrem Wissen über die inneren Straßen des Körpers, die fünf *Vāyus*, in der Beobachtung Ihrer Nervosität, Ängste, Langeweile usw. Erkennen Sie, daß Yoga für das Leben geschaffen ist, gerade wenn es sich am Steuer und in der Hektik einer europäischen Großstadt abspielt.

# Anhang

Literatur
Yoga-Glossar
Register der Sanskrit-Wörter
Sachregister

# Literatur


*Texte*

Atharaveda, 2 Bde. in der englischen Übersetzung von W.D. Whitney, Harvard Oriental Series Vol. 7 u. 8, Delhi-Benares 1971[2]

Bhagavad Gītā, hrsg. von S. Radhakrishnan, Wiesbaden o.J.

Gheraṇḍasaṃhitā, hrsg. von R.B.S. Chandra Vasu, Neu Delhi 1975[2], in der Übersetzung von B. Saccharow, in: Das Große Geheimnis, München 1964[2]

Haṭhayoga Pradīpikā, hrsg. von Swami Digambarji und Pt. Raghunathashastri Kokaje, Lonavla 1970

Ṣaṭcakranirūpana, hrsg. von A. Avalon, in: Die Schlangenkraft, Weilheim 1961

Śiva Saṃhitā, 3 Bde. (Kashi Sanskrit Series 156) in der Übersetzung von Kaviraj Kunjalal Bhishagratna (Chowkhamba Sanskrit Studies Bd. 30 ff.)

60 Upanishads des Veda, hrsg. von P. Deussen, Leipzig 1905

Vasiṣṭha Saṃhitā, hrsg. von Swami Kuvalayananda und Swami Digambarji, Lonavla 1972

Die Yoga Sutras des Patañjali, in: „Wurzeln des Yoga", hrsg. von B. Bäumer, München-Wien 1976

*Nachschlagewerke Medizin*

Benninghof / Goerttler, Lehrbuch der Anatomie des Menschen, 3 Bde., München – Berlin – Wien 1968

Ganong, W.F., Physiologie, Berlin – Heidelberg – New York 1971

Rohen, J.W., Funktionelle Anatomie des Nervensystems, Stuttgart – New York 1975

Sobotta / Becher, Atlas der Anatomie des Menschen, 3 Bde., München – Berlin – Wien 1972

*Altchinesische Medizin*

Ling Kü King, hrsg. von C. Schnorrenberger, in: Klassische Akupunktur Chinas, Stuttgart 1974

*Empfehlenswerte Sekundärliteratur*

Glasenapp, H.v., Das Indienbild deutscher Denker, Stuttgart 1960

Iyengar, B.K.S., Licht auf Yoga, München – Wien 1976

Lobo, R., Sāṃkhya-Yoga und spätantiker Geist, München 1972

Porkert, M., Die theoretischen Grundlagen der chinesischen Medizin, Wiesbaden 1973

Thakkur, Ch.G., Āyurveda – die indische Heil- und Lebenskunst, Freiburg 1977

Zimmer, H., Philosophie und Religion Indiens, Zürich 1961

# Yoga-Glossar

| | |
|---|---|
| Adhipati | Sandhi-Marma in der Scheitellinie, in der Höhe des Haarwirbels |
| Agni | Feuer |
| Aitareya upaniṣad | (sprich: Eitareja upanischad) Text vorchristlichen Ursprungs |
| Ākāśa | (sprich: Akascha) Raum |
| Amṛta | (sprich: Amrita) Unsterblichkeitstrank ähnlich der griechischen Ambrosia |
| Ānanda mārgi | Anhänger einer Sekte, deren Weg zur Erleuchtung über den vollen Genuß des Lebens führen will |
| Apalapa | Śirā-Marma im Brustbereich |
| Apas | Wasser |
| Apastambha | Nāḍi-Marma im Bereich des Brustkorbs |
| Āsana | Überprüfung der Übereinstimmung innerer und äußerer Haltung in bestimmten Körperstellungen; Test der Einzelverknüpfungen des Verhaltens mithilfe des Nachrichtennetzes (Marma-Netzes) des Körpers |
| Asthi | vgl. Marmas |
| Ātman | das Selbst |
| Avalambaka | vgl. Kapha |
| Āyurveda | (sprich: Ajurweda) die altinidsche Medizin |
| Basti | Snāyu-Marma in der Blasengegend |
| bhid | öffnen – bedeutet die Befreiung der Empfindung von Hindernissen |
| Boddhaka | vgl. Kapha |
| Bhrājaka | vgl. Pitta |
| Bṛhati | (sprich: Brihati) Śirā-Marma am Rücken, zwischen den Schulterblättern |
| Cakra | (sprich: Tschakra) zentrale Schaltstelle des Körpers |

**Cakṣu** (sprich: Tschakschu) Feld der Formen und Farben, Hauptinstrument: das Auge

**Chāyā** (sprich: Tschaja) Zustand der Ruhe und Festigkeit

**Chāndogya-upaniṣad** (sprich: Tschandogja upanischad) alter religiös-philosophischer Text, Entstehungszeit vor dem 7. Jh. v. Chr.

**Dhāraṇa** Konzentration

**Dhvani** (sprich: Dwani) Feld der Sprache, Hauptinstrument: die Stimme)

**Dhyāna** (sprich: Dijana) Meditation, verwandt dem japanischen Wort Zen

**Doṣa** (sprich: Dohscha) Beurteilungskategorie der subjektiven Wahrnehmung

**Gheraṇḍa-Saṁhitā** Traktat des Gheraṇḍa, Haṭha-Yoga-Text. Entstehungszeit nach 1300 n. Chr.

**Ghrāṇa** Feld des Geruchs, Hauptinstrument: die Nase

**Guda** Nāḍi-Marma, die Aftergegend

**Guṇa** Leitfaden der Verbindung zwischen Reflexion und Reflex, Kategorie des Feedbacks, das auf das eigene Verhalten folgt

**Guru** Bezeichnung für Lehrer und Erzieher in Indien; der Guru genießt größere Autorität als die Eltern seiner Zöglinge

**Hasta** Feld des Gebens und Nehmens, Hauptinstrument: die Hand

**Haṭha-Yoga** Bezeichnung für die traditionellen Yoga-Techniken ab 1300 n. Chr.

**Hṛdaya** (sprich: Hridaja) das Herz, wichtigstes aller Marmas, das größte Śirā-Marma

**Jivhā** (sprich: Dschiwa): Feld des Geschmacks, Hauptinstrument: die Zunge

**Jñāna** (sprich: Dschnjana) dynamische Gestaltungsinstanz der Felder der Wahrnehmung

**Kapha** (sprich: Kafa) Prinzip der Verstärkung der Kraftlinien eines Feldes; Kategorie der Wahrnehmung, die dem Menschen das Ausbalancieren seiner Wünsche ermöglicht

Kapha-Arten:

1. Śleṣaka kapha (sprich: schleschaka); Flexibilität und Kraft in den Gelenken
2. Boddhaka Kapha: ermöglicht feine Differenzierungen des Geschmacks

| | |
|---|---|
| | 3. Kledaka kapha: reguliert die Tätigkeit der Verdauungsorgane<br>4. Tarpaka kapha: reguliert den Appetit durch Einstellung des Gefühls der Sättigung<br>5. Avalambaka kapha: reguliert das Gefühl für Stärke und Flexibilität im Bereich des Beckens und des Rumpfes<br>Kapha-Typ:<br>ein Menschentyp, der nicht zu Extremen neigt |
| Karma | dynamische Gestaltungsinstanz der Felder der Tat |
| Kledaka | vgl. Kapha |
| Kleśa | Schmerz, die höchste Kategorie der menschlichen Erfahrung, laut Yoga |
| Kopa | Zustand der Wallung |
| Kṣetra | (sprich: Kschetra) Gesamtfeld |
| Kṣetrajña | (sprich: Kschetradschnja) Kenner des Feldes, Bezeichnung für den vollendeten Yogi |
| Loka | die Welt, jeweils als erlebte Größe |
| Mahābhuta | Komplexe Verknüpfungen des Verhaltens |
| Mamsa | vgl. Marma |
| Manyā | (sprich: Manja) Śirā-Marma der Halsgegend |
| Marma | hochempfindliche Stellen des lebendigen Körpers, daher Wach- und Warnposten genannt<br>Marma-Arten:<br>1. Śirā-Marmas — Blutgefäße<br>2. Asthi-Marmas — Knochengebilde<br>3. Snāyu-Marmas — Sehnen und Bänder<br>4. Mamsa-Marmas — Muskelstellen<br>5. Sandhi-Marmas — Gelenke<br>6. Nāḍi-Marmas — Gefäß-Marmas |
| Mātṛkas | (sprich: Matrikas) 6 Śirā-Marmas im Hals-Bereich |
| Nābi | Śirā-Marma in der Nabelgegend |
| Nāḍi | Fahrbahn oder Kanal der Empfindung |
| Nāḍi śoddhana prāṇāyāma | (sprich: Schoddhana pranajama): Methode der Reinigung der Empfindungskanäle des Körpers |
| Nīlā | Śirā-Marma der Halsgegend |
| Nirvāna | (sprich: Nirwana) das Erlebnis der vollkommenen Zufriedenheit |
| Niyama | (sprich: Nijama) Befestigung der Motivation durch Regelung innerer und äußerer Einflüsse |

| | |
|---|---|
| Pācaka | vgl. Pitta |
| Pāda | Feld der Bewegung, Hauptinstrument: die Beine |
| Pāyu | (sprich: Paju) Feld der Ausscheidung, Hauptinstrument: der After |
| Phana | (sprich: Fana) Śirā-Marma in den Nasenflügeln |
| Pitta | Gestaltungsprinzip der Spannung in der erlebten Welt des Menschen, vergleichbar mit Feuern und Wegweisern, gekoppelt mit innerem Gefühl der Zielstrebigkeit<br>Pitta-Arten:<br>1. Sādhaka pitta: Lernbegierde, gekoppelt mit einem starken Antizipationsgefühl im Brustkorb.<br>2. Ālocaka pitta (sprich: Alotschaka): Pitta der Augen, spürbar im Augenbereich.<br>3. Pācaka pitta (sprich: Patschaka): Pitta der Verdauung, spürbar unterhalb des Nabels.<br>4. Rañjaka pitta: (sprich: Randschaka) Pitta der Aversion und Aggression, spürbar im Magenbereich.<br>5. Bhrājaka pitta: (sprich: Bhradschaka) Antrieb der Außenwelt. Ansporn zu Glanzleistungen, spürbar in der Haut<br>Pitta-Typ:<br>ein Menschentyp, der zu Extremen neigt, jedoch eindeutiges Verhalten zeigt |
| Prāṇāyāma | (sprich: Pranajama) Verstärkung der Empfindung für den inneren Stoffwechsel durch Einfluß auf die äußere Atmung |
| Pratyāhara | (sprich: Pratjahara) Willentliche Kanalisierung und Verstärkung bestimmter Empfindungen bei gleichzeitigem Blockieren anderer |
| Pṛthvi | (sprich: Prithwi) Erde |
| Rājā-Yoga | (sprich: Rādschā) die Meisterstufe des Yoga-Trainings |
| Rajas | (sprich: Radschas) Dunstkreis der Leidenschaft, zweifelhaftes Benehmen |
| Rañjaka | vgl. Pitta |
| Rasa | das lebenstragende Fluidum, mit der Essenz des Geschmacks identifiziert |
| Sādhaka | vgl. Pitta |
| Śakta | (sprich: Schakta) männliche Form menschlicher Kraft |
| Śakti | (sprich: Schakti): weibliche Form menschlicher Kraft |
| Samādhi | das Erlebnis seiner selbst als vollkommene Transparenz |

| | |
|---|---|
| Sāṃkhya | (sprich: Samkija) eins der 6 Systeme indischer Philosophie, das im wesentlichen Mathematik als Grundlage seiner Erklärungen verwendet; dem Yoga sehr verwandt. |
| Sandhi | vgl. Marmas |
| Śankarāccharya | (sprich: Schankaratscharja) prominentester mittelalterlicher Philosoph Indiens vor 1000 n. Chr. |
| Sattva | Realität, Wahrhaftigkeit |
| Simantha | Schädelnaht |
| Śirā | vgl. Marma |
| Śiva Saṁhitā | (sprich: Schiva) Haṭha-Yoga-Text, Entstehungszeit n. 1300 n. Chr. |
| Śleṣaka | vgl. Kapha |
| Snāyu | vgl. Marma |
| Śrotra | (sprich: Schrotra) Feld des Klangs, Hauptinstrument: das Ohr |
| Sthāpani | Śirā-Marma in der Mitte der Stirn |
| Suśruta | (sprich: Suschruta) Spätantiker oder antiker vorchristlicher Mediziner Indiens; führte die Chirurgie in Indien ein |
| Tamas | Irrtum, falsches Verhalten |
| Tarpaka | vgl. Kapha |
| Tvac | (sprich: Twatsch) Feld der Berührung, Hauptinstrument: die Haut |
| Upaniṣad | (sprich: Upanischad) altindische philosophisch-religiöse Texte meist vorchristlichen und vorbuddhistischen (v. ca. 600 v. Chr.) Ursprungs |
| Upastha | Feld der geschlechtlichen Begegnung, Hauptinstrument: die Geschlechtsorgane |
| Urvi | Śirā-Marmas im Bereich der Oberschenkel und der Oberarme |
| Vāgābhaṭa | mittelalterlicher Mediziner v. 1000 n. Chr., Verfasser des Aṣṭāṅga Hṛdaya saṃhitā (sprich: Aschtanga hridajasamhita) |
| Vārisāra Dhauti | Reinigung der Empfindungswege mit Hilfe von „Wasserreizen" |
| Vāyu | (sprich: Waju) Gestaltungsprinzip des Aufbaus von Kraftlinien oder auch des Abwägens in der erlebten Welt des Menschen, vergleichbar mit Straßen, gekoppelt mit innerem Gefühl der Zwiespältigkeit<br>Vāyu-Arten:<br>1. Vyāna vāyu: Prinzip der Ruhe; wird mit dem Zwischen- |

raum zwischen Ein- und Ausatmen zusammengebracht, Stoffwechsel

2. Prāṇa vāyu: Identitätsprinzip, mit dem Einhauch in Einklang gebracht
3. Apāna vāyu: Prinzip der Verschiedenheit ist mit dem Aushauch zusammenzubringen
4. Samāna vāyu: Ordnendes Prinzip sämtlicher Vāyus des Körpers, ist mit der Gesamtempfindung zusammenzubringen
5. Udāna vāyu: Aufbruchsstimmung mit dem Aushauch (Jauchzen) zusammenzubringen; Prinzip der Bewegung

Vāyu-Typ:
ein Menschentyp, dessen Verhalten unschlüssig, undurchsichtig ist

Vedana — Empfindung; die jeweilige Struktur der von uns erlebten Welt, geordnet nach den Kategorien „Schmerz" oder „Nichtschmerz" vermittelnde Erfahrungen

Vidhura — Nāḍi-Marma im Bereich des Kopfes

Viparītakaraṇī Mudrā — eine besondere Technik der Steuerung innerkörperlicher Prozesse, die mit der Umkehrung reflexartiger Vorgänge im Bauch und Brustraum einhergeht

Vīrabhadrāsana — eine Körperhaltung, die nach dem mythischen Helden Vīrabhadra benannt wird

Viṣaya — (sprich: Wischaja) Teilfeld oder Bereich

Yakṛt — (sprich: Jakrit) die Leber

Yama — (sprich: Jama) Überprüfung der eigenen Motivation durch den Test der Regelmäßigkeit und Verläßlichkeit in Sachen des täglichen Lebens

Yoga-Sutras — ein Yoga-Text; von Patañjali um Christi Geburt verfaßt

Yoga — (von der Sanskrit-Wurzel yuj = zusammenbinden, anspannen), bezeichnet die traditionelle Schulung der geistigen Konzentration in Indien. Sie geht davon aus, daß diese Konzentration durch die zugrundeliegenden Asymmetrien in der Anlage der Sinnesorgane des Körpers permanent gestört wird. Der Mensch verbraucht zuviel Energie für den Ausgleich. Durch Wiederherstellung der Symmetrie des Körpers in jedem Bereich oder Feld will sie den Menschen von der Last dieses Ausgleich-Verfahrens befreien, um ihn zur Erfahrung seiner selbst zu führen.

Yogi — der Yoga-Übende, Schüler sowie Meister

# Register der Sanskrit-Wörter

# Sachregister

## Bildnachweis

Der Verlag dankt den folgenden Personen, Institutionen und Unternehmen für ihre freundliche Genehmigung zum Abdruck von Copyright-Material:

Bayer AG, Ludwigshafen: S. 37
BMW, München: S. 78
Manfred Glück, München: S. 11, 60, 73
Grafik-Frauen, München: S. 78, 107
Anthony Lobo, Poona: S. 15, 72
Rocque Lobo, München: sämtliche Zeichnungen in den Übungsteilen, physiologische Skizzen sowie die Abbildungen der Marmas
De Sede, Waldshut: S. 79
Gerhard Staufenbiel, München: S. 192
Süddeutsche Zeitung, München: S 11
Visum, Essen: S. 35
Brigitte Würz, München: S. 113
Robert Ziller, München: S. 15, 232; sämtliche Fotos in den Übungsteilen

# Moderne Unterrichtswerke für Schule und Beruf

## Psychologie 1

Grundwissen: Verhalten – Methoden – Theorien
2. Auflage 1978, 304 Seiten, kart.,
Verlags-Nr. 96–3821

## Psychologie 2

Aufbauwissen: Entwicklung – Kommunikation – Einstellung
288 Seiten, kart., Verlags-Nr. 96–3822

## Pädagogik 1

Grundwissen: Probleme – Theorien – Anwendung
2. Auflage 1978, 312 Seiten, kart.,
Verlags-Nr. 96–3823

## Pädagogik 2

Aufbauwissen: Erzieherverhalten – Sozial- und Sonderpädagogik – Medienpädagogik
360 Seiten, kart., Verlags-Nr. 96–3824

Herausgegeben von Dipl.-Psych. Felix Novak

Beide Lehrsysteme sind nach gleichen formalen und methodisch-didaktischen Prinzipien entwickelt. Es werden jeweils systematisch die Teilgebiete der Psychologie und Pädagogik behandelt, die sowohl an beruflichen als auch an allgemeinbildenden Schulen unterrichtet werden. Besondere Berücksichtigung fanden die Lehrpläne für Fachoberschulen (Ausbildungsrichtung Sozialwesen). Ferner eignen sich die Lehrwerke für Grund- und Leistungskurse in der reformierten Oberstufe der Gymnasien sowie für Hochschulen mit erziehungswissenschaftlichem Fachbereich.

### Allgemeine Lernziele Psychologie:

In erster Linie wird die Fähigkeit vermittelt, mit psychologischen Kenntnissen (Aussagen, Theorien, Annahmen) umzugehen sowie das Verständnis, daß Psychologie keine wirklichkeitsfremde Wissenschaft ist, sondern im Berufsalltag beim Umgang mit Menschen oder erzieherischen Problemen brauchbare Hilfen liefert. Andererseits sollen die Grenzen der Psychologie und ihre Anwendung aufgezeigt werden. Die in den Lehrbüchern vermittelten Grundlagen befähigen den Lernenden, psychologisch relevante Gesetzmäßigkeiten zu erkennen und richtig zu deuten. Schließlich soll er in der Lage sein, auf der Grundlage des Lehrwerks eine Prüfung mit entsprechenden Fragestellungen systematisch vorzubereiten und erfolgreich zu bestehen.

### Allgemeine Lernziele Pädagogik:

Im Hinblick auf die Vorerfahrungen, Erwartungen und Fähigkeiten der Zielgruppe soll der Lernende theoretische und anwendbare Kenntnisse aus der Pädagogik erwerben. Er lernt zwischen Theorie (Erziehungswissenschaften) und Praxis (Erziehungslehre) zu unterscheiden und die für seinen Lern- und oder Studienbereich wichtigen Grundlagenkenntnisse zu verwerten. Er soll im Hinblick auf mögliche Prüfungen und insbesondere für die spätere Berufspraxis Erziehungsvorgänge erklären sowie mögliche Wirkungen von „Erziehungsmaßnahmen" übersehen können. Schließlich sollte der Lernende im Hinblick auf seine eigene Betroffenheit in der schulischen Umwelt, in der späteren Berufspraxis und im Familienleben für pädagogische Fragestellungen sensibilisiert werden.

Hueber-Holzmann Verlag · Ismaning / München